工业和信息化部"十二五"规划教材

辐射剂量与防护

霍 雷 刘剑利 马永和 编著

电子工业出版社
Publishing House of Electronics Industry
北京·BEIJING

内 容 简 介

本书以基础知识、基础理论和基本概念为主，参照国家辐射防护标准、相关法规、条例及规定，吸收了 ICRP 的新建议、新概念。全书共分 12 章，主要内容包括：电离辐射与物质的相互作用、辐射防护中常用的辐射物理量及单位、外照射剂量的计算、辐射的生物效应、辐射防护与标准、γ 射线与 X 射线的防护、带电粒子的防护、中子的防护、核技术装置的防护、内照射及防护、辐射剂量测量仪器、辐射的监督与管理等。本书提供配套电子课件。

本书可用作高等学校核物理等相关专业的辐射防护课程的教材，也可供相关工程领域人员学习、参考。

图书在版编目 (CIP) 数据

辐射剂量与防护/霍雷，刘剑利，马永和编著. —北京：电子工业出版社，2015.7

工业和信息化部"十二五"规划教材

ISBN 978-7-121-26029-2

I. ①辐… II. ①霍…②刘…③马… III. ①辐射剂量学－高等学校－教材②辐射防护－高等学校－教材 IV. ①R144.1②TL7

中国版本图书馆 CIP 数据核字（2015）第 097809 号

策划编辑：王晓庆

责任编辑：王晓庆

印　　刷：北京盛通数码印刷有限公司

装　　订：北京盛通数码印刷有限公司

出版发行：电子工业出版社

　　　　　北京市海淀区万寿路 173 信箱　　邮编：100036

开　　本：787×1 092　1/16　印张：16　字数：410 千字

版　　次：2015 年 7 月第 1 版

印　　次：2024 年 8 月第 15 次印刷

定　　价：45.00 元

前　　言

　　原子能科学技术的开发和利用在科学技术的发展史上具有划时代的历史意义，原子能科学技术在工业、农业、国防、能源、医学等领域获得了广泛的应用，并展现出美好的前景。但是任何新技术的发展和应用，在给人类带来方便和效益的同时也伴随着某些危害。人们在发展和利用新的科学技术为人类造福的同时，也总是在努力避免和减少其可能带来的不利影响。

　　辐射防护是人类在发展利用核辐射、放射性物质、核武器及核能过程中产生和发展起来的。早在 1895 年伦琴发现 X 射线后不久，人们就认识到了 X 射线对人体的损伤作用，随后在 1898 年居里发现镭后不久，也发现了 γ 射线对人体的损伤作用。这些发现引起了人们对核辐射危害的重视，人们开始采取各种防护措施。随着加速器、反应堆、核武器、核电站及放射性核素的发展和日趋广泛的应用，产生了大量的放射性物质和废弃物，构成了潜在的危害。特别是 1945 年，美国向日本投放了两颗原子弹，造成了大量的人员伤亡和严重的环境污染。核科学与技术的发展面临一系列棘手的问题：辐射防护标准的制定、各种放射性核素的最大容许浓度或摄入量限值、辐射屏蔽、反应堆与核电站的安全、环境污染、辐射的生物效应等。这些问题的提出和解决不仅促进了辐射防护领域的发展，也促进了放射生物学、放射医学、放射化学、放射生态学等边缘学科的产生和发展。

　　辐射防护现已成为原子能科学技术的一个重要分支学科，它是研究辐射现象进而使人类免受或少受辐射危害的一门综合性的交叉学科。辐射防护涉及原子核物理、放射化学、放射医学、放射生物学、放射生态学、辐射剂量学、核电子学等学科。辐射防护体系的基本原则是：实践正当化，辐射防护最优化，个人剂量限值。辐射防护的基本内容包括：制定辐射防护标准和监测方法，进行辐射防护监测并对其评价，研究辐射防护方法和采取可靠的防护措施，实施有效的辐射防护管理和医学监护。辐射防护的基本目的是：防止有害的确定性效应，并限制随机性效应的发生概率，使之达到可以接受的水平。辐射防护的基本任务是：保护环境，保障从事放射性工作人员和社会公众的健康与安全，保护他们的后代，促进原子能事业的健康发展。

　　辐射防护标准是为控制电离辐射的照射和放射性物质的污染，以保护职业性工作人员和居民的健康与安全，所制定的各类人员的各种剂量限值。辐射防护标准是辐射防护的核心内容，是实施辐射防护的法定依据。世界各国的辐射防护标准都是根据国际放射防护委员会（International Commission on Radiological Protection，ICRP）的建议并结合本国的具体情况制定的，并随着科学技术的发展和资料的积累而不断地修改和完善。国际放射防护委员会（简称 ICRP）是建立和推荐电离辐射防护标准的国际性权威学术团体，它于 1928 年第二届国际放射学大会上正式设立，原名为"国际 X 射线和镭防护委员会"，1950 年起采用现名。ICRP 对辐射防护提供指导性服务，并成为世界卫生组织（World Health Organization，WHO）的咨询机构。ICRP 于 1928 年公布了关于辐射防护的第一份（号）出版物（建议书），1934 年第一次规定了剂量限值，之后对剂量限值进行了多次修订和完善。人们对辐射损伤从表浅认识到逐渐深化认识的过程体现了辐射防护标准的历史演变过程，即剂量限值逐渐减小、更趋于安全的过程。1977 年第 26 号出版物与过去的防护标准相比，其基本标准和原则有了较大的改革，提出了许多新的概念。1990 年第 60 号出版物进一步降低了剂量限值。我国 1984 年颁布的《放射卫生防护基本标准》（GB4792—84）是以 ICRP 第 26 号出版物为基础制定的，2002 年颁布的《电离辐射防护与辐射源安全基本标准》（GB18871—2002）是以 ICRP 第 60 号出版物为基础制定的。

本书以基础知识、基础理论和基本概念为主，参照国家辐射防护标准、相关法规、条例及规定，吸收了 ICRP 的新建议、新概念。本书共 12 章，内容包括电离辐射与物质的相互作用（第 1 章）、辐射防护中常用的辐射物理量及单位（第 2 章）、外照射剂量的计算（第 3 章）、辐射的生物效应（第 4 章）、辐射防护与标准（第 5 章）、电离辐射的防护（第 6、7、8 章）、核技术装置的防护（第 9 章）、内照射及防护（第 10 章）、辐射剂量测量仪器（第 11 章）、辐射的监督与管理（第 12 章）。辐射防护是按照国际权威机构 ICRP 等的建议不断发展、不断更新、不断完善的学科。每当提出新建议、新概念、新物理量时，人们都要有一个接受、适应、理顺、习惯的过程。一个简单例子，放射性活度单位早在 1910 年就以居里为单位来表示，1975 年第 15 届国际剂量大会通过决议以国际单位制（SIU）专名贝可为单位来表示，国际单位与历史专用单位不仅暂时并行使用，还可能长期并行使用。另一个例子是辐射防护量，1962 年国际辐射单位与测量委员会（ICRU）与 ICRP 共同商定提出剂量当量（Dose Equivalent）这一概念作为辐射防护量，1990 年 ICRP 第 60 号出版物则推出了当量剂量（Equivalent Dose）这一新的物理量作为辐射防护量。这两个术语虽然只是"剂量"和"当量"前后排列次序不同，但却是有本质区别的两个不同的物理量。早期的研究成果难以用新的概念、新的术语来表述，剂量当量又是一个保留量，这样短时间内难免会造成概念上的混乱。我国的辐射防护标准都是在 ICRP 公布新建议后 10 年左右才制定或修订的。

各国颁布的辐射防护标准总是落后于 ICRP 的新建议。ICRP 每次基本建议书的更迭都需要接着更新一些旧的专题出版物，2007 年 103 号出版物作为最新的放射防护基本建议书，使过去发表的一大批 ICRP 出版物需要更新甚至淘汰。103 号出版物与 60 号出版物相比，在防护体系的基本概念和个人剂量限值方面没有变化。

本书可用作高等学校核物理等相关专业的辐射防护课程的教材，通过教学实践，学生可了解和掌握辐射防护的基础理论知识，辐射防护标准、原则和规律；明确原子能的和平利用与核武器的区别，消除核恐惧感；了解和掌握电离辐射损伤机理，提高对辐射危害的科学认识，从而明确辐射损伤是可防可控制的；掌握辐射防护的基本方法和实用措施，提高辐射安全的自我保护能力和环境保护意识；了解辐射事件或事故处理的一般规则。在实践中，只要严格执行和遵守辐射防护规定，就可实现辐射防护的目标，达到辐射安全的目的。

参加本书编写工作的有霍雷、刘剑利、马永和、冯启春、任延宇、王清尚等，由霍雷、马永和负责统稿工作。本书正式出版前，曾在哈尔滨工业大学物理系四届本科生的教学中试用过，学生指出了其中的一些疏漏并提出了一些有益的建议，编者在此表示衷心的感谢。本书在出版过程中得到了电子工业出版社的大力支持和帮助，编者在此表示诚挚的谢意。

教学中，可根据教学对象及学时等情况对本书内容进行适当删减或组合。为适应教学方法、教学手段的改革，本书提供配套电子课件，请登录华信教育资源网（http://www.hxedu.com.cn）注册下载。本书在编写过程中力图理论联系实际，与时俱进，力图能反映出国、内外的新进展，从而使读者获益。但是，限于编者水平有限，错误与不当之处在所难免，欢迎读者批评指正。

编　者

2015 年 6 月于哈尔滨工业大学

目　　录

第1章　电离辐射与物质的相互作用

辐射可分为电离辐射和非电离辐射。频率在 3×10^{15} Hz 以下的辐射，如红外线、可见光、紫外线等，其光子能量 $h\nu$ 很低，不能引起物质电离，这类辐射叫非电离辐射；凡是能直接或间接使物质电离的一切辐射，统称为电离辐射（Ionizing Radiation）。电离辐射是由带电的电离粒子，或者不带电的电离粒子，或者前两者的混合组成的任何辐射。电离辐射包括能使物质直接电离的带电粒子（如 α 粒子、质子、电子等）和能使物质间接电离的非带电粒子（如频率大于 3×10^{15} Hz 的光子、中子等）。

辐射剂量学、辐射屏蔽、辐射生物效应等都涉及电离辐射与物质的相互作用，电离辐射与物质相互作用时所引起的物理、化学、生物变化都是通过能量转移和吸收过程实现的。

1.1　带电粒子与物质的相互作用

带电粒子的种类很多，最常见的有电子（指核外电子）、β 射线（核衰变发射的高速电子）、质子（氢核）、α 粒子（氦核），此外还有 μ 子、π 介子、K 介子、Σ 介子及其他原子核等。在辐射防护领域，凡是静止质量大于电子的带电粒子，习惯上都称作重带电粒子。最轻的重带电粒子是 μ 子，其质量为电子质量的 206.9 倍（表 1-1）。

表 1-1　一些常见粒子的基本特性

粒子种类		符　号	电　荷/e	质　量/m_e	平均寿命/s
轻子	（负）电子	e^-(β^-)	-1	1	稳定
	正电子	e^+(β^+)	$+1$	1	稳定
	μ 子	$\mu^\pm$	±1	206.9	2.26×10^{-6}
	中微子	ν	0	≈0	稳定
介子	π 介子	$\pi^\pm$	±1	273.1	2.56×10^{-8}
		π^0	0	264.3	$<4\times10^{-6}$
	K 介子	$K^\pm$	±1	967	1.22×10^{-8}
		K^0	0	975	1.00×10^{-8}
核子	质子	P	$+1$	1836.12	稳定
	中子	n	0	1838.65	1.04×10^{-3}
重粒子	氘核	d(D)	±1	3670	稳定
	氚核	t(T)	±1	5497	10^9
	α 粒子	α	±2	7294	稳定
光子	紫外线		0	0	
	γ 射线	γ	0	0	
	X 射线	X	0	0	

1.1.1　带电粒子与物质相互作用的主要过程

带电粒子与物质相互作用的过程是很复杂的，主要过程有：弹性散射、电离和激发、轫致辐射、湮没辐射、契伦科夫辐射、核反应（(α,n)、(p,n)、(d,n) 等）、化学变化（价态、分解、聚合）等。

　　带电粒子主要通过电离和激发过程损失能量，其次是轫致辐射，这两种过程是带电粒子在物质中能量损失的主要途径。

1. 电离和激发与碰撞阻止本领

　　电离（Ionization）是中性原子或分子获得或失去电子而形成离子的现象。电离过程中形成的带正电或带负电的电子、原子、分子等，分别称为正离子或负离子。从一个中性原子或分子产生的具有相等电荷量的正、负离子，称为离子对。电离可在许多情况下发生，如电离辐射、高温、强电场等。

　　具有一定动能的带电粒子通过物质时，带电粒子通过与轨道电子库仑场静电相互作用或与电子直接碰撞，将部分能量传递给轨道电子。如果轨道电子获得足够的能量，就能摆脱原子核的束缚，逃离原子壳层而成为自由电子，失去电子的原子带正电荷，自由电子与带正电的原子形成一个离子对，这个相互作用过程叫电离。电离作用是带电粒子与轨道电子之间的非弹性碰撞。如果轨道电子获得的能量不足以摆脱原子核的束缚，没有逃离原子，而是从低能级跃迁到高能级，从而使整个原子处于激发态，这个相互作用过程叫激发。处于激发态的原子是不稳定的，它会自发地跃迁到低能级而回到基态，并将获得的多余能量以电磁波的形式放出。这样释放出的高频电磁波称为 X 射线，它的能量是不连续的，X 射线光子的能量等于电子跃迁的两个能级之差，因此这种 X 射线也叫标识 X 射线或特征 X 射线。

　　在电离过程中产生的某些自由电子如果具有足够的动能，它会进一步引起物质电离。具有较高能量并能进一步引起物质电离的这些自由电子叫作次级电子或δ电子（δ-ray）。由次级电子产生的电离叫次级电离（Secondary Ionization）或间接电离；而由入射带电粒子在其运动过程中直接与物质相互作用所产生的电离叫初级电离（Primary Ionization）或直接电离。

　　带电粒子与原子轨道电子通过库仑碰撞不断产生电离和激发而传递能量，其本身的能量就会不断地损失，这种能量损失叫碰撞过程的能量损失或电离损失（Ionization Loss）。

　　阻止本领（Stopping Power）表示带电粒子通过物质时在单位路程上损失的能量。阻止本领通常用 $S=dE/dx$ 来表示，其中，E 为带电粒子的动能，x 为粒子在物质中通过的距离。阻止本领表示物质使通过它的带电粒子动能减少的本领，它与带电粒子的性质（电荷、质量、能量等）和物质的性质（原子序数、密度等）有关。物质对带电粒子的阻止本领又有线性阻止本领（Linear Stopping Power）、质量阻止本领（Mass Stopping Power）和相对阻止本领（Relative Stopping Power）之分。根据带电粒子在物质中损失能量的方式，阻止本领又分为电离阻止本领（Ionization Stopping Power）和辐射阻止本领（Radiation Stopping Power）两种。

　　线性碰撞阻止本领定义为入射带电粒子在介质中每单位路径长度上由于电离损失的平均能量，并记作 $(dE/dx)_{col}$，脚标 col 表示库仑作用。为消除物质密度 ρ 的影响，常用线性碰撞阻止本领除以密度的商来描写能量损失，并称之为质量碰撞阻止本领，记作 $(dE/dx)/\rho_{col}$。质量碰撞阻止本领可粗略地表示为

$$\frac{1}{\rho}\left(\frac{dE}{dx}\right)_{col} \propto \frac{nz^2}{\beta^2} \tag{1.1}$$

式中，n 为单位体积中的电子数；z 为带电粒子的电荷数，以电子电荷的倍数表示；β 为以光速为单位的带电粒子的运动速度，$\beta=\upsilon/c$，υ 为带电粒子的运动速度，c 为光速。由式（1.1）可以看出：（1）电离损失与带电粒子的电荷数 z 的平方成正比，带电粒子的电荷数 z 越大，与

轨道电子的库仑作用力就越大，因而传递给电子的能量也越多；（2）电离损失与物质中电子的密度成正比，即电子的密度越大，入射带电粒子与电子发生库仑散射的几率越大，传递给电子能量的机会就越多；（3）电离损失与带电粒子的运动速度的平方成反比，即带电粒子传递给轨道电子的能量与相互作用的时间有关，速度越慢，作用时间越长，传递给轨道电子的能量也越大，因此，带电粒子在停止运动之前的某一段路径上，电离损失将会达到最大值。

2. 轫致辐射与辐射阻止本领

轫致辐射（Bremsstrahlung）是高速运动的带电粒子受原子核或其他带电粒子的电场（库仑场）作用，突然改变其运动速率或运动方向时产生的电磁辐射。这时带电粒子将部分动能转变为电磁辐射能。轫致辐射的能量是连续分布的，其最大能量等于带电粒子的初始能量。轫致辐射的产生与带电粒子的运动速度有关，只有在粒子运动速度很高时才有明显的效应。轫致辐射的强度与带电粒子的质量平方成反比，与阻滞物质的原子序数的平方成正比。因此快速运动的电子被物质阻滞而突然减低其速度时，则有一部分能量转变为连续能量的轫致辐射，辐射强度大于同速度的重带电粒子的辐射。从 β 放射源发出的 β 粒子打到原子序数较高的靶材料时，可发射轫致辐射和特征辐射。轫致辐射的强度和能谱主要与 β 粒子的能量和阻滞物质的原子序数有关。β 粒子的能量越高，阻滞物质的原子序数越高，轫致辐射的强度就越大。β 粒子轫致辐射的平均能量约为 β 粒子最大能量的 1/3。轫致辐射是带电粒子与原子核之间的非弹性碰撞，也叫辐射碰撞。

高能带电粒子由于轫致辐射而引起的能量损失称为辐射损失（Radiation Loss）。这种能量损失通常只是对电子（β 粒子）才是重要的，对重带电粒子可以忽略不计。

带电粒子的辐射损失正比于 $(Zz)^2/m^2$，式中，Z 为阻滞物质的原子序数，z 为带电粒子的电荷数，m 为带电粒子的质量。这个关系表明，带电粒子质量越大，辐射损失越小，在同一物质中和相同的能量条件下，α 粒子的辐射损失比电子的辐射损失小得多。因此，重带电粒子的辐射损失可忽略不计，主要是考虑电子的辐射损失。

在辐射防护中，更多关心的是电子产生轫致辐射的份额 (F)：

$$F = KZE \tag{1.2}$$

式中，E 为电子的能量，单位为 MeV；Z 为物质的原子序数；K 为比例常数，一般为 $(0.4\sim1.1)\times10^{-3}/\text{MeV}$。

对单能电子束入射在厚靶上的轫致辐射份额，可用式（1.3）计算

$$F = 5.8\times10^{-4} ZE \tag{1.3}$$

对 β 射线入射在厚靶上的轫致辐射份额，可用式（1.4）计算

$$F \approx 3.33\times10^{-4} ZE_{\beta\max} \tag{1.4}$$

式中，$E_{\beta\max}$ 为 β 射线的最大能量，单位为 MeV。

线性辐射阻止本领表示入射带电粒子在介质中每单位路径长度上因辐射而损失的平均能量，并记作 $(dE/dx)_{\text{rad}}$，脚标 rad 表示辐射。为消除介质密度 ρ 的影响，常用线性辐射阻止本领除以密度的商来描述相应的能量损失，称为质量辐射阻止本领，记作 $(dE/dx)/\rho_{\text{rad}}$。质量辐射阻止本领可表示为

$$\left(\frac{dE}{dx}\right)_{rad} \propto \frac{EZ^2}{m^2} \tag{1.5}$$

3. 总质量阻止本领

总质量阻止本领 S/ρ 定义为带电粒子在密度为 ρ 的介质中，穿过路径 dx 时，所损失的所有能量 dE 除以 ρdx 的商

$$\frac{S}{\rho} = \frac{1}{\rho} \cdot \frac{dE}{dx} \tag{1.6}$$

这里的所有能量损失，是指带电粒子与物质相互作用的一切过程中能量损失之和，在 $E < 10\text{MeV}$ 的能量范围内，主要能量损失通常是电离损失和辐射损失，而其他过程的能量损失可忽略不计。因此，总质量阻止本领等于质量碰撞阻止本领 $(S/\rho)_{col}$ 与质量辐射阻止本领 $(S/\rho)_{rad}$ 之和，并表示为

$$\frac{S}{\rho} = \frac{1}{\rho}\left(\frac{dE}{dx}\right)_{col} + \frac{1}{\rho}\left(\frac{dE}{dx}\right)_{rad} = \left(\frac{S}{\rho}\right)_{col} + \left(\frac{S}{\rho}\right)_{rad} \tag{1.7}$$

总质量阻止本领与带电粒子的类型和能量有关。对于重带电粒子，质量辐射阻止本领 $(S/\rho)_{rad}$ 可忽略。对于电子，质量辐射阻止本领与质量碰撞阻止本领之比有以下关系：

$$\frac{\left(\dfrac{S}{\rho}\right)_{rad}}{\left(\dfrac{S}{\rho}\right)_{col}} \approx \frac{ZE}{1600mc^2} = \frac{ZE}{800} \tag{1.8}$$

式中，E 为电子的能量，单位为 MeV；Z 为物质的原子序数。由式（1.8）可以看出，$(S/\rho)_{rad}$ 随入射电子能量的增大而增大。当 $(S/\rho)_{rad} = (S/\rho)_{col}$ 时，电子的能量叫临界能量 E_{cri}。电子在水、空气、铝、铅等物质中的临界能量 E_{cri} 分别为 150MeV、150MeV、60MeV、10MeV。

4. 总质量阻止本领的换算

初速度相同的两种不同带电粒子 1 和 2 在同一种物质中的碰撞阻止本领之比可表示为

$$\frac{\left(\dfrac{S}{\rho}\right)_1}{\left(\dfrac{S}{\rho}\right)_2} = \frac{z_1^2}{z_2^2} \tag{1.9}$$

此式表明，对以一定初速度射入某种物质中的带电粒子，粒子在物质中的碰撞阻止本领与其所带电荷数的平方成正比。

初速度相同的同一种带电粒子在两种不同物质 a 和 b 中的阻止本领之比可表示为

$$\frac{\left(\dfrac{S}{\rho}\right)_a}{\left(\dfrac{S}{\rho}\right)_b} = \frac{\left(\dfrac{Z}{M}\right)_a}{\left(\dfrac{Z}{M}\right)_b} \tag{1.10}$$

式中，Z、M 为物质的原子序数和原子质量数。当 $Z/M \approx 0.5$ 时，则在两种物质中的质量碰撞阻止本领近似相等

$$\left(\frac{S}{\rho}\right)_a \approx \left(\frac{S}{\rho}\right)_b \tag{1.11}$$

5. 弹性散射

具有一定动能的带电粒子与原子核发生库仑相互作用时，如果作用前后系统的动能与动量不变，这个相互作用过程就称为弹性散射。

重带电粒子由于质量大，只有当它从非常靠近原子核的地方掠过时才会发生明显的散射，因此重带电粒子发生弹性散射的几率较小。所以像 α 这样的重带电粒子在物质中的运动径迹是比较直的。

轻带电粒子，如单能电子或 β 射线，由于质量小，它即使从离原子核较远的地方掠过，也会受到原子核的散射，同时还会受到核外轨道电子的散射。经多次弹性散射，电子在物质中的运动方向会发生多次改变，运动径迹是曲折的。

电子在物质中弹性散射的角分布与电子的速度、散射物质的原子序数有关。散射到某一角度的几率与散射物质的原子序数的平方 Z^2 成正比，与电子速度 v 成反比。小角度散射几率远远大于大角度的散射几率。散射角 $\theta > 90°$ 时的散射叫反散射。

当某一能量的电子穿过某一厚度的物质时，由于多次散射，穿过物质后的净偏转角 θ 也是变化的，其分布服从高斯分布。

6. 湮没辐射

湮没辐射是正、反粒子相遇发生湮没，产生新粒子的辐射。正、反两个碰撞粒子之间的湮灭辐射遵循动量守恒定律和能量守恒定律。例如，电子的静止质量 $mc^2 = 0.511\text{MeV}$，当一个正电子与一个负电子相碰撞时，正、负电子湮没，产生两个能量各为 0.511MeV 的 γ 光子。这就是最早发现的正、负电子对湮没为两个光子的湮没辐射。再如，正、反质子对通过强相互作用湮没成其他种类的强子等。

7. 契伦科夫辐射

当高速带电粒子在透明介质中以大于光在该介质中的速度运动时，所产生的电磁辐射叫契伦科夫辐射。契伦科夫辐射具有连续光谱，其频带范围主要在可见光区，峰值为蓝光。辐射光的波阵面与粒子运动方向成 θ 角，形成一个圆锥面，θ 角的大小与粒子的速度 v 及介质的折射率 n 的关系为

$$\cos\theta = (\beta n)^{-1} \tag{1.12}$$

式中，$\beta = v/c$ 为相对速度，c 是光在真空中的速度。对于水 $n = 1.33$，当 $\beta = 1$ 时，$\theta = 41.15°$。

契伦科夫辐射强度与带电粒子静止质量无关，仅取决于粒子的电荷和速度。

产生契伦科夫辐射的条件是

$$v = \beta \cdot c > \frac{c}{n} \tag{1.13}$$

1.1.2　带电粒子在物质中的射程

带电粒子在物质中通过相互作用逐渐消耗能量，其动能逐渐减少，最后阻留在物质中被吸收。带电粒子在物质中沿着入射方向从进入到最后被吸收所经过的最大直线距离叫射程（Range）。射程的大小与带电粒子的种类、初始能量和吸收物质的性质有关。

1.　α 粒子的射程

按照射程的定义，射程是指粒子通过的直线距离，因此射程和路程的概念是不同的。但是，对于 α 粒子，其散射几率小，它的运动径迹近似是直线，在空气中 α 粒子的射程和路程是近似相等的。由于能量损失是随机的，因此能量相同的同种粒子在物质中的实际射程并不完全相同，而是围绕平均射程 R 呈高斯型随机分布的。射程都是指平均射程。

（1）用 α 粒子计数率-距离关系曲线求 α 粒子在空气中的射程 R

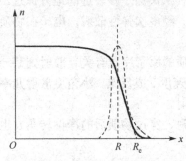

图 1-1　α 粒子计数率-距离曲线

改变 α 源和 α 探测器的距离，测量 α 计数率 n 与距离 x 的关系曲线，结果如图 1-1 所示。由于 α 粒子的能量是逐渐损失的，曲线的平坦部分表明计数率没有降低，但 α 粒子的能量实际上降低了。由于 α 粒子能量损失是随机的，曲线的末段变化较陡，计数率变化很大，这表明入射 α 粒子初始能量虽然相同，但每个 α 粒子的实际射程并不相同。

平均射程可由计数率 n-距离 x 关系曲线确定。由于粒子的射程满足高斯型分布，高斯型分布的峰值所在位置即定义为 α 粒子的平均射程。将测得的 n-x 关系曲线对 x 求导，可得出单位距离上粒子数的减少量 $-\mathrm{d}n/\mathrm{d}x$ 随 x 的变化曲线，如图 1-1 中虚线所示，$-\mathrm{d}n/\mathrm{d}x$-x 曲线的峰值所对应的 x 值即为平均射程 R。将 α 粒子的 n-x 关系曲线的最陡部分的切线外推，与横轴的交点所对应的距离称为外推射程 R_{e}，一般来说 $R < R_{\mathrm{e}}$。

（2）利用经验公式计算 α 粒子在空气中的射程

重带电粒子的射程与能量的关系通常用经验公式来表示。

α 粒子在标准状态空气中的射程随着能量 E 的增大而增大，按能量分段可表示为

$$R(\mathrm{cm}) = 0.56E_\alpha \quad (E_\alpha < 4\mathrm{MeV}) \tag{1.14.1}$$

$$R(\mathrm{cm}) = 0.318E_\alpha^{3/2} \quad (4\mathrm{MeV} < E_\alpha < 7\mathrm{MeV}) \tag{1.14.2}$$

$$R(\mathrm{cm}) = (0.285 - 0.005E_\alpha)E_\alpha^{3/2} \quad (4\mathrm{MeV} < E_\alpha < 15\mathrm{MeV}) \tag{1.14.3}$$

式中，R 为 α 粒子在标准状态空气中的射程，单位为 cm；E_α 为 α 粒子的初始能量，单位为 MeV。

经验公式（1.14.3）在 $4\mathrm{MeV} < E_\alpha < 11\mathrm{MeV}$ 时，精度约为 1%；在 $11\mathrm{MeV} < E_\alpha < 15\mathrm{MeV}$ 时，精度约为 4%。

（3）α 粒子在其他物质中的射程

实验表明，在不同物质中，$R\rho/\sqrt{A}$ 近似为常数，其中，ρ 和 A 分别为物质的密度和原子量。因此，已知粒子在一种物质（ρ_0, A_0）中的射程 R_0，则它在其他物质（ρ, A）中的射程 R 为

$$R = \frac{\rho_0 \sqrt{A}}{\rho \sqrt{A_0}} \cdot R_0 \tag{1.15.1}$$

若已知 α 粒子在空气中的射程为 R_a，则它在密度为 ρ、原子量为 A 的物质中的射程 R 为

$$R(\text{cm}) = 3.2 \times 10^{-4} \frac{R_a \sqrt{A}}{\rho} \tag{1.15.2}$$

$$R(\text{g/cm}^2) = 3.2 \times 10^{-4} R_a \sqrt{A} \tag{1.15.3}$$

式中，R_a 为 α 粒子在空气中的射程，单位为 cm；ρ 为物质的密度，单位为 g/cm³；A 为（单质）物质的原子量或（混合物或化合物）的有效原子量。

同样若已知 α 粒子在空气的射程为 R_a，利用 $R_a \rho_a = R_t \rho_t$ 可换算出 α 粒子在组织（Tissue）中的射程 R_t，

$$R_t = 0.00122 R_a \tag{1.16}$$

式中，ρ_t 为组织的密度，在 15℃ 和一个大气压下取 $\rho_t = 1\text{g/cm}^3$；$\rho_a = 0.001293\text{g/cm}^3$ 为空气的密度。计算 R_t 在生物学、医学、防护等方面是很有用的。

2. 单能电子的射程

单能电子束射入某一物质时，有的电子经几次碰撞后在离入射点很近处停下来，有的电子要穿行很长一段路程才停下来，不同电子的能量损失过程相差很大，它们的射程有很宽的分布范围。通常采用实验测量吸收曲线的方法来求单能电子的射程，如图 1-2 所示。从吸收曲线可以看出，计数率 n 随物质厚度 d 的增加有近似线性下降的趋势。将吸收曲线线性部分外推，与横轴交点所对应的物质厚度称为单能电子的外推射程 R。

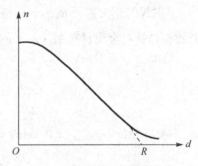

图 1-2 单能电子的吸收曲线

3. β 射线的射程

β 射线实际是高速运动的电子流，但射线中电子的能量是连续分布的。由于 β 射线与轨道电子的碰撞次数和每次碰撞的能量损失都具有统计性质，有的可能通过一次碰撞就损失掉一半的能量，有的需经多次碰撞才能损耗全部能量；β 射线还会与物质产生弹性散射，多次改变运动方向，使其运动径迹弯弯曲曲；β 射线还会由于与物质的相互作用产生轫致辐射，即使吸收体的厚度大于最大射程时，仍会有很高的本底计数。因此 β 射线的射程问题是很复杂的。

β 射线的射程通常定义为几乎完全被吸收时的介质（吸收物质）厚度。有时也用 β 射线强度降低到千分之一的吸收厚度作为射程，它相当于 10 个半吸收厚度；有时也用 β 射线强度降低到万分之一的吸收厚度作为射程。

（1）利用吸收曲线求射程

单能窄束射线穿过物质后，其强度遵循指数衰减规律，可表示为

$$I = I_0 \exp(-\mu \rho d) \tag{1.17}$$

式中，I_0 和 I 分别为射线穿过物质前、后的强度；ρ 为物质的密度；d 为物质的厚度；μ 为该物质的质量吸收系数，它与射线的能量有关，与物质的原子序数 Z，即物质的成分有关。

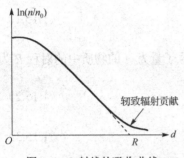

图 1-3　β 射线的吸收曲线

当射线的能量和物质成分确定后，μ 为一常数。β 射线的能量谱是连续谱，β 射线的吸收曲线可以视为由大量的不同能量的单能 β 射线吸收曲线叠加而成。因此，β 射线的相对计数率 n/n_0 的对数与厚度 d 有近似的线性关系（如图 1-3 所示）。将线性部分外推，与横轴的交点所对应的厚度即为 β 射线的射程。实际应用中为了精确测量，还应对本底计数进行修正。

（2）利用费梭比较法求射程

费梭比较法的原理是：在相同条件下测量并比较在同一坐标下的两条吸收曲线：一条是单一能量且已知最大射程的标准 β 源的吸收曲线；另一条是待测 β 源的吸收曲线。如果两条曲线形状相似，在不同的相对计数率（n/n_0，也称衰减分数）下，则有射程之比等于吸收厚度之比。

费梭比较法的具体做法是：①作费梭比较图；②计算不同衰减分数（n/n_0）下的表观射程，即待测源在不同衰减分数下的射程 R_i；③作表观射程与射程分数（如十等分）曲线，求出对应射程分数为 1.0 处所对应的表观射程，即为所求。

（3）用经验公式计算 β 射线的最大射程

β 射线的最大射程 $R(\mathrm{g/cm^2})$ 与最大能量 $E_{\beta max}(\mathrm{MeV})$ 之间有一些经验计算公式，这些计算公式都是针对金属材料铝（Al）的。

当 $E_{\beta max} < 0.2\mathrm{MeV}$ 时，

$$\begin{cases} R = 0.685 E_{\beta max}^{1.67} \\ E_{\beta max} = 1.253 R^{0.599} \end{cases} \tag{1.18}$$

当 $0.15\mathrm{MeV} < E_{\beta max} < 0.8\mathrm{MeV}$ 时，

$$\begin{cases} R = 0.407 E_{\beta max}^{1.38} \\ E_{\beta max} = 1.92 R^{0.725} \quad (0.03\mathrm{g/cm^2} < R < 0.3\mathrm{g/cm^2}) \end{cases} \tag{1.19}$$

当 $E_{\beta max} < 3\mathrm{MeV}$ 时，

$$\begin{cases} R = 0.543 E_{\beta max} - 0.16 \\ E_{\beta max} = 1.84 R + 0.294 \end{cases} \tag{1.20}$$

当 $E_{\beta max} < 2.5\mathrm{MeV}$ 时，可用统一公式：

$$R = 0.412 E_{\beta max}^{(1.265 - 0.094 \ln E_{\beta max})} \tag{1.21}$$

以上为经验公式，若 β 射线的最大能量位于这些经验公式的重叠区域，则使用哪个公式都可以，计算结果的误差小于 10%。

4．射程的换算

（1）初速度相同而种类不同的两种带电粒子 1 和 2 在同一物质中的射程比 R_1/R_2 可表示为

$$\frac{R_1}{R_2} = \left(\frac{m_1}{m_2}\right)\left(\frac{z_2}{z_1}\right)^2 \tag{1.22}$$

式中，m 和 z 分别为带电粒子的质量数和电荷数。

（2）初速度相同的某一种带电粒子在两种不同物质 a 和 b 中的射程比 R_a / R_b 可表示为

$$\frac{R_a}{R_b} = \frac{(Z/M)_b}{(Z/M)_a}\left(\frac{\rho_b}{\rho_a}\right) \tag{1.23}$$

式中，Z、M、ρ 分别为物质的原子序数、质量数和密度。当 $Z/M \approx 0.5$ 时，可简化为

$$R_a\rho_a = R_b\rho_b \tag{1.24}$$

1.1.3　比电离

比电离定义为带电粒子在单位路径长度上产生的离子对数，也叫电离密度、线电离，用 S_{pi} 表示。带电粒子引起的物质电离包括直接电离和间接电离，两者之和称为总电离。

比电离可用线性阻止本领 $S_l = (dE/dx)_{col}$ 来计算，假设带电粒子在气体中产生一对离子平均消耗的能量为 w（电离能），则比电离（离子对/cm）可表示为

$$S_{pi} = \frac{S_l}{w} = \frac{1}{w}\left(\frac{dE}{dx}\right)_{col} \tag{1.25}$$

比电离与物质的原子序数 Z、电离能 w 有关，还与入射带电粒子的种类和能量有关。

电离能（Ionization Energy）是带电粒子在物质中产生一对粒子平均损失的能量，常用符号 w 表示。粒子的种类、能量或物质的种类不同，所对应的电离能也不同。例如，电子、质子和 α 粒子在空气中的电离能在 32eV 和 35.6eV 之间，中等能量的电子在空气中的电离能为 34eV。

图 1-4 所示为重带电粒子比电离与穿透深度的变化关系，图 1-5 所示为 β 射线比电离与初始能量的关系。可以看出，重带电粒子的比电离在射程的末端达到最大；电子的比电离在能量较低时随能量的增加而减少，在 1MeV 附近达到最小值，然后随能量的增加而增加。当单能电子的能量等于 β 射线的最大能量时，β 射线的比电离将会大于单能电子的比电离。

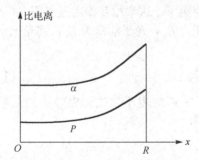
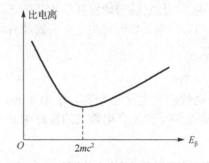

图 1-4　重带电粒子比电离与穿透深度的关系　　　　图 1-5　β 射线比电离与初始能量的关系

平均比电离是指带电粒子能量全部耗尽并被物质完全阻止时，所产生的总的离子对数与射程的比值

$$\bar{S}_{pi} = \frac{E}{wR} \tag{1.26}$$

当 β 射线的最大能量小于 2MeV 时，平均比电离可按式（1.27）近似估算

$$\overline{S}_{pi} \approx 33 + 63E^{-0.9} \qquad (\text{离子对/cm}) \tag{1.27}$$

式中，E 的单位为 MeV。

1.2　X、γ 射线与物质的相互作用

X、γ 射线是比紫外线波长短的电磁波，图 1-6 所示的电磁波谱中给出了这两种射线的波长和频率范围。

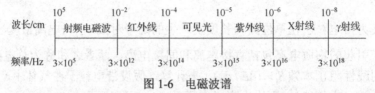

图 1-6　电磁波谱

X、γ 射线与物质相互作用时，能产生次级带电粒子和次级光子，次级带电粒子主要是电子，次级带电粒子通过电离和激发过程把能量传递给物质。带电粒子与物质相互作用是通过多次小能量损失而逐渐消耗其能量的，而 X、γ 射线则通过与物质一次相互作用过程就有可能损失其大部或全部能量。对处于 0.01～10 MeV 能量范围内的光子，与物质的主要相互作用过程是光电效应、康普顿效应和电子对效应，其他相互作用发生的几率小，与主要相互作用过程相比是次要的。

1.2.1　X、γ 射线与物质的相互作用

X、γ 射线与物质的主要相互作用过程包括光电效应、康普顿效应和电子对效应。

1. 光电效应

能量为 $h\nu$ 的光子照射到物质上时，与物质中的束缚电子发生相互作用，把全部能量传递给这个电子，使它获得能量并从物质中飞出而成为自由电子，这个相互作用过程叫光电效应，所产生的自由电子也叫光电子。若物质对电子的束缚能为 E_b，光子能量为 E_γ，则光电子的动能 E_e 为

$$E_e = E_\gamma - E_b = h\nu - E_b \tag{1.28}$$

光电效应发生在 K 层和 L 层电子的几率最大，其中 K 层电子发生光电效应的几率约为 80%。每个原子发生光电效应的总截面 σ_τ 可近似表示为

$$\sigma_\tau = \frac{KZ^5}{E_\gamma^n} \tag{1.29}$$

式中，K 为常数，Z 为吸收物质的原子序数，n 从低能的 7/2 到高能的 1。可以看出，光电效应截面与原子序数有强烈依赖关系，低能光子与高原子序数的物质发生相互作用时，光电效应占优势。

光电子逸出后，在原子的低能级轨道留下的空穴可以被外壳层电子填充，外壳层电子多余的能量可能以光辐射的形式放出，这种光辐射叫特征 X 射线或荧光辐射，辐射光子的能量等于两能级之差；外壳层电子多余的能量也可能传递给另一个外壳层电子，使获得能量的电子逃离原子而成为自由电子，这种自由电子叫俄歇（Auger）电子，产生俄歇电子的效应叫俄

歇效应，俄歇电子（Auger Electron）的能量等于相应跃迁的 X 射线的能量减去该电子的结合能。

（1）光电线衰减系数与光电质量衰减系数

光电线衰减系数 τ 定义为单个原子光电效应总截面 σ_τ 与单位体积内的原子数 $n = \dfrac{N_A \rho}{M_A}$ 的乘积，也称为光电效应的宏观截面。

$$\tau = \sigma_\tau \cdot n \tag{1.30}$$

若用 τ 除以密度 ρ，可得到光电质量衰减系数 τ / ρ。

（2）光电线能量转移系数与光电质能转换系数

入射光子的能量 hv 转化为两部分：一部分是次级电子（包括光电子和俄歇电子）的动能，另一部分是特征 X 射线或荧光辐射。如果用 δ 表示每个被吸收的光子以荧光形式放出的平均能量，则入射光子转移给次级电子的能量占初始能量的份额为 $(1 - \delta / hv)$。因此，一个光子在光电效应中把能量转移给次级电子的（微分）截面 $_a\sigma_\tau$ 为

$$_a\sigma_\tau = \sigma_\tau \left(1 - \frac{\delta}{hv}\right) \tag{1.31}$$

光电线能量转移系数 τ_a 是 $_a\sigma_\tau$ 与 n 的乘积。τ_a 和 τ 的关系为

$$\tau_a = {_a\sigma_\tau} \cdot n = \tau \left(1 - \frac{\delta}{hv}\right) \tag{1.32}$$

若用 τ_a 除以密度 ρ，可得到光电质能转换系数：

$$\frac{\tau_a}{\rho} = \frac{\tau}{\rho} \left(1 - \frac{\delta}{hv}\right) \tag{1.33}$$

（3）光电子的角分布

光电子的角分布与入射光子的能量有关，当光子能量很低时，光电子与光子入射方向成 90° 角射出的几率最大，随着光子能量的增加，光电子的分布逐渐倾向于入射方向成小角度射出。

利用光电效应可以制成光电管、光电倍增管等光敏器件。光电效应也是测量 X 射线和 γ 射线能量的物理依据。

2. 康普顿效应

康普顿效应是 γ 光子与物质中的电子间发生的一种散射现象。能量为 hv 的光子射入物质时，与物质中的电子相互作用，光子把部分能量传递给这个电子，该光子的频率发生改变并与入射方向成 θ 角散射（康普顿散射光子），获得能量的电子沿与光子入射方向成 φ 角的方向运动（康普顿反冲电子），这种相互作用过程叫康普顿效应（如图 1-7 所示）。这个过程可以视为弹性碰撞，光子和反冲电子之间遵循能量守恒和动量守恒。

（1）康普顿反冲电子及散射光子的能量

分别用 E_γ、E'_γ、E_e 表示入射光子、散射光子和反冲电子的能量，则有

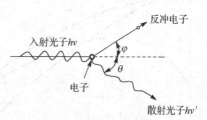

图 1-7　康普顿效应示意图

$$E'_\gamma = \frac{E_\gamma}{1 + \dfrac{E_\gamma}{mc^2}(1-\cos\theta)} = \frac{E_\gamma}{1+\alpha(1-\cos\theta)} \tag{1.34}$$

$$E_e = \frac{E_\gamma}{1 + \dfrac{mc^2}{E_\gamma(1-\cos\theta)}} = \frac{\alpha(1-\cos\theta)E_\gamma}{1+\alpha(1-\cos\theta)} \tag{1.35}$$

式中，$E_\gamma = h\nu$，$E'_\gamma = h\nu'$，$\alpha = E_\gamma/mc^2 = h\nu/mc^2$，$mc^2 = 0.511\text{MeV}$ 为电子的静止能量。

可以看出，由于入射光子的能量分配给散射光子和反冲电子，当 $\theta=180°$ 时，散射光子的能量最小，而此时反冲电子的能量最大：

$$E'_{\gamma\min} = \frac{E_\gamma}{1+2\alpha} \tag{1.36}$$

$$E_{e\max} = \frac{2\alpha E_\gamma}{1+2\alpha} \tag{1.37}$$

还可以看出，当 E_γ 不变时，E'_γ 随 θ 角的减小而增大。当 θ 角不变时，E'_γ 先是随 E_γ 的增大而增大，当 $\alpha \gg 1$ 时，E'_γ 趋于定值，例如，当 $\theta=180°$ 时，$E'_\gamma \to mc^2/2 = 0.25\text{MeV}$，当 $\theta=90°$ 时，$E'_\gamma \approx mc^2 = 0.511\text{MeV}$。由此可见，即使入射光子的能量很大，$90°$ 方向散射光子的能量也不会超过 $0.511\,\text{MeV}$。

入射光子的能量传递给反冲电子的能量份额（E_e/E_γ）为

$$\frac{E_e}{E_\gamma} = \frac{\alpha(1-\cos\theta)}{1+\alpha(1-\cos\theta)} \tag{1.38}$$

康普顿反冲电子的能量是连续分布的，从零到某个最大值，形成一连续谱。

（2）康普顿效应的总截面、散射截面和能量吸收截面

康普顿效应的总截面（$_c\sigma$）也叫平均碰撞截面，它等于每平方厘米内只含有一个电子的物质层中，使能量为 $h\nu$ 的光子发生康普顿效应的几率。$_c\sigma$ 可由克莱茵-仁科公式计算或核数据表中查出。

康普顿效应的散射截面（$_c\sigma_s$），它等于每平方厘米内只含有一个电子的物质层中，使入射光子的能量转移给散射光子的几率。

康普顿效应的能量吸收截面（$_c\sigma_a$），它等于每平方厘米内只含有一个电子的物质层中，使入射光子的能量转移给反冲电子的几率，并有 $_c\sigma = {_c\sigma_s} + {_c\sigma_a}$。以上三种截面都是微观截面。

光子与物质相互作用产生康普顿效应的几率正比于原子序数 Z，而与入射光子能量的关系比较复杂。图 1-8 所示为康普顿效应总截面、散射截面和能量吸收截面与入射光子能量的关系。可以看出，散射截面在低能时大，随入射光子能量的增加，散射截面一直在减小。吸收截面在低能时小，随入

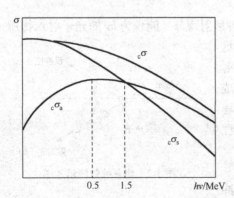

图 1-8　康普顿效应截面与光子能量的关系

射光子能量的增加，吸收截面开始逐渐增加，直到 $hv = 0.5\text{MeV}$ 附近达到最大值，然后又减小。入射光子能量 hv 在 1.5 MeV 附近，$_c\sigma_a = _c\sigma_s$，当 $hv < 1.5\text{MeV}$ 时，$_c\sigma_s > _c\sigma_a$，当 $hv > 1.5\text{MeV}$ 时，$_c\sigma_s < _c\sigma_a$。在低能段，$_c\sigma_s$ 和 $_c\sigma_a$ 相差较大，入射光子能量越低，散射截面越大，转移给反冲电子的能量越小，这对低能 γ 射线散射或反散射测量是很有利的。在 0.25～2.5 MeV 能段，吸收截面变化不大，这对用电离（室）法测量 γ 射线的照射量或吸收剂量是很有意义的。此外，散射截面还与物质的原子序数有关，原子序数越低，散射截面越大，这既是低能 γ 射线反散射测量方法的依据，又是选择 γ 射线屏蔽材料的依据。

（3）康普顿效应的线衰减系数和线能量转移系数

将康普顿效应的微观截面 $_c\sigma$、$_c\sigma_s$、$_c\sigma_a$ 分别乘以单位体积物质中的电子数 $n_e = \rho N_A Z / M_A$，式中，N_A 为阿佛加德罗常数，M_A 为原子的摩尔质量，可分别得到：

康普顿效应宏观总截面，也叫康普顿线衰减系数，用 σ_c 表示

$$\sigma_c = {}_c\sigma \cdot \rho N_A Z / M_A \tag{1.39}$$

康普顿效应宏观散射截面，也叫康普顿线散射衰减系数，用 σ_s 表示

$$\sigma_s = {}_c\sigma_s \cdot \rho N_A Z / M_A \tag{1.40}$$

康普顿效应宏观吸收截面，也叫康普顿线能量转移系数，用 σ_a 表示

$$\sigma_a = {}_c\sigma_a \rho N_A Z / M_A = \sigma_c \cdot E_e / E_\gamma \tag{1.41}$$

若用物质的密度去除 σ_c、σ_s、σ_a，可分别得到康普顿质量衰减系数 σ_c / ρ、康普顿质量散射衰减系数 σ_s / ρ、康普顿质能转移系数 σ_a / ρ。

（4）康普顿散射光子和反冲电子的角分布

康普顿散射光子的角分布强烈地依赖于入射光子的能量，当 E_γ 很低时，散射光子对称于 90° 角分布；随着光子能量 E_γ 的增大，散射光子渐渐趋于前方。

散射光子与入射光子的夹角 θ 和反冲电子与入射光子的夹角 φ 存在以下关系

$$\cot\varphi = (1 + \alpha)\tan(\theta / 2) \tag{1.42}$$

康普顿反冲电子的角分布也是随 E_γ 的增加逐渐趋于前方，没有大于 90° 角的反冲电子。

3. 电子对效应

入射光子的能量 $hv > 1.022\text{MeV}$（电子静止能量的两倍）时，光子通过与原子核电场或原子的电子场相互作用，转化成正、负电子对并耗尽全部能量而完全被吸收，这种相互作用就是电子对效应。电子对效应是质量和能量相互转换的典型实例。

入射光子在原子核场中产生电子对效应时，要求 $hv \geq 2mc^2$；在原子的电子场中产生光电效应时，要求 $hv \geq 4mc^2$，并且，电子对效应在原子核场发生的几率远大于在电子场发生的几率。因此，入射光子的能量 $E_\gamma > 1.022\text{MeV}$ 是产生电子对效应的必要条件，而原子核或壳层电子的存在是产生电子对效应的充分条件。如果 $hv > 1.022\text{MeV}$ 并发生电子对效应时，光子多余的能量则转化为正、负电子的动能 E_e^+ 和 E_e^-，正、负电子的动能并不一定相等，其能量是从零到最大值 $hv - 2mc^2$ 的连续谱。由能量守恒可将入射光子的能量 hv 表示为

$$hv = 2mc^2 + E_e^+ + E_e^- \tag{1.43}$$

电子对效应的微观截面 σ_k 可表示为

$$\sigma_k = \sigma_0 Z^2 \left(\frac{28}{9} \ln 2\alpha - \frac{218}{27} \right) \tag{1.44}$$

式中，$\sigma_0 = (8\pi/3)[e^4/(mc^2)^2]$，称为汤姆逊系数；$\alpha = h\nu/mc^2$。可以看出，电子对效应的截面 σ_k 与物质的原子序数 Z 和入射光子的能量有关，$\sigma_k \propto Z^2$，随着原子序数的增大而快速增大，随着光子能量 $h\nu$ 的增大而增大。

（1）电子对效应的线衰减系数与质量衰减系数

电子对效应的线衰减系数（k）等于电子对效应的截面 σ_k 与单位体积物质中的原子数 $n = \rho N_A / M_A$ 的乘积

$$k = \sigma_k \cdot n = \sigma_k \rho \frac{N_A}{M_A} \tag{1.45}$$

电子对效应的质量衰减系数 k_m 等于线衰减系数 k 除以物质密度 ρ

$$k_m = \frac{k}{\rho} = \sigma_k \frac{N_A}{M_A} \tag{1.46}$$

（2）电子对效应的线能量转移系数和质能转换系数

电子对效应产生的正、负电子在物质中通过电离和激发耗尽动能便会停止下来，正电子在快要停止下来之前会与一个其他的负电子结合转化为湮没辐射，产生能量各为 0.511MeV 的两个辐射光子。正、负电子在耗尽动能之前也会发生湮没辐射，因其几率很小，常忽略不计。因此，在电子对效应中，入射光子的能量转化为两部分：一部分转化为正、负电子的动能，其份额为 $(1 - 2mc^2/h\nu)$；另一部分转化为次级光子的能量，其份额为 $2mc^2/h\nu$。

电子对效应的线能量转移系数 k_a 等于线衰减系数 k 与 $(1 - 2mc^2/h\nu)$ 的乘积

$$k_a = k \left(1 - \frac{2mc^2}{h\nu} \right) = \frac{\sigma_k \rho N_A}{M_A} \left(1 - \frac{2mc^2}{h\nu} \right) \tag{1.47}$$

电子对效应的质能转换系数（k_{am}）等于线能量转移系数 k_a 除以物质的密度

$$k_{am} = \frac{k_a}{\rho} = \frac{\sigma_k N_A}{M_A} \left(1 - \frac{2mc^2}{h\nu} \right) \tag{1.48}$$

4. 相干散射

X、γ 射线与物质相互作用不能发生干涉的散射过程叫非相干散射，如康普顿散射就是非相干散射。X、γ 射线与物质相互作用能发生干涉作用的散射过程叫相干散射。相干散射包括瑞利散射、核的弹性散射和德布罗克散射。与康普顿散射相比，后两种相干散射截面很小，可忽略不计，相干散射主要是指瑞利散射。

瑞利散射是入射光子与束缚较牢固的轨道电子发生的弹性散射过程，也称电子共振散射。在这个过程中，一个束缚电子吸收入射光子并跃迁到高能级，随后便又放出一个能量约等于入射光子能量的散射光子。由于束缚电子没有脱离原子，反冲体是整个原子，因此光子的能量损失可忽略不计。

瑞利散射截面与物质的原子序数和入射光子的能量有关，与物质的原子序数 Z^2 成正比，并随入射光子能量的增大而急剧减少，对 $h\nu < 200keV$ 的低能入射光子，瑞利散射截面不可忽略。

相干散射对辐射屏蔽的影响不大，这是因为小角度散射没有使光子偏离入射束，而低能散射光子又容易被屏蔽吸收，但在计算总线/质量衰减系数时应考虑相干散射的贡献。

5. 光核反应

光子与原子核相互作用而发生的核反应叫光核反应，常见的光核反应有 (γ,n)、(γ,p)、$(\gamma,2n)$、(γ,pn) 等。只有当入射光子的能量大于光核反应的阈能时，才会发生光核反应。光核反应截面 σ 随光子能量的增大而增大，达到最大值后便随光子能量的增大而减小。在各种情况下，所有光核反应总截面的最大值不会超过对同一原子的康普顿效应和电子对效应截面的 5%。

有些核素的光核反应不但产生中子，还会产生放射性核素，如 $^{12}_{6}C(\gamma,n)^{11}_{6}C$ 反应中，既产生了中子，又产生了半衰期为 20min 且发射 β^+ 粒子的放射性核素 $^{11}_{6}C$。

1.2.2 质量衰减系数、质能转移系数和质能吸收系数

1. 线衰减系数与质量衰减系数

线衰减系数 μ 或 μ_l（单位为 m^{-1} 或 cm^{-1}）是指入射光子在物质中穿行单位距离时，平均发生总的相互作用几率，它等于各种相互作用过程的线衰减系数的总和，即

$$\mu_l = \tau + \sigma_c + \sigma_{coh} + k \tag{1.49}$$

式中，μ_l 为线衰减系数，单位为 cm^{-1} 或 m^{-1}；τ 为光电线衰减系数，单位为 cm^{-1} 或 m^{-1}；σ_c 为康普顿总线衰减系数，单位为 cm^{-1} 或 m^{-1}；σ_{coh} 为相干散射线衰减系数，单位为 cm^{-1} 或 m^{-1}；k 为电子对效应线衰减系数，单位为 cm^{-1} 或 m^{-1}。衰减系数有时也被称为吸收系数。

质量衰减系数 μ_m 是线衰减系数 μ_l 除以物质密度的商，它等于各种相互作用过程的质量衰减系数之和，单位为 cm^2/g 或 m^2/kg，用公式表示如下

$$\mu_m = \frac{\mu_l}{\rho} = \frac{\tau}{\rho} + \frac{\sigma_c}{\rho} + \frac{\sigma_{coh}}{\rho} + \frac{k}{\rho} \tag{1.50}$$

质量衰减系数与 γ 射线的能量有关，与物质的成分即原子序数有关。表 1-2 所示为不同能量的 γ 射线在一些物质中的质量衰减系数，为省篇幅，表中指数标志 e 省略。

质量衰减系数在辐射屏蔽设计和放射性检测仪表设计中是一个非常重要、非常有用的参数。单能窄束 γ 射线穿过厚度为 d、密度为 ρ 的物质后（如图 1-9 所示），其强度 I 与初始强度 I_0 遵循指数衰减规律

$$I = I_0 \exp(-\mu_l d) = I_0 \exp(-\mu_m \rho d) = I_0 \exp(-\mu_m d_m) \tag{1.51}$$

式中，$d_m = \rho d$，称为质量厚度，表示单位面积上的物质质量，单位为 g/cm^2 或 kg/m^2。在应用中应注意指数部分的单位要统一，指数无量纲，指数部分经常写成 $\mu \rho d$，μ 显然是质量衰减系数，只是省略了脚标 m。质量衰减系数也经常被称作质量吸收系数。

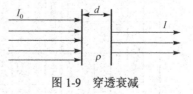

图 1-9 穿透衰减

表 1-2　γ射线的质量衰减系数 μ/ρ 和质量能吸收系数 μ_{en}/ρ　　　　单位：m^2/kg

E_γ/eV	H μ/ρ	H μ_{en}/ρ	Be μ/ρ	Be μ_{en}/ρ	C μ/ρ	C μ_{en}/ρ	N μ/ρ	N μ_{en}/ρ	O μ/ρ	O μ_{en}/ρ	Al μ/ρ	Al μ_{en}/ρ	Fe μ/ρ	Fe μ_{en}/ρ	Pb μ/ρ	Pb μ_{en}/ρ	NaI μ/ρ	NaI μ_{en}/ρ	聚乙烯 μ/ρ	聚乙烯 μ_{en}/ρ	空气 μ/ρ	空气 μ_{en}/ρ	Li μ/ρ	Li μ_{en}/ρ
1.0+03	7.217-01	6.820-01	5.712+01	5.706+01	2.218+02	2.217+02	3.318+02	3.319+02	4.605+02	4.603+02	1.435+03	1.432+03	8.629+02	8.624+02	5.210+02	5.198+02	7.175+02	7.168+02	1.900+02	1.899+02	3.617+02	3.616+02	2.167+01	2.163+01
1.5+03	2.148-01	1.752-01	1.699+01	1.694+01	6.748+01	6.739+01	1.092+02	1.091+02	1.565+02	1.563+02	4.930+02	4.907+02	3.238+02	3.234+02	2.356+02	2.344+02	5.781+02	5.773+02	5.781+01	5.773+01	1.202+02	1.201+02	6.180+00	6.141+00
2.0+03	1.659-01	6.643-02	7.063+00	7.016+00	2.917+01	2.908+01	4.785+01	4.796+01	6.965+01	6.952+01	2.729+02	2.622+02	1.553+02	1.549+02	1.274+02	1.285+02	5.562+02	5.553+02	2.491+01	2.491+01	5.291+01	5.303+01	2.510+00	2.475+00
3.0+03	5.611-02	1.694-02	2.012+00	1.975+00	8.711+00	8.644+00	1.451+01	1.443+01	2.153+01	2.142+01	8.077+01	7.369+01	5.342+01	5.308+01	1.965+02	1.954+02	1.806+02	1.798+02	7.467+00	7.404+00	1.617+01	1.608+01	7.015-01	6.715-01
4.0+03	4.546-02	6.549-03	8.226-01	7.908-01	3.643+00	3.589+00	6.105+00	6.036+00	9.198+00	9.113+00	3.126+01	2.357+01	2.466+01	2.438+01	1.436+02	1.242+02	1.965+02	1.954+02	3.126+00	3.074+00	7.751+00	7.597+00	2.905-01	2.631-01
5.0+03	4.194-02	3.278-03	4.145-01	3.858-01	1.844+00	1.798+00	3.100+00	3.042+00	4.719+00	4.649+00	1.346+01	1.417-01	1.346+01	1.321+01	1.041+02	1.221+01	1.585+01	1.585+01	1.585+00	1.540+00	3.994+00	3.896+00	1.519-01	1.264-01
6.0+03	4.042-02	1.996-03	2.403-01	2.136-01	1.057+00	1.016+00	1.776+00	1.727+00	2.721+00	2.661+00	7.721+00	1.447-01	8.184+00	7.972+00	6.796+01	8.041+01	9.109-01	8.703-01	9.109-01	8.703-01	2.312+00	2.242+00	9.325-02	6.928-02
8.0+03	3.914-02	1.160-03	1.075-01	8.356-02	4.422-01	4.089-01	7.348-01	6.959-01	1.141+00	1.095+00	3.025+00	6.216-03	4.598-01	4.177-01	3.146+01	6.923+00	4.672-01	4.598-01	3.843-01	3.503-01	9.721-01	9.246-01	4.843-02	2.677-02
1.0+04	3.854-02	9.849-04	6.233-02	4.023-02	2.298-01	2.003-01	3.779-01	3.446-01	5.832-01	5.449-01	1.339+00	3.245-01	1.690+01	9.538-01	1.630+01	1.116+01	2.454+01	2.333-01	2.023-01	1.717-01	5.016-01	4.640-01	3.294-02	1.287-02
1.5+04	3.765-02	1.102-03	3.010-02	1.083-02	7.869-02	5.425-02	1.207-01	9.422-02	1.798-01	1.508-01	3.339-01	1.417-02	1.197-01	6.415-01	8.041-01	1.116+01	1.365+01	1.301+01	2.023-02	4.661-02	1.581-01	1.300-01	2.150-02	3.654-03
2.0+04	3.695-02	1.355-03	2.228-02	4.549-03	4.340-02	2.159-02	6.063-02	3.753-02	8.495-02	6.026-02	1.019-01	4.404-01	5.918-01	4.093-02	5.020-01	4.895+00	4.385+00	1.985+00	1.868-02	1.868-02	7.643-02	5.255-02	1.846-02	1.788-03
3.0+04	3.571-02	1.864-03	1.786-02	1.839-03	2.541-02	6.411-03	3.035-02	1.069-02	3.736-02	1.688-02	4.014-02	1.150-01	3.701-02	7.237-01	4.419-01	2.257+00	2.139+00	7.226-01	2.689-02	5.758-03	3.501-02	1.501-02	1.641-02	1.114-03
4.0+04	3.458-02	2.315-03	1.637-02	1.415-03	2.069-02	3.265-03	2.276-02	4.934-03	2.568-02	7.369-03	6.943-02	4.730-03	1.960-02	3.146-01	1.221+00	3.032+00	8.636-01	1.865+00	2.269-02	3.128-03	2.471-02	6.694-03	1.550-02	1.122-03
5.0+04	3.355-02	2.709-03	1.553-02	1.390-03	1.867-02	2.360-03	1.974-02	3.161-03	2.124-02	4.337-03	4.351-02	2.405-02	1.458-02	3.601-01	1.436+00	2.014-01	1.041+00	8.463+00	2.081-02	2.410-03	2.073-02	4.031-03	1.488-02	1.233-03
6.0+04	3.260-02	3.053-03	1.492-02	1.462-03	1.751-02	2.078-03	1.814-02	2.517-03	1.903-02	3.165-03	3.188-02	1.417-02	1.197-01	1.944-01	8.041-01	1.436-01	6.415-01	5.740-01	1.968-02	2.218-03	1.871-02	3.004-03	1.438-02	1.358-03
8.0+04	3.091-02	3.620-03	1.400-02	1.656-03	1.609-02	2.029-03	1.638-02	2.200-03	1.677-02	2.452-03	2.220-02	6.840-03	5.918-03	1.197-01	5.020-02	1.936-01	2.983-01	3.921-01	1.822-02	2.258-03	1.661-02	2.393-03	1.356-02	1.588-03
1.0+05	2.944-02	4.063-03	1.328-02	1.835-03	1.513-02	2.144-03	1.529-02	2.225-03	1.551-02	2.347-03	1.832-02	4.488-03	3.701-02	8.109-01	2.181-02	2.229-01	1.660-01	2.015-01	1.719-02	2.420-03	1.541-02	2.318-03	1.288-02	1.775-03
1.5+05	2.651-02	4.813-03	1.190-02	2.157-03	1.347-02	2.448-03	1.353-02	2.470-03	1.360-02	2.504-03	1.447-02	3.082-03	1.960-02	7.970-02	2.014-01	1.135-01	6.087-02	1.158-01	1.534-02	2.788-03	1.356-02	2.494-03	1.157-02	2.098-03
2.0+05	2.429-02	5.255-03	1.089-02	2.352-03	1.229-02	2.655-03	1.233-02	2.664-03	1.237-02	2.678-03	1.275-02	2.905-03	1.458-02	4.840-03	9.985-02	2.014-02	3.274-02	2.013-02	1.401-02	3.029-03	1.234-02	2.672-03	1.060-02	2.285-03
3.0+05	2.112-02	5.695-03	9.460-03	2.548-03	1.066-02	2.869-03	1.068-02	2.872-03	1.070-02	2.877-03	1.082-02	2.933-03	1.098-02	2.374-03	4.026-02	9.985-03	1.655-02	8.414-03	1.216-02	3.275-03	1.068-02	2.872-03	9.208-03	2.481-03
4.0+05	1.893-02	5.860-03	8.437-03	2.620-03	9.545-03	2.949-03	9.555-03	2.951-03	9.567-03	2.954-03	9.614-03	2.970-03	9.398-03	3.050-02	2.323-02	4.026-03	1.170-02	5.293-03	1.089-02	3.367-03	9.548-03	2.949-03	8.249-03	2.552-03
5.0+05	1.729-02	5.899-03	7.737-03	2.638-03	8.712-03	2.967-03	8.720-03	2.969-03	8.729-03	2.971-03	8.748-03	2.973-03	8.413-03	4.093-03	1.613-02	2.323-03	9.488-03	4.100-03	9.945-03	3.388-03	8.712-03	2.966-03	7.532-03	2.569-03
6.0+05	1.599-02	5.875-03	7.156-03	2.627-03	8.058-03	2.955-03	8.064-03	2.956-03	8.071-03	2.957-03	8.077-03	2.952-03	7.703-03	5.918-03	1.248-02	1.248-02	8.217-03	3.513-03	9.198-03	3.375-03	8.056-03	2.953-03	6.968-03	2.558-03
8.0+05	1.405-02	5.739-03	6.286-03	2.482-03	7.077-03	2.885-03	7.082-03	2.885-03	7.087-03	2.886-03	7.082-03	2.874-03	6.698-03	2.718-03	8.869-03	8.869-03	6.751-03	2.949-03	8.079-03	3.295-03	7.075-03	2.882-03	6.121-03	2.498-03
1.0+06	1.263-02	5.555-03	5.652-03	2.267-03	6.362-03	2.791-03	6.366-03	2.791-03	6.370-03	2.791-03	6.361-03	2.776-03	5.994-03	2.604-03	7.103-03	7.103-03	5.878-03	2.659-03	7.263-03	3.188-03	6.359-03	2.787-03	5.503-03	2.418-03
1.5+06	1.027-02	5.074-03	4.597-03	2.081-03	5.177-03	2.548-03	5.181-03	2.548-03	5.186-03	2.548-03	5.183-03	2.531-03	4.883-03	5.222-03	4.607-03	4.607-03	4.696-03	2.272-03	5.909-03	2.911-03	5.176-03	2.545-03	4.475-03	2.208-03
2.0+06	8.770-03	4.649-03	3.937-03	2.081-03	4.443-03	2.343-03	4.450-03	2.345-03	4.458-03	2.346-03	4.480-03	2.340-03	4.265-03	2.195-03	4.607-03	2.407-03	4.148-03	2.110-03	5.065-03	2.674-03	4.447-03	2.342-03	3.830-03	2.026-03
3.0+06	6.923-03	3.992-03	3.138-03	1.802-03	3.562-03	2.045-03	3.579-03	2.054-03	3.597-03	2.062-03	3.679-03	2.095-03	3.622-03	2.036-03	4.234-03	2.351-03	3.681-03	2.041-03	4.045-03	2.325-03	3.581-03	2.054-03	3.042-03	1.751-03

2. 线能量转移系数和质能转移系数

线能量转移系数 μ_{tr}（或 μ_{trl}）是指入射光子在物质中穿行单位距离时，由各种相互作用而转移给带电粒子的动能所占入射光子能量的份额，它等于光子在各种相互作用过程中的线能量转移系数之和

$$\mu_{trl} = \tau_a + \sigma_a + k_a = \tau\left(1 - \frac{\delta}{hv}\right) + \frac{\sigma_c E_e}{hv} + k\left(1 - \frac{2mc^2}{hv}\right) \tag{1.52}$$

质能转移系数 μ_{trm} 等于线能量转移系数除以物质密度 ρ 的商

$$\mu_{trm} = \frac{\mu_{trl}}{\rho} = \frac{\tau_a}{\rho} + \frac{\sigma_c}{\rho} + \frac{k_a}{\rho} = \frac{1}{\rho}\left[\tau\left(1 - \frac{\delta}{hv}\right) + \frac{\sigma_c E_e}{hv} + k\left(1 - \frac{2mc^2}{hv}\right)\right] \tag{1.53}$$

3. 质能吸收系数

光子与物质相互作用过程中转移给次级电子的动能，有一部分会通过电子的轫致辐射损失掉，因此，物质真正吸收的能量应等于光子转移给次级电子的动能减去因轫致辐射而损失的能量。如果用 g 表示次级电子由于发生轫致辐射而损失的能量份额，则物质真正吸收的份额为 $1 - g$。g 值与电子能量 E 和原子序数 Z 的关系可近似为 $g \approx EZ/800$，一般在 $10^{-3} \sim 10^{-2}$ 之间，因此轫致辐射的能量损失通常可以忽略不计。

质能吸收系数 μ_{en}（或 μ_{enm}）是质能转移系数的一部分，是物质通过次级电子真正吸收的能量部分，它可表示为

$$\mu_{enm} = \mu_{trm}(1 - g) = \frac{\mu_{trl}(1 - g)}{\rho} \tag{1.54}$$

4. 混合物/化合物的质量衰减系数和质能吸收系数

以上讨论的是由单一元素组成的物质，如果所研究的对象是由混合物/化合物等多元素组成的物质时，则该物质的质量衰减系数 μ 可用各元素的质量衰减系数 μ_i 及其百分含量 c_i 表示为

$$\mu = \sum_{i=1}^{n} \mu_i c_i \tag{1.55}$$

式中，n 为组成该物质元素的种类数，并有 $\sum c_i = 1$。

混合物/化合物的质能吸收系数也按这种方式计算。

1.3　中子与物质的相互作用

中子通过物质时，由于中子不带电荷，因此，几乎不能与原子壳层轨道电子相互作用，只与原子核发生作用，这一特点是有别于 γ 射线的。中子与物质相互作用不能直接使物质电离，需通过相互作用产生次级粒子而使物质电离。相互作用使中子的能量在物质中转变为质子、α 粒子、重反冲核及光子等次级粒子的能量，次级粒子的多样性是中子与物质相互作用的另一特点。中子与原子核的相互作用可分为两类。一类是散射，包括弹性散射和非弹性散射，这是快中子在物质中损失能量的主要形式。快中子在轻元素物质中主要通过弹性散射损

失能量，在重元素物质中主要通过非弹性散射损失能量。另一类是吸收，是指中子被吸收后仅产生其他种类的次级粒子，不再产生中子的过程。快中子减速成低速中子的过程叫中子的慢化，中子只有慢化后才能有效地被物质吸收。

中子按能量的分类：

（1）慢中子 $0 < E < 10^3 \, \text{eV}$：冷中子 $E \leqslant 2 \times 10^{-3} \, \text{eV}$

热中子 $E \approx 0.025 \, \text{eV}$

超热中子 $E \geqslant 0.5 \, \text{eV}$

共振中子 $1 < E < 1000 \, \text{eV}$

（2）中能中子 $10^3 < E < 5 \times 10^5 \, \text{eV}$

（3）快中子 $5 \times 10^5 < E < 10^7 \, \text{eV}$

（4）非常快中子 $10^7 < E < 5 \times 10^7 \, \text{eV}$

（5）超快中子 $5 \times 10^7 < E < 10^{10} \, \text{eV}$

（6）相对论中子 $E > 10^{10} \, \text{eV}$

1.3.1 弹性散射

中子的弹性散射可分为势散射和复合核散射两种。势散射是中子受核力场作用发生的散射，中子未进入核内，散射过程发生在核外。复合核散射是中子进入核内形成复合核，复合核再放出中子。中子与原子核发生弹性散射时，中子把部分能量转交给原子核并改变运动方向，因此，弹性散射又称为(n,n)反应。在弹性散射过程中，中子与原子核虽有能量交换，但原子核内能不变，相互作用体系的动能和动量保持守恒。

当中子与原子核（靶核）发生弹性散射时，中子把部分能量转交给原子核，然后中子改变方向继续运动。若用 E_1、E_2 表示单次碰撞前后的中子能量，则 E_2 / E_1 与靶核原子量 M_A 和散射角 θ_c 的关系为

$$\frac{E_2}{E_1} = \frac{M_A^2 + 2M_A \cos \theta_c + 1}{(M_A + 1)^2} \tag{1.56}$$

若发生正对碰撞时，$\theta_c = \pi$，中子能量损失最大，用 $E_{\min}$ 表示此时的 E_2，则有

$$\frac{E_{\min}}{E_1} = \frac{(M_A - 1)^2}{(M_A + 1)^2} \tag{1.57}$$

对于氢核，$M_A = 1$，发生一次正对碰撞时，中子的能量几乎全部损失掉。

能量为 E_1 的快中子被减速到 E_N 时，所需要的平均碰撞次数 N 和每次碰撞的平均对数能量损失 ξ 有如下关系

$$\xi = \frac{1}{N} \ln \left(\frac{E_1}{E_N} \right) \tag{1.58}$$

式中，ξ 是一个仅与靶核质量 M_A 有关而与中子能量无关的量。当 $M_A > 2$ 时，ξ 可用式（1.59）近似计算

$$\xi = \frac{2}{M_A + \frac{2}{3}} \tag{1.59}$$

对于能量为 2MeV 的快中子在不同物质中减速到热中子（0.25eV）时，所需的平均碰撞次数列于表 1-3。

表 1-3　快中子在不同物质中的减速参数

元　素	氢	氘	锂	铍	碳	氧	铀
M_A	1	2	7	9	12	16	238
ξ	1.00	0.725	0.268	0.209	0.158	0.120	8.38×10^{-3}
N	18	25	67	86	114	150	2172

可以看出，随着靶核质量的增大，每次碰撞的平均能量损失减少。轻元素，特别是氢，是良好的快中子减速剂。重元素与中子的弹性散射，中子能量损失很小。

在中子防护中，常选用含氢物质或原子量小的物质，如水、聚乙烯、石蜡、石墨、氢化锂等，作为快中子的减速剂（或慢化剂）。屏蔽层中的氢对中能中子的慢化起着重要作用，在中能范围内，弹性散射是中子能量损失的主要形式，随着中子能量降低，氢的弹性散射截面快速增加，可使中能中子很快降速到热能范围。因此，在含氢的屏蔽层中，与快中子处于平衡的低能中子积累很少，这对快中子减弱的计算很有实际意义。

1.3.2　非弹性散射

非弹性散射可分为直接相互作用过程和形成复合核过程。直接相互作用是入射中子与靶核的核子发生非常短暂（$10^{-22} \sim 10^{-21}$s）的相互作用，中子损失的能量较小。复合核过程是入射中子进入靶核形成复合核，入射中子发生较长时间（$10^{-20} \sim 10^{-15}$s）的能量交换。在这两种过程中，靶核都将放出一个动能较低的中子而处于激发态，处于激发态的靶核以发射一个或几个光子的形式释放出激发能而返回基态。在非弹性散射过程中，入射中子损失的能量不仅使靶核受到反冲，还使靶核受激而获得激发能，因此，中子和靶核虽然总能量守恒，但靶核内能发生了改变，总动能并不守恒。

非弹性散射的发生与入射中子的能量有关，只有入射中子的能量大于靶核的第一激发能级时才能发生非弹性散射。靶核的第一激发能级越低，越易发生非弹性散射。重核的第一激发能级比轻核的第一激发能级低，重核的第一激发能级比基态高 100keV 左右，并随原子量的增加，能级间隔越来越小；轻核的第一激发能级一般在几 MeV 以上。因此，快中子与重核相互作用时，与弹性散射相比，非弹性散射占优势。一次非弹性散射可使中子损失很大一部分能量，快中子经几次非弹性散射就可使其能量降至靶核第一激发能级以下，从而不能再产生非弹性散射，继而靠弹性散射来继续损失能量。

可以看出，高能中子主要发生非弹性散射，低能中子主要发生弹性散射。非弹性散射截面随入射中子能量的增大而增大，并随散射物质的原子序数的增大而增大。

在中子的屏蔽设计中，往往要在减速剂中掺入重金属元素或用重金属与轻材料组成交替屏蔽层，重金属材料具有减速高能中子和吸收 γ 射线的双重作用，而轻材料慢化剂具有快速高效降低低能中子能量的作用。

1.3.3　辐射俘获

中子射入靶核后，与靶核形成激发态的复合核，如果处于激发态的复合核通过发射一个或几个 γ 光子而回到基态，而不再发射其他粒子，中子被吸收，这种相互作用过程称为辐射俘获，也叫 (n,γ) 反应。(n,γ) 反应使靶核内多了一个中子，因此，(n,γ) 反应后形成的新核一般是放射性的，有时也会产生稳定的新核。

任何能量的中子，几乎都能与原子核发生辐射俘获，辐射俘获截面仅和中子能量有关，一般随 $1/\sqrt{E}$ 变化。各种核素的热中子俘获截面变化很大，可从 2.65×10^6 靶（^{135}Xe）到 10^{-4} 靶（^{18}O）。金属镉（Cd）的俘获截面 $\sigma_r = 19910$ 靶，很大，大约 2mm 厚的镉片就可将热中子吸收掉。因此，镉常用作热中子的吸收剂或者用来控制反应堆的功率。

1.3.4　其他核反应

不同能量的中子与靶核发生的核反应是多种多样的，除了 (n,n)、(n,γ) 反应外，还有一些其他反应过程。

1. 发射带电粒子的核反应

入射中子与靶核形成激发态的复合核，复合核通过发射带电粒子的衰变过程回到基态，如慢中子引起的 (n,α) 和 (n,p) 反应。

在中子的防护上，^{10}B 和 ^{6}Li 的 (n,α) 反应有重要的实际意义，除 Cd 外，也常用 B 和 Li 作中子的吸收剂和减速剂。

$$_0^1 n + _5^{10} B = \begin{cases} _3^7 \mathrm{Li} + \alpha_1 + 2.792\mathrm{MeV} \\ _3^7 \mathrm{Li}^* + \alpha_2 + 2.310\mathrm{MeV} \\ _3^7 \mathrm{Li}^* \rightarrow _3^7 \mathrm{Li} + \gamma + 0.478\mathrm{MeV} \end{cases}$$

^{10}B 的丰度虽然只有 19.8%，但 ^{10}B(n,α)^{7}Li 反应对热中子的反应截面较大，其热中子吸收截面 $\sigma_a = 3840 \pm 11$ 靶。这个反应是放热反应，若忽略入射中子的能量，反应后的反应能转变成了 α 粒子和 ^{7}Li 核的动能，对重带电粒子是极易屏蔽的。BF_3 正比管内充的是 BF_3 气体，通过 ^{10}B(n,α)^{7}Li 反应生成带电粒子，正是利用这个核反应对带电粒子的探测来间接探测中子的。对于 ^{6}Li，相应的核反应为

$$_0^1 n + _3^6 \mathrm{Li} = ^3\mathrm{H} + \alpha + 4.786\mathrm{MeV}$$

^{6}Li 的丰度虽然只有 7.52%，但它对热中子的 (n,α) 反应截面也比较大，$\sigma_a = 940$ 靶。锂玻璃闪烁体就是利用这个核反应，并与光电倍增管组成闪烁探测器来间接探测中子的。

2. 裂变反应

重核（如 ^{235}U、^{239}Pu 等）俘获一个中子后形成的复合核可分裂为两个中等质量的原子核，并伴随放出 2～3 个中子及 200 MeV 左右的巨大能量，这种相互作用过程叫裂变反应，表示为 (n,f)。

裂变产物或裂变碎片有一半以上是具有不同性质的放射性核素。

除发射带电粒子的核反应和裂变反应之外，当入射中子的能量大于中子的结合能（大于 8～10MeV）时，复合核也可能会发生发射两个或两个以上粒子的核反应，如 (n,2n)、(n,np) 反应等，这样的过程称为多粒子发射。

习　题　1

1. 填空题

(1) 在辐射防护中，辐射与物质的相互作用重点是研究辐射能在介质或组织中的（　　）和（　　）。

(2) 凡是能使物质直接或间接电离的一切辐射，统称为（　　）。

(3) 带电粒子的总质量阻止本领主要等于（　　）和（　　）之和。

(4) 当 γ 射线能量 $E_r < 1\text{MeV}$ 时，与物质的相互作用主要是（　　）和（　　）。

(5) 计算 β 射程的经验公式是针对（　　）材料得出的，单位是（　　）。

(6) 高能中子与物质相互作用主要发生的是（　　），中、低能中子主要发生的是（　　）。

(7) 作热中子吸收剂和反应堆控制的材料是（　　）。

(8) 慢化中子的可用主要材料有（　　）。

(9) 轫致辐射的能量是（　　）的，特征辐射的能量是（　　）的。

(10) 轻物质的光电效应较（　　），重物质的光电效应较（　　）。

2. 选择题

(1) γ 射线电子对效应的最后生成物是（正负电子对，两个 0.511MeV 的 γ 射线）。

(2) 特征 X 射线的能量是由（原子核、轨道电子）的能级差决定的。

(3) 电离作用是带电粒子与轨道电子之间的（弹性，非弹性）碰撞产生的。

(4) 轫致辐射是带电粒子与（原子核，轨道电子）之间的非弹性碰撞产生的。

(5) γ 射线康普顿效应是 γ 射线与（原子核，轨道电子）之间的（弹性，非弹性）碰撞。

(6) α 射线的路程（大于，小于，近似等于）其射程。

(7) β 射线的路程（大于，小于，等于）其射程。

(8) 在同一介质和相同能量下，α 粒子的辐射损失（大于，小于，等于）电子的辐射损失。

(9) 重带电粒子发生弹性散射的几率（大于，小于，等于）较轻带电粒子的弹性散射几率。

(10) 重靶核比轻靶核更（容易，难）使入射中子产生非弹性散射。

3. 质量碰撞阻止本领与哪些因素有关？

4. 计算能量为 5MeV 的 α 射线在人体组织中的射程。

5. ^{56}Mn 发射的 β 射线最大能量为 2.86MeV，求它在空气中的射程；已知使空气电离产生一对离子约需 33eV，试求其平均比电离。

6. γ 射线与物质相互作用主要有哪几种效应？

7. 中子与物质相互作用有哪几种类型？

8. γ 射线的质量吸收系数与哪些因素有关？质量吸收系数与质能吸收系数有何相同和不同之处？

9. 计算 60keV 的 γ 射线在铝中其强度衰减一半时所需的厚度是多少？

10. 参照图 1-4，解释重带电粒子在射程末端比电离高的原因。

第2章　辐射防护中常用的辐射物理量及单位

各种物理量都有各自的度量方法和不同的度量单位。在放射性测量中，从原则上讲，用克和原子数来度量放射性物质的多少，用尔格等度量辐射能量是完全可以的。但是由于放射性物质及辐射与物质相互作用过程的特点和特殊性，用上述量并不能科学、准确地反映辐射及其与物质的相互作用的特点，因此需建立专门的度量方法并使用专门的单位。

电离辐射通过与物质的相互作用，把能量传给受照物质，并在物质内部引起各种变化。辐射量及单位是为描述辐射场、辐射作用于物质时的能量传递、受照物质内部变化过程和规律而建立起来的物理量及度量。因此辐射量是一种能表述特定辐射的特征并能加以测定的物理量。当前研究辐射量及其测量，特别是研究辐射给予受照物质能量的测量方面，已发展成一门专门的学科——辐射剂量学；而对于辐射防护测量方法和技术的相关研究，则形成了辐射防护剂量学。辐射量及单位不仅广泛应用于辐射剂量学和辐射防护剂量学，而且也广泛应用于放射医学、放射生物学、辐射化学和辐射物理等领域。

国际辐射单位与测量委员会（International Commission on Radiation Units and Measurements）是研究和推荐电离辐射量定义、单位及其测量方法的权威性国际学术团体，简称 ICRU。ICRU 相继颁布了辐射量和单位的定义，采用的是国际单位制。辐射量的国际单位制在今后相当长的时间，将会与过去的辐射测量仪器、书刊、文献等使用过的专用单位长期并行使用。

2.1　描述辐射场的物理量和单位

辐射场（Radiation Field）是指电离辐射在其中传播以至经由相互作用而发生能量传递的整个区域，即电离辐射存在的空间就是辐射场。当电离辐射进入物质（包括空气）后，辐射场就存在于物质中。辐射场是由辐射源和辐射装置产生的，不同类型的电离辐射形成不同的辐射场。按辐射的种类，辐射源可分为β源、γ源、中子源等，与其相应的辐射场叫作β辐射场、γ辐射场及中子辐射场。由两种或两种以上辐射形成的辐射场称作混合辐射场。根据需要，可分别选用放射性活度、粒子注量、能量注量、比释动能等电离辐射量来描述辐射场的性质。

2.1.1　度量放射性强弱的物理量

对于寿命很长的放射性核素来说，可以用克（g）、千克（kg）来表示放射性物质的量，但是对于大多数放射性核素来说，它们是微量的、半衰期很短的放射性核素，采用常规方法很难对其进行测量，因此必须定义新的方法和单位。

1. 放射性活度

放射性活度是度量放射性强弱的一个物理量，也称为放射性强度。放射性活度 A 定义为单位时间内放射性核素发生衰变的原子核的数量

$$A = -\frac{\mathrm{d}N}{\mathrm{d}t} \tag{2.1}$$

式中，dN 是在时间间隔 dt 内，一定量的某种放射性核素发生的核衰变数。

放射性活度并非指某种放射性核素所含的原子核个数，而是指一定量的该种放射性核素的原子核在单位时间内发生的自发核衰变的数量。这样，放射性活度就以简单而准确的方式，对放射性核素的主要特征——放射性衰变，给出了定量的描述。假设在某一时刻，给定数量的某种放射性核素所含的原子核个数为 N，则在此时刻，这些放射性核素的活度与 N 成正比，即

$$A = \lambda N \tag{2.2}$$

式中，λ 为该种放射性核素的衰变常数。

早在 1910 年，居里（Curie）就作为放射性活度的专用单位，符号为 Ci。1 居里表示与 1g 镭相平衡的氡的数量（约为标准状况下 $0.66mm^3$ 的氡气），当时测量的放射性活度为 $(3.4\sim 3.72)\times 10^{10}$ 衰变/秒（dps）。1930 年国际标准委员会建议：1g 镭的衰变率取为 3.7×10^{10} 衰变/秒（dps）；并建议把居里单位推广到铀族的其他衰变产物。1950 年国际标准、单位及常数委员会和 1953 年国际辐射单位与测量委员会（ICRU）正式规定：1 居里 $=3.7\times 10^{10}$ 衰变/秒（dps），适用于任何放射性物质。1975 年第 15 届国际计量大会通过决议，对放射性活度单位采用国际单位制单位（SIU），其专有名称为 Becquerel（贝可勒尔，简称贝可），符号为 Bq。1 贝可表示 1 秒钟发生 1 次自发核衰变，即

$$1Bq = 1s^{-1} \tag{2.3}$$

我国法定计量单位规定采用贝可作为放射性活度的单位。

1 居里表示 1 秒钟发生 3.7×10^{10} 次自发核衰变，即

$$1Ci = 3.7\times 10^{10} \text{衰变/秒（dps）} \tag{2.4}$$

居里这个放射性活度的专用单位相当大，因此通常使用较小的单位毫居里（mCi）和微居里（μCi）：

$$1Ci = 10^3 mCi = 10^6 \mu Ci \tag{2.5}$$

显然，放射性活度的专用单位与国际单位的关系为

$$1Ci = 3.7\times 10^{10} Bq = 37GBq \tag{2.6}$$

$$1Bq \approx 2.7\times 10^{-11} Ci \tag{2.7}$$

2. 比放射性活度

样品中某种放射性核素的原子数与该元素在样品中总的原子数之比叫作比放射性活度，简称比活度。它是量度样品中放射性核素与载体之间量的关系的。在实际应用工作中，对于非同位素载体的样品，将比放射性活度定义为：在单位质量物质内所含的某种放射性核素的放射性活度。比放射性活度 S_x 表示为

$$S_x = \frac{A}{W_x + W} \approx \frac{A}{W} \tag{2.8}$$

式中，A 为某种放射性核素的活度，W_x 为该放射性核素的质量，W 为样品中稳定物质的质量。在单位质量物质内所含有的放射性活度越大，则比放射性活度就越高。比放射性活度的常用单位为 Bq/mg，也用 Bq/g、Bq/kg、Ci/g、mCi/g、μCi/g、Ci/kg、mCi/kg、μCi/kg 等单位。

对气体、液体，常用单位体积的放射性活度表示比放射性活度，也称为放射性浓度（Radioactive Concentration）。常用的单位有 Bq/mL、Bq/L、Bq/m³，也可用 Ci/L、mCi/L、μCi/L、Ci/m³、mCi/m³、μCi/m³ 等表示。

对于氡气的放射性浓度，还采用一个特定的单位——爱曼（eman）：

$$1\,\text{eman} = 10^{-10}\,\text{Ci/L} = 3.7\,\text{Bq/L} \tag{2.9}$$

3. 克镭当量

克镭当量（gRa）曾是专门度量γ放射源放射性活度的一个单位，它既不是国际单位，也不是专用单位，曾在前苏联、东欧社会主义国家和我国使用过。

克镭当量定义为：若任何γ放射源的照射量率，在同样测量条件下，与 1g 同其衰变子体达到放射平衡的镭标准点源的照射量率相同，则称该γ放射源的γ放射性活度为 1 克镭当量。对弱的γ放射源，常用毫克镭当量来表示它们的放射性活度，$1\text{gRa} = 10^3\text{mgRa}$。具有 0.5mm 铂外壁的 1g 镭（与其子体达到平衡）的点源在 1m 处产生的照射量率为 0.825R/h（$1\text{R} = 2.58 \times 10^{-4}\text{C/kg}$）。因此，凡一个γ放射性点源，在空气中距它 1m 处的照射量率为 0.825R/h 时，则该放射源的γ放射性活度就相当于 1 克镭当量。

由于克镭当量是根据实验测定的，这就与放射源的包装过滤条件、测量条件有关，因此它不是一个有严格意义的表示放射性活度的单位。

2.1.2 辐射能量的单位

1. 电子伏（eV）

辐射粒子的能量用电子伏（eV）作为单位来表示。1eV 定义为一个电子在电位差为 1V 的电场中，从阴极奔向阳极时所获得的能量。一个电子所带的电量为 $e = 4.8 \times 10^{-10}$ 静电单位，1 伏的电位差等于 1/300 静电单位，所以

$$1\text{eV} = 4.8 \times 10^{-10} \times 1/300 = 1.6 \times 10^{-12}\,\text{尔格} \tag{2.10}$$

电子伏的单位太小，常采用千电子伏（keV）、兆电子伏（MeV）、十亿电子伏（GeV）、万亿电子伏（TeV）为单位：

$$1\text{keV} = 10^3\text{eV}, \quad 1\text{MeV} = 10^6\text{eV}, \quad 1\text{GeV} = 10^9\text{eV}, \quad 1\text{TeV} = 10^{12}\text{eV} \tag{2.11}$$

2. 焦耳

物质接收的辐射能量采用焦耳为单位来表示，焦耳为国际单位制能量单位。

按国际单位制，电子电荷为 1.6×10^{-19} 库仑，1 伏电位差为 1 伏 = 1 焦耳/库仑，所以

$$1\text{eV} = 1.6 \times 10^{-19} \times 1 = 1.6 \times 10^{-19}\,\text{焦耳} \tag{2.12}$$

$$1\,\text{焦耳} = 10^7\,\text{尔格} \tag{2.13}$$

2.1.3 粒子注量

1. 粒子注量的定义

粒子注量是用入射粒子数目来描述辐射场性质的一个物理量。

粒子注量定义为：辐射场某一点的注量是以该点为球心，进入截面积为 da 的小球体内的粒子数 dN 除以 da 所得的商

$$\phi = \frac{\mathrm{d}N}{\mathrm{d}a} \tag{2.14}$$

式中，da 为小球体的截面积，单位为 m^2；dN 为进入小球体的粒子数，不包括从小球体射出的粒子数；ϕ 为粒子注量，国际单位制（SI）单位为 m^{-2}。这个定义既适用于定向辐射场，也适用于非定向辐射场。由于小球体内的截面可任意选取，对于非平行的多向辐射场，从任何方向入射到小球体上的粒子，都可选取相应的截面积，因此粒子注量与粒子的入射方向无关。一般来说，通过单位面积的粒子数并不等于粒子注量，而是小于粒子注量，只有当粒子单向平行垂直入射的特定情况下才等于粒子注量。

在辐射防护上，活体细胞或原子可视为一个小球体，不论电离辐射从什么方向击中活体细胞或原子，都有可能产生某种效应，因此粒子注量是一个很重要的辐射量。

为了完整地描述辐射场，需给出粒子注量按空间位置、粒子能量、粒子进入方向和时间的分布，$\phi = \phi(X, E, \Omega, t)$ 就表示在 t 时刻，由 X 所规定的那个位置上，在立体角 Ω 所确定的方向范围内，由能量在 $0 \sim E$ 之间的粒子所构成的那部分粒子注量。

如果粒子能量具有谱分布，$\phi(E)$ 表示能量为 $0 \sim E$ 的粒子注量，则有

$$\phi = \int_0^\infty \frac{\mathrm{d}\phi(E)}{\mathrm{d}E} \mathrm{d}E \tag{2.15}$$

2. 粒子注量率

粒子注量率或通量密度（Flux Density）表示单位时间进入单位截面积的球体内的粒子数，它定义为 $\mathrm{d}\phi$ 除以 $\mathrm{d}t$ 所得的商

$$\varphi = \frac{\mathrm{d}\phi}{\mathrm{d}t} \tag{2.16}$$

式中，$\mathrm{d}\phi$ 是在时间间隔 $\mathrm{d}t$ 内，进入单位截面积的小球体内的粒子数；φ 为粒子注量率，SI 单位为 $m^{-2} \times s^{-1}$。

粒子注量率的时间积分等于粒子注量。

2.1.4　能量注量

1. 能量注量的定义

能量注量是用入射粒子能量来描述辐射场性质的一个量。

能量注量是用进入辐射场内某点处单位截面积球体内的粒子总动能描述辐射场性质的一个量。能量注量 Ψ 定义为 dE 除以 da 而得的商，即

$$\Psi = \frac{\mathrm{d}E}{\mathrm{d}a} \tag{2.17}$$

式中，dE 是进入截面积为 da 的球体的所有粒子能量的总和，不含静止能量，单位为焦耳（J）；Ψ 为能量注量，SI 单位为焦耳每平方米，用符号焦耳/米 ^{2}（J/m^2）表示。

为了完整地描述辐射场，需给出能量注量按空间位置、粒子能量、粒子进入方向和时间

的分布，即

$$\Psi = \Psi(X, E, \Omega, t) \tag{2.18}$$

它表示在 t 时刻，由 X 所规定的那个位置上，在立体角 Ω 所确定的方向范围内，由能量在 $0 \sim E$ 之间的粒子所构成的那部分能量注量。

2. 能量注量与粒子注量的关系

对于能量为 E 的单能粒子，能量注量 Ψ 与粒子注量 ϕ 的关系为

$$\Psi = \phi \cdot E \tag{2.19}$$

对于粒子能量具有谱分布时，能量在 $E \sim E + dE$ 之间的粒子的微分能量注量为 $[d\phi(E)/dE] \cdot E \cdot dE$，则进入单位截面积球体内的粒子能量注量为

$$\Psi = \int_0^\infty \frac{d\phi(E)}{dE} \cdot E dE \tag{2.20}$$

3. 能量注量率

单位时间内进入单位截面积球体内所有粒子的能量之和叫作能量注量率（Energy Fluence Rate）或能量通量密度（Energy Flux Density），定义为 $d\Psi$ 除以 dt 所得的商：

$$\psi = d\Psi / dt \tag{2.21}$$

式中，$d\Psi$ 是在时间间隔 dt 内，进入截面积为 da 的球体内的所有粒子能量之和，即在时间间隔 dt 内的能量注量的增量；ψ 为能量注量率，SI 单位为焦耳每平方米秒，用符号焦耳/米 $^2 \cdot$ 秒（$J / m^2 \cdot s$）表示。

4. 能量注量率与粒子注量率的关系

对能量为 E 的单能粒子，能量注量率 ψ 与粒子注量率 φ 的关系为

$$\psi = \varphi E \tag{2.22}$$

当粒子能量具有连续的谱分布时，

$$\psi = \int_0^\infty \frac{d\varphi(E)}{dE} \cdot E dE \tag{2.23}$$

请注意式（2.19）、式（2.20）与式（2.22）、式（2.23）的差别，前面两个是注量间的关系，而后面两个是注量率之间的关系。由关系式（2.21）可知，注量等于注量率对时间的积分。

在辐射防护中，最终要通过粒子注量和能量注量来计算电离辐射授予单位质量受照物质的能量，因此，粒子注量和能量注量在辐射防护中是很重要的辐射量。

2.2　吸　收　剂　量

剂量（Dose）一词是医学专业术语，是指医疗用药量的限值。在辐射防护中，剂量是指某一对象接收或吸收辐射能的一种量度。自从 X 射线被发现并在医疗上应用后，迫切要求对 X 或 γ 射线建立一个统一的度量单位。1937 年国际辐射单位和测量委员会（ICRU）确定，以伦琴（用符号 R 表示，R=roentgen）为单位的 X 射线的量称作剂量，以此剂量作为 X 或 γ 射线的量沿用下来，并扩展到 α、β 及中子等电离辐射。剂量实际上指的是吸收剂量，但根据上、下文，它也可以指吸收剂量、当量剂量、有效剂量、待积当量剂量或待积有效剂量等。剂量一词已广泛用在放射医学、放射生物学、放射化学和辐射防护等学科。

2.2.1　吸收剂量及单位

吸收剂量是一个基本的剂量学量。吸收剂量是度量单位质量受照物质吸收辐射能量多少的量，即

$$D = \frac{d\varepsilon}{dm} \tag{2.24}$$

式中，$d\varepsilon$ 是电离辐射授予某体积元中的质量为 dm 的物质的平均能量，dm 是在这个体积元中的物质的质量。能量可以对任何确定的体积加以平均，平均能量等于授予该体积的总能量除以该体积的质量所得的商。

辐射作用于物体而引起的效应主要取决于该物体所吸收的辐射能量的多少，而吸收剂量给出的正是单位质量受照物质吸收的辐射能量，因此吸收剂量在辐射效应的研究中是一个重要的量。

吸收剂量适用于任何类型、任何能量和任何方式的电离辐射，也适用于受到照射的任何物质。由于在同样照射条件下，不同物质吸收辐射能量的本领不一样，所以在论及辐射场某点的剂量时，应指明是何种物质的吸收剂量。

吸收剂量的国际单位制（SI）单位是焦耳每千克（J/kg），专门名称为戈瑞（Gray），简称戈，用符号 Gy 表示：

$$1 戈 = 1 焦耳/千克（1Gy = 1J/kg） \tag{2.25}$$

$$1 戈 = 10^3 毫戈（mGy） = 10^6 微戈（\mu Gy） \tag{2.26}$$

吸收剂量的专用单位是拉德（rad）

$$1rad = 100erg/g = 10^{-2} J/kg = 0.01Gy \tag{2.27}$$

$$1Gy = 100rad$$

2.2.2　吸收剂量率

吸收剂量率 $\dot{D}$ 表示单位时间内的吸收剂量，即吸收剂量的时间变化率：

$$\dot{D} = \frac{dD}{dt} \tag{2.28}$$

吸收剂量率的国际单位是焦耳每千克秒（J/kg·s），专门名称为戈每秒（Gy/s）。

$$1 戈/秒 = 1 焦耳/千克·秒（1Gy/s = 1J/kg·s） \tag{2.29}$$

吸收剂量率也可用戈的倍数或分倍数及不同的时间单位来表示，如 mGy/h 、μGy/min 等。

吸收剂量率的专用单位是拉德/秒（rad/s）

$$1rad/s = 10^{-2}J/kg·s = 0.01Gy/s \tag{2.30}$$

2.3　比　释　动　能

不带电的电离粒子或间接电离粒子（如中子、γ光子等）在物质中的能量沉积过程分为两个阶段，首先是间接电离粒子将能量转移给次级带电粒子，接着是次级带电粒子通过电离、

激发将能量沉积在物质中。因此，度量间接电离粒子传递给物质的能量，需要度量它给予直接（次级）电离粒子的能量。比释动能（Kinetic Energy Released in Material, Kerma）就是描述间接电离粒子（中子或γ光子）与物质相互作用时，把多少能量转移给直接电离粒子的物理量。

2.3.1　比释动能及单位

比释动能是间接电离粒子与物质相互作用时，在单位质量的物质中产生的次级带电粒子的初始动能总和，即

$$K = \frac{\mathrm{d}E_{\mathrm{tr}}}{\mathrm{d}m} \tag{2.31}$$

式中，$\mathrm{d}E_{\mathrm{tr}}$ 是间接电离粒子在特定物质的体积元内释放出来的所有次级带电粒子的初始动能的总和。这些能量包括了这些次级带电粒子在轫致辐射过程中放出的能量，以及在这一体积元内发生的次级过程中产生的任何带电粒子的能量。

比释动能的 SI 单位也为戈（Gy），与吸收剂量的 SI 单位相同。如果物质中某点的比释动能为 1 戈，则表示由间接电离粒子在这一点处的单位质量的指定物质（如在空气中的一小块组织）中，传递给次级电离粒子（如电子）的初始动能总和为 1 焦耳/千克（1J/kg）。

比释动能的专用单位为拉德（rad），与吸收剂量的专用单位相同。

2.3.2　比释动能率

比释动能率是间接电离粒子与物质相互作用时，单位时间内在单位质量的特定物质中释放出来的所有次级带电粒子初始动能的总和，是比释动能的时间变化率，即

$$\dot{K} = \frac{\mathrm{d}K}{\mathrm{d}t} \tag{2.32}$$

式中，$\mathrm{d}K$ 是比释动能在时间间隔 $\mathrm{d}t$ 内的增量。

比释动能率的 SI 单位是戈每秒（Gy/s），与吸收剂量率的 SI 单位相同，可用戈或其倍数或其分倍数除以适当的时间单位来表示，如 kGy/h、Gy/min、mGy/s 等。

比释动能率的专用单位是拉德每秒（rad/s），与吸收剂量率的专用单位相同。

2.3.3　比释动能与粒子注量的关系

对于给定的单能辐射场，物质的比释动能 K 与同一点上的能量注量 Ψ 的关系如下

$$K = \Psi \cdot \mu_{\mathrm{trm}} = \Psi \cdot \frac{\mu_{\mathrm{tr}}}{\rho} \tag{2.33}$$

式中，$\mu_{\mathrm{trm}} = \mu_{\mathrm{tr}} / \rho$，为一定物质对特定能量的间接致电离粒子的质能转移系数。对单能辐射，$\Psi = \phi \cdot E$，由此可得出比释动能 K 和粒子注量 ϕ 的基本关系为

$$K = \phi \cdot E \cdot \left(\frac{\mu_{\mathrm{tr}}}{\rho} \right) \tag{2.34}$$

对于能量连续分布的辐射场，若用 $\phi(E)$ 表示其能量在 $0 \sim E$ 之间的粒子注量，则能量由 E 到 $E + \mathrm{d}E$ 的微分能量注量为 $[\mathrm{d}\phi(E) / \mathrm{d}E]E\mathrm{d}E$，微分比释动能 $\mathrm{d}K$ 为

$$\mathrm{d}K = \frac{\mathrm{d}\phi(E)}{\mathrm{d}E} \left(\frac{\mu_{\mathrm{tr}}}{\rho} \right) E\mathrm{d}E \tag{2.35}$$

对粒子全能谱范围 $0 \sim E_0$ 积分，可得到具有谱分布的间接电离粒子的比释动能为

$$K = \int_0^{E_0} \frac{\mathrm{d}\phi(E)}{\mathrm{d}E} \left(\frac{\mu_{\mathrm{tr}}}{\rho} \right) E \mathrm{d}E \qquad (2.36)$$

表 2-1 列出了比释动能及相关量的单位和换算。表中 $k_{\mathrm{f}} = K/\phi = K/\phi_0 = E(\mu_{\mathrm{tr}}/\rho)$ 是每单位注量的比释动能值，也叫比释动能因子，ϕ_0 为入射到被照物质上的粒子注量，ϕ 为被照物质内部各点处的粒子注量。对单能中子，只要知道 ϕ 和 E，从相关的数据表中查出相应材料的比释动能因子 k_{f}，就可由式（2.34）求出比释动能 $K = \phi \cdot k_{\mathrm{f}}$。对具有谱分布的中子，如果中子谱已知，可由式（2.36）计算，也可由比释动能因子对整个谱的平均值计算。

表 2-1　比释动能及相关量的单位和换算

名　　称	符　号	单　　位		换 算 关 系
		国际单位制	厘米·克·秒制	
比释动能	K	$\mathrm{J \cdot kg^{-1}}$	$\mathrm{erg \cdot g^{-1}}$	$1\mathrm{J \cdot kg^{-1}} = 10^4 \mathrm{erg \cdot g^{-1}}$
粒子注量	ϕ	$\mathrm{m^{-2}}$	$\mathrm{cm^{-2}}$	$1\mathrm{m^{-2}} = 10^{-4} \mathrm{cm^{-2}}$
质能转移系数	μ_{tr}/ρ	$\mathrm{m^2 \cdot kg^{-1}}$	$\mathrm{cm^2 \cdot g^{-1}}$	$1\mathrm{m^2 \cdot kg^{-1}} = 10 \mathrm{cm^2 \cdot g^{-1}}$
能　　量	E	J	erg	$1\mathrm{J} = 10^7 \mathrm{erg}$ $1\mathrm{MeV} = 1.6 \times 10^{-13} \mathrm{J}$ $= 1.6 \times 10^{-6} \mathrm{erg}$
比释动能因子	k_{f}	$\mathrm{J \cdot m^2 \cdot kg^{-1}}$ （$\mathrm{erg \cdot m^2}$）	$\mathrm{erg \cdot cm^2 \cdot g^{-1}}$ （$\mathrm{rad \cdot cm^2}$）	$1\mathrm{J \cdot m^2 \cdot kg^{-1}}$ $= 10^8 \mathrm{erg \cdot cm^2 \cdot g^{-1}}$

2.3.4　比释动能与吸收剂量的关系

如果物质内某点存在带电粒子平衡，并且带电粒子损失于轫致辐射的能量可以忽略，则该点上物质的比释动能 K 就等于同一点上物质的吸收剂量。

1. 带电粒子平衡

带电粒子平衡是辐射剂量学的一个重要概念。设体积为 V 的介质受到不带电电离辐射的照射，通过相互作用，不带电电离辐射在其中产生次级带电粒子。由于带电粒子具有一定的射程，不带电电离辐射在 P 点周围的小体积元 ΔV 内传递给次级带电粒子（A）的能量未必能被 ΔV 内的物质全部吸收，如图 2-1 所示；同时，在 ΔV 外产生的带电粒子（B）也可能把部分能量带入 ΔV 内。如果所有离开 ΔV 的带电粒子带走的能量，恰好等于进入 ΔV 的带电粒子带入的能量，则称在 P 点处存在带电粒子平衡。

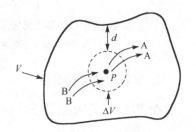

图 2-1　带电粒子平衡示意图

形成带电粒子平衡的条件是：体积元 ΔV 周围的辐射场是均匀的，辐射强度和能谱恒定不变；体积元 ΔV 的边界到体积 V 的边界的最短距离 d 不小于带电粒子在该物质中的最大射程 $R_{\max}$，即 $d \geq R_{\max}$；介质对初级辐射的质能吸收系数和对次级带电粒子的阻止本领恒定不变。

在放射源附近，在两种介质相邻的界面附近及高能辐射的情况下不存在带电粒子平衡。

2. 比释动能与吸收剂量的关系

在带电粒子平衡条件下，若轫致辐射损失的能量可以忽略，则间接电离粒子在体积元 ΔV 所包含的物质中传递给直接电离粒子的能量 $\mathrm{d}E_{\mathrm{tr}}$，就等于该物质所吸收的能量 $\mathrm{d}\varepsilon$，即 $\mathrm{d}\varepsilon = \mathrm{d}E_{\mathrm{tr}}$。若体积元 ΔV 中的物质质量为 $\mathrm{d}m$，则由式（2.24）和式（2.31）可知

$$D = \frac{\mathrm{d}\varepsilon}{\mathrm{d}m} = \frac{\mathrm{d}E_{\mathrm{tr}}}{\mathrm{d}m} = K \tag{2.37}$$

由此可见，如果物质内某点存在带电粒子平衡，而轫致辐射的能量损失可以忽略不计时，则该点上物质的比释动能 K 就等于该点上物质的吸收剂量 D。

当高能直接（次级）电离粒子与高原子序数物质相互作用时，实际上会有一部分能量在物质中转变为轫致辐射而离开体积元 ΔV，此时

$$D = \frac{\mathrm{d}\varepsilon}{\mathrm{d}m} = \frac{\mathrm{d}E_{\mathrm{tr}}}{\mathrm{d}m}(1-g) = K(1-g) \tag{2.38}$$

式中，g 是直接电离粒子的能量转化为轫致辐射的份额。

3. 比释动能和吸收剂量随穿过物质深度的变化

如图 2-2 所示，若平行的间接电离粒子束垂直入射在均匀物质上，而物质的厚度远大于次级带电粒子的最大射程时，物质中的比释动能和吸收剂量随入射粒子在物质中的穿过深度的变化关系如图 2-3 所示。

在辐射防护中，常利用比释动能的概念，推断生物组织中某点的吸收剂量。

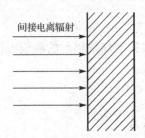

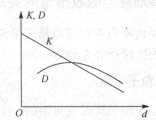

图 2-2　平行间接电离辐射垂　　　　　图 2-3　比释动能 K 和吸收剂量 D
　　　　直入射在均匀物质上　　　　　　　　　随平行辐射穿过深度的变化

4. γ 射线的吸收剂量

在带电粒子平衡条件下，由式（2.34）和式（2.38）可得出

$$D = \phi E(1-g)\frac{\mu_{\mathrm{tr}}}{\rho} \tag{2.39}$$

一定能量的间接电离粒子在某种物质中的质能吸收系数 (μ_{en}/ρ) 等于该能量下的质能转移系数 (μ_{tr}/ρ) 与 $(1-g)$ 的乘积，即

$$\frac{\mu_{\mathrm{en}}}{\rho} = (1-g)\frac{\mu_{\mathrm{tr}}}{\rho} \tag{2.40}$$

由此可得出计算 γ 射线吸收剂量的重要公式：

$$D = \phi E \frac{\mu_{en}}{\rho} \tag{2.41}$$

当 ϕ 和 E 确定不变时，吸收剂量 D 与物质的质能吸收系数（μ_{en}/ρ）成正比，所以

$$\frac{D_1}{D_2} = \frac{(\mu_{en}/\rho)_1}{(\mu_{en}/\rho)_2} \tag{2.42}$$

式中，脚标 1 和 2 表示两种不同的物质。利用式（2.42），只要知道了 γ 射线在一种物质中的吸收剂量，便可求出同样条件下该射线在另一种物质中的吸收剂量。

5. 中子吸收剂量

与对 γ 射线的讨论类似，由式（2.33）和式（2.37）可知，当能量注量相同时，中子的吸收剂量与比释动能的关系为

$$\frac{D}{D_C} = \frac{K}{K_C} = \frac{\mu_{tr}/\rho}{(\mu_{tr}/\rho)_C} \tag{2.43}$$

式中，D 为待求物质中的吸收剂量，D_C 为探测器在相似物质中测得的中子吸收剂量，K、K_C 为相应的比释动能，μ_{tr}/ρ、$(\mu_{tr}/\rho)_C$ 为相应的质能转移系数。由式（2.43）可知，若要求出在某一物质或生物组织中某一点处的吸收剂量，只要知道相应的质能转移系数，用合适的探测器测出人体模型中同一点处的中子吸收剂量，就可由上式计算出所要求的吸收剂量。

如果中子的能量是连续分布的，需采用平均的质能转移系数。

2.4　照　射　量

照射量（Exposure）是仅用以衡量 X 或 γ 射线对空气电离程度的一个物理量，不能用于其他类型辐射（如中子或电子束等）和其他物质（如组织等）。

照射量是辐射防护中沿用最久远的一个物理量。

2.4.1　照射量及其单位

1. 照射量的定义

X 或 γ 射线在穿过空气时，与空气发生相互作用而产生次级电子，这些次级电子将使空气电离而产生离子对，在此过程中，逐渐损失了自身的全部能量。

照射量是表示 X 或 γ 射线在空气中产生电离大小的物理量，照射量 X 定义为

$$X = \frac{dQ}{dm} \tag{2.44}$$

式中，dQ 是 X 或 γ 辐射在质量为 dm 的空气中释放出的全部次级电子（负电子和正电子）完全被空气阻止时，在空气中形成的同一种符号的离子的总电荷的绝对值（其中不包括因吸收次级电子发射的韧致辐射而产生的电离）。

如果光子的能量不是很高，次级电子发射的韧致辐射可以忽略，则空气中某点的照射量就是 X 或 γ 辐射在该点空气中比释动能 K_a 的电离当量。光子在空气中的比释动能当量是比释动能全部消耗在引起空气电离时所产生的总电离量。因此，照射量定义的另一种表达方法为：

$$X = \Psi \frac{\mu_{en}}{\rho} \cdot \frac{e}{W} = K_a \frac{e}{W} \tag{2.45}$$

式中，Ψ 为光子在空气中的能量注量；μ_{en}/ρ 为光子在空气中的质能吸收系数；e 为电子的电荷；W 为在空气中形成一对离子所消耗的平均电离能；K_a 为光子在空气中的比释动能。

2. 照射量的单位

照射量的国际单位制（SI）单位为库仑/千克（C/kg）。照射量的专用单位是伦琴，简称伦，用 R 表示。

（1）专用单位与国际单位的换算

伦琴的早期定义是：在 1 伦琴 X 射线照射下，在标准状况下 1cm^3 空气（质量为 0.001293g）中释放出来的次级电子，在空气中总共产生的电量各为 1 静电单位的正离子和负离子。专用单位（R）与国际单位（C/kg）的关系：

$$1伦琴 = \frac{1静电单位电量}{0.001293克} = \frac{\frac{1}{3}\times10^{-9}库仑}{1.293\times10^{-6}千克} = 2.58\times10^{-4}库仑/千克$$

即

$$1R = 2.58\times10^{-4}C/kg \tag{2.46}$$

（2）用能量单位表示照射量

由于一个一价离子（或电子）所带的电荷为 4.8×10^{-10} 静电单位，1 静电单位的电量相当于由 $N = 1/(4.8\times10^{-10}) = 2.0383\times10^9$ 离子对产生。因为光子形成一对离子消耗的平均能量 $W = 33.4\mathrm{eV}$，而 $1\mathrm{eV} = 1.6\times10^{-19}\mathrm{J} = 1.6\times10^{-12}\mathrm{erg}$，所以 1 静电单位的电量相当于能量为 $N \cdot W = 2.0383\times10^9 \times 33.4 = 7.02\times10^{10}\mathrm{eV}$，因此

$$1伦琴 = \frac{\frac{1}{4.8\times10^{-10}}\times33.4\times1.6\times10^{-12}}{0.001293} = 86.9尔格/克$$

即

$$1R = 86.9\mathrm{erg/g} = 8.69\times10^{-3}\mathrm{J/kg} \tag{2.47}$$

2.4.2 照射（量）率

照射率 $\dot{X}$ 是单位时间内照射量的增量，即

$$\dot{X} = \frac{dX}{dt} \tag{2.48}$$

式中，dX 是在时间间隔 dt 内照射量的增量。

照射率的国际单位为库仑/千克·秒（C/kg·s）。

照射率的专用单位是伦琴/秒（R/s），也可用伦琴或其倍数或其分倍数除以适当的时间单位来表示，如 kR/h、R/h、mR/h、mR/min、μR/s 等。

有的辐射测量仪器以伽玛（γ）为单位进行刻度，1 伽玛等于 1 微伦/小时，

$$1\gamma = 1\frac{\mu R}{h} = 2.58\times10^{-10}C/kg \cdot h = 0.258\mathrm{nC/kg} \cdot h \tag{2.49}$$

2.4.3　照射量与吸收剂量的关系

在电子平衡条件下，1 伦琴 X 或 γ 射线传递给 1 千克干燥空气中次级电子的总能量为 8.69×10^{-3} 焦耳，因此，在空气中，在同样条件下，照射量 X 与吸收剂量的关系为

$$D_a = 8.69 \times 10^{-3} X \qquad (\text{Gy}) \qquad (2.50)$$

式中，X 为空气中某一点处 X 或 γ 射线的照射量，D_a 为空气中同一点处的吸收剂量。将式（2.50）代入式（2.42），可得到

$$D_m = 8.69 \times 10^{-3} \frac{\left(\dfrac{\mu_{en}}{\rho}\right)_m}{\left(\dfrac{\mu_{en}}{\rho}\right)_a} X = f \cdot X \qquad (2.51)$$

$$f = 8.69 \times 10^{-3} \frac{\left(\dfrac{\mu_{en}}{\rho}\right)_m}{\left(\dfrac{\mu_{en}}{\rho}\right)_a} \qquad (2.52)$$

式中，D_m 是处于空气中同一点待求的组织或物质中的吸收剂量。表 2-2 列出了不同能量的光子在水、骨骼和肌肉组织中的 f 值。

表 2-2　不同能量的光子在水、骨骼、肌肉组织中的 f 值（单位：戈/伦）

光子能量/MeV	水/空气	骨骼/空气	肌肉/空气
0.010	0.00912	0.0354	0.00925
0.015	0.00889	0.0397	0.00916
0.020	0.00881	0.0423	0.00916
0.030	0.00869	0.0439	0.00910
0.040	0.00878	0.0414	0.00919
0.05	0.00892	0.0358	0.00926
0.06	0.00905	0.0291	0.00929
0.08	0.00932	0.0191	0.00939
0.10	0.00948	0.0145	0.00942
0.15	0.00962	0.0105	0.00956
0.2	0.00973	0.00979	0.00963
0.3	0.00966	0.00938	0.00957
0.4	0.00966	0.00928	0.00954
0.5	0.00966	0.00925	0.00957
0.6	0.00966	0.00925	0.00957
0.8	0.00965	0.00920	0.00956
1.0	0.00965	0.00922	0.00956
1.5	0.00964	0.00920	0.00958
2.0	0.00966	0.00921	0.00954
3.0	0.00962	0.00928	0.00954
4.0	0.00958	0.00930	0.00948
5.0	0.00954	0.00934	0.00944
6.0	0.00960	0.00949	0.00949
8.0	0.00956	0.00956	0.00944
10.0	0.00955	0.00960	0.00929

因此，若能测出辐射场内某点的照射量 X，由式（2.51）便能计算出在该点处某物质中的吸收剂量。

由于现有技术还不能对能量很高和很低的 X、γ 射线的照射量做精确的测量，因此照射量仅对光子能量在几千到几兆电子伏范围内的 X 或 γ 射线适用。

2.5　剂量当量及应用

2.5.1　剂量当量

不同的生物体受相同的吸收剂量照射，因射线的种类、能量和照射条件的不同，所产生的生物效应的严重程度和发生几率都很不同。为了统一表示各种射线对机体的危害程度，在辐射防护中引入了剂量当量的概念。剂量当量是用适当的修正因数对吸收剂量进行加权，使修正后的吸收剂量能更好地与辐射所引起的有害生物效应联系起来。

1. 品质因数

品质因数 Q 又称线质系数，是估计辐射效应的因子，用以计量吸收剂量的微观分布对危害的影响。品质因数 Q 是在所关心的一点上的水中传能线密度（LET，Linear Energy Transfer）L_∞ 的函数。传能线密度（旧名线能量转移）是表述辐射品质的一个量，它就是线阻止本领，即 $L_\infty = S_{col}$，定义为 dE/dL，国际单位制是焦耳/米（$J \cdot m^{-1}$），专用单位是千电子伏/微米（$keV \cdot \mu m^{-1}$）。传能线密度值的大小与致电离粒子的初始动能、辐射种类及介质的特性有关。表 2-3 列出了品质因数 Q 与传能线密度的关系。

表 2-3　品质因数与传能线密度的关系

水中的传能线密度 L_∞ /（keV/μm）	品质因数 Q
≤3.5	1
7	2
23	5
53	10
175 及以下	20

对于具有谱分布的辐射，可以计算出在所关心的一点上的 Q 的有效平均值 $\bar{Q}$，这时：

$$\bar{Q} = \frac{1}{D} \int_0^\infty Q \cdot \frac{dD}{dL_\infty} \cdot dL_\infty \qquad (2.53)$$

如果在所关心的体积内，辐射按 L_∞ 的分布不是在所有的各点上都知道，可以按初级辐射的类型使用 $\bar{Q}$ 的近似值。表 2-4 列出了国际放射防护委员会建议的对内、外照射都可使用的 $\bar{Q}$ 的近似值。表 2-5 是品质因数与照射类型、射线种类的关系。

表 2-4　相对于各类初级辐射的 $\bar{Q}$ 近似值

初级辐射的类型	$\bar{Q}$
X、γ 射线和电子	1
能量未知的中子、质子和静止质量大于 1 原子质量单位的单电荷粒子	10
能量未知的 α 粒子和多电荷粒子（及电荷数未知的粒子）	20
热能中子	2.3

表 2-5　品质因数与照射类型、射线种类的关系

照 射 类 型	射 线 种 类	品 质 因 数
外照射	X、γ 电子 热中子及能量小于 0.005MeV 的中能中子 中能中子（0.02MeV） 中能中子（0.1MeV） 快中子（0.5～10MeV） 重反冲核	1 3 5 8 10 20
内照射	β⁻、β、e⁻、X、γ α 裂变过程中的碎片、α 发射过程的反冲核	1 10 20

2．剂量当量的定义

剂量当量的定义：在组织中某一点的剂量当量 H 定义为吸收剂量 D、品质因数 Q 和所有其他修正因数 N 的乘积，即

$$H = DQN \tag{2.54}$$

式中，D 为吸收剂量；Q 为品质因数，与线碰撞阻止本领、射线种类、照射条件有关；N 为所有其他修正因数的乘积，包括对吸收剂量的空间和时间分布所做的修正因数、对吸收剂量率和剂量的分次给予所做的修正因数等，1977 年国际放射防护委员会（ICRP）指定 $N=1$。

从定义可以看出，剂量当量是用若干无量纲的因数对吸收剂量进行加权，使得经过修正后的吸收剂量可以对一切辐射用同一尺度来表示人员受到的照射，并与生物效应的大小或几率联系起来。剂量当量的量纲与吸收剂量的量纲相同，但它们不是同一个量。

对于具有连续谱分布的辐射，剂量当量使用式（2.53）给出的 $\bar{Q}$ 来计算：

$$H = D\bar{Q}N \tag{2.55}$$

值得注意的是，这样计算出来的剂量当量通常偏高。

3．剂量当量的单位

剂量当量的国际单位制单位为焦耳每千克（J/kg），单位的专门名称为希沃特（Sievert），简称希，用符号 Sv 表示

$$1 希 = 1 焦耳/千克 [1Sv = 1J/kg] \tag{2.56}$$

$$1Sv = 10^3 mSv = 10^6 \mu Sv \tag{2.57}$$

剂量当量的专用单位名称为雷姆（rem）

$$1 雷姆 = 10^{-2} 焦耳/千克 [1rem = 10^{-2} J/kg] \tag{2.58}$$

$$1Sv = 100rem \tag{2.59}$$

4．剂量当量的应用范围

剂量当量常用来定义一些实用量，如个人剂量当量（Personal Dose Equivalent）、周围剂量当量（Ambient Dose Equivalent）和定向剂量当量（Directional Dose Equivalent）等。

剂量当量 H 只限于在辐射防护中使用，即只能在辐射防护所关心的剂量当量的限值附近或以下时才可使用。由于 Q 值是根据有关的相对生物效应系数选定的，它不一定能代表辐射事故中遇到的高剂量及高剂量率下各类辐射的真实的相对生物效应系数，因而剂量当量不应当用来评价严重事故照射所引起的人体早期效应。

用剂量当量来描述人体所受各种电离辐射的危害程度，可以表达不同种类的射线在不同能量及不同照射条件下，所引起的生物效应的差异。因此在计算剂量当量时，必须指明射线种类、射线能量及受照条件。

5. 剂量当量率

单位时间内的剂量当量叫剂量当量率 $\dot{H}$：

$$\dot{H} = dH / dt \tag{2.60}$$

剂量当量率的 SI 单位是焦耳/千克·秒（ $J / kg \cdot s$ ），单位的专门名称是希/秒（ Sv/s ），也可用希或其倍数或其分倍数除以相应的时间单位来表示，如 Sv/h 、mSv/h 、μSv/s 等。

剂量当量率的专用单位是雷姆/秒（rem/s），也可用 mrem/s、μrem/s 等表示。

$$1Sv/s = 1J/kg \cdot s = 100rem/s \tag{2.61}$$

$$1rem/s = 10^{-2} J/kg \cdot s = 10^{-2} Sv/s \tag{2.62}$$

2.5.2 集体剂量当量

群体中的集体剂量当量（ S ）定义为

$$S = \sum H_i P_i \tag{2.63}$$

式中，P_i 是群体中某一组（ i ）的人数，H_i 是在这一组中平均每人全身或器官所受的剂量当量。

由于某种实践或辐射源（K）而产生的集体剂量当量定义为

$$S_k = \int_0^\infty HP(H)dH \tag{2.64}$$

式中，$P(H)$ 是群体中的人数按剂量当量 H 的微分分布；$P(H)dH$ 是在这一群体中其全身或任一特定器官或组织所受的剂量当量在 $H \sim H + dH$ 范围内的人数。为了使定义具有普遍性，积分上限取 ∞ ，在通常情况下，上限受到有关的剂量当量极限的限制。放射源 K 是指能产生电离辐射的设备、装置或放射性辐射源，如 X 射线机、加速器、反应堆、放射性物质等。

为了把剂量限制体系（System of Dose Limitation）应用于产生照射的任一种实践，因此既要评价个人的剂量当量，又要评价集体剂量当量。剂量当量主要用于个人，集体剂量当量主要用于群体。

2.5.3 剂量当量负担

剂量当量负担（ H_C ）是指某一特定群体平均每人的某一器官或组织，因某种长期持续照射的实践（如核爆炸的落下灰、核工厂排放的放射性废物等），受到的总的剂量当量，它可表示为

$$H_C = \int_0^\infty \dot{H}(t)dt \tag{2.65}$$

受到照射的群体中的人数不一定保持恒定，其中也可以包括实行这种实践以后出生的人。

对于特定的集体，将集体剂量当量率对时间积分，还可以定义出一个集体剂量当量负担（Collective Dose-equivalent Commitment）。

上述剂量当量负担的定义，最早是由联合国原子辐射效应科学委员会（UNSCEAR）提出的，当时主要用来评价核试验落下灰对全世界人口产生的平均剂量。后来在 1969 年的报告中把这一概念推广应用于落下灰以外的情况，并不一定应用于全世界人口，也可以用于小范围

的群体，甚至应用于个人。在后一种情况下，所指的实践可以是摄入一定量的放射性核素。国际放射防护委员会（ICRP）在它的早期出版物（第 9、10 号）中所称的剂量负担（Dose Commitment）用于个人摄入放射性物质这一情况，并指出对职业性工作人员，最大容许剂量负担相当于在最大容许空气浓度下工作一年所摄入的放射性核素在此后 50 年内所产生的累积剂量。ICRP 在 1977 年建议书中把剂量当量负担这一名称用于 UNSCEAR 早先给出的意义上，而把由于单次摄入放射性核素对器官产生的终身累积剂量改称为约定剂量当量（Committed Dose Equivalent）。ICRP 在 1990 年建议书中又用待积有效剂量（Committed Effective Dose）代替了约定剂量当量。

2.6 当量剂量与有效剂量

剂量当量是表示组织（或器官）中某点的剂量，它定义为吸收剂量与品质因数的乘积。品质因数是在所关心的一点上的水中线碰撞阻止本领 S_{col}（LET）的函数，是依据相对生物效应（RBE，Relative Biological Effectiveness）选定的，但不一定能代表 RBE，只供辐射防护使用。为了更好地体现剂量与 RBE 的关系，国际放射防护委员会（ICRP）在 1990 年第 60 号出版物中又建议启用了一个新的物理量，即当量剂量。

2.6.1 当量剂量

当量剂量是吸收剂量的加权平均，定义为吸收剂量与辐射权重因数 W_R（Radiation Weighting Factor）的乘积，用 H_T 表示，单位为 $J \cdot kg^{-1}$，名称为希沃特（S_V）：

$$H_T = W_R D \tag{2.66}$$

当量剂量的单位名称与剂量当量相同，但两者不是同一个量。

当量剂量表示某一组织（或器官）的吸收剂量的平均值，是辐射防护中最关心、最新的辐射量。辐射权重因数是依据 RBE 确定的，是低剂量、低剂量率诱发随机性效应的 RBE 的体现。辐射权重因数 W_R 如表 2-6 所示，其数值与品质因数 Q 的数值大体一致，因此当量剂量与剂量当量的数值也大体一致。

表 2-6 辐射权重因数 W_R

射线种类和能量	光子，所有能量	电子、μ子，所有能量	中 子					质子（反冲质子除外）>2MeV	α粒子、重核、裂变碎片
			<10keV	10~100keV	>100keV	2~20MeV	>20MeV		
W_R	1	1	5	10	20	10	5	5	20

中子的辐射权重因数 W_R 可用下列分段函数进行计算：

$$W_R = \begin{cases} 2.5 + 18.2\exp\{-[\ln(E_n)]^2/6\} & E_n < 1\text{MeV} \\ 5.0 + 17.0\exp\{-[\ln(2E_n)]^2/6\} & 1\text{MeV} \leqslant E_n \leqslant 50\text{MeV} \\ 2.5 + 3.2\exp\{-[\ln(0.04E_n)]^2/6\} & E_n > 50\text{MeV} \end{cases}$$

这是描述能量跨越 10 个数量级以上的中子权重的一个经验公式，它只是表示了依赖于中子剂量、中子剂量率及所考虑的生物学终点的 RBE 值，不应理解为精确地反映了生物学的数据。

当量剂量 H_T 与辐射权重因数 W_R 和组织平均吸收剂量 D_T 的数学关系为

$$H_{T,R} = W_R \cdot D_{T,R} \tag{2.67}$$

$$H_T = \sum W_R \cdot D_{T,R} \tag{2.68}$$

式中，$D_{T,R}$——R 类辐射在组织（或器官）T 中所致的平均吸收剂量；

W_R——R 类辐射的辐射权重因数，表示不同类型辐射的相对生物效应或危害效应；

$H_{T,R}$——R 类辐射在组织（或器官）T 中所致的当量剂量；

H_T——多种类型和各种能量的辐射在组织（或器官）T 中所致的当量剂量。

2.6.2 集体当量剂量

集体当量剂量是当量剂量的导出量，用以替代集体剂量当量。当量剂量用于个人，而集体当量剂量用于群体。

集体当量剂量表示集体人群所受到的总当量剂量，定义为受照射的群体的成员数与他们所受的平均当量剂量的乘积，用 S_T 表示：

$$S_T = \sum \bar{H}_{T,i} \cdot N_i \tag{2.69}$$

式中，N_i 为群体中全身或某指定组织（或器官）接受的平均当量剂量为 $\bar{H}_{T,i}$ 的第 i 组人群的人数。集体当量剂量还可写成

$$S_T = \int_0^\infty H_T \cdot \frac{\mathrm{d}N}{\mathrm{d}H_T} \cdot \mathrm{d}H_T \tag{2.70}$$

式中，$\mathrm{d}N$ 是群体中全身或某指定组织（或器官）接受的当量剂量在 $H_T \sim H_T + \mathrm{d}H_T$ 之间的人数。为使定义具有普遍性，积分上限取无穷大。群体可以是全世界总人口，可以是局部地域的人口，也可以是个人。

集体当量剂量除以总人数即可得到人均当量剂量，用以评估随机性效应在公众中发生的几率。

2.6.3 待积当量剂量

待积当量剂量也是当量剂量的导出量，并用以替代约定剂量当量（Committed Dose Equivalent），用于个人内照射剂量的估算。

待积当量剂量表示单次摄入放射性核素后而对某组织（或器官）产生的终身累积剂量。待积当量剂量定义为个人单次摄入放射性核素后，某一特定组织（或器官）中接受的当量剂量率在时间 τ 内的积分，用 $H_T(\tau)$ 表示，其数学表示式为

$$H_T(\tau) = \int_{t_0}^{t_0+\tau} \dot{H}_T(t)\mathrm{d}t \tag{2.71}$$

式中，t_0 为单次摄入放射性核素的时刻；$\dot{H}_T(t)$ 是相应组织（或器官）T 在 t 时刻的当量剂量率；τ 是摄入放射性核素之后经过的时间，即积分的时间期限，一般以年为单位。当没有给出积分的时间期限 τ 时，对成年人，取 $\tau = 50$ 年，对儿童，则取 $\tau = 70$ 年。

2.6.4 有效剂量

有效剂量是当量剂量的导出量，用以替代有效剂量当量（Effective Dose Equivalent）。

有效剂量表示几个组织（或器官）在非均匀照射下的不同剂量照射与总的随机性效应的

关系，用于危险度评估。有效剂量等于人体全身各组织（或器官）受到的当量剂量 H_T 与表示组织（或器官）相对危险度的权重因数 W_T（Tissues Weighting Factor）的乘积之和，也就是全身当量剂量的加权平均值。有效剂量用 E 表示，单位为 $J \cdot kg^{-1}$，名称为希沃特（Sv）。

有效剂量的数学表达式为

$$E = \sum W_T \cdot H_T \qquad (2.72)$$

式中，H_T 为组织（或器官）T 所受的当量剂量；W_T 为组织（或器官）T 的组织权重因数或器官权重因数，用以表示不同组织（或器官）对发生辐射随机性效应的不同敏感性。根据当量剂量的定义，有效剂量还可表示为

$$E = \sum W_T \cdot \sum W_R \cdot D_{T,R} \qquad (2.73)$$

式中，W_R 为辐射 R 的辐射权重因数，$D_{T,R}$ 为辐射 R 在组织（或器官）T 内产生的平均吸收剂量。

辐射权重因数 W_R 表示的是不同类型辐射的相对生物效应或相对危害效应，而组织权重因数 W_T 则表示的是不同组织发生随机性效应的相对危险度或相对敏感性。显然，辐射权重因数 W_R 与辐射有关，与组织无关；而组织权重因数 W_T 与组织有关，与射线种类无关。表 2-7 列出 ICRP 第 60 号出版物所建议的组织权重因数，表中也给出了早期的数据进行对比。

表 2-7　组织权重因数 W_T

组织或器官	Publication 26 (1977)	Publication 60 (1990)
性　腺	0.25	0.2
（红）骨髓	0.12	0.12
肺	0.12	0.12
胃	—	0.12
结　肠	—	0.12
甲状腺	0.03	0.05
乳　腺	0.15	0.05
食　道	—	0.05
肝	—	0.05
膀　胱	—	0.05
骨表面	0.03	0.01
皮　肤	—	0.01
其余组织	0.30	0.05
全　身	1.00	1.00

2.6.5　集体有效剂量

集体有效剂量是当量剂量和有效剂量的导出量，并用以替代有效剂量当量。在非均匀照射情况下，有效剂量用于个人，集体有效剂量用于群体。

集体有效剂量表示集体人群所受的总有效剂量。集体有效剂量定义为在全部受照时间内，对群体平均每人所受的有效剂量率的积分，用 S_E 表示，单位为 $J \cdot kg^{-1}$，名称为希沃特（Sv），其数学表达式为

$$S_E = \sum \bar{E}_i \cdot N_i \qquad (2.74)$$

$$或 \quad S_E = \int_0^\infty E \frac{dN}{dE} dE \qquad (2.75)$$

式中，$\bar{E}_i$ 为群体分组 i 中成员的平均有效剂量；N_i 为第 i 组成员数；dN 为群体中所受的有效剂量在 $E \sim E + dE$ 之间的成员数。

ICRP 的新建议认为，在正常运行情况下，用有效剂量描述个体危害，用集体有效剂量描述群体的总危害是适当的。不主张单独用有效剂量作为事故情况下对危害的量度。

集体当量剂量 S_T 和集体有效剂量 S_E 有时用"人·希"（man·Sv）作为单位，但要指明总人数。

2.6.6　待积有效剂量

待积有效剂量是当量剂量和有效剂量的导出量，是为描述摄入体内的放射性核素而定义的物理量，并用以替代约定剂量当量。

待积有效剂量用 $E(\tau)$ 或 $E(50)$ 表示，它定义为

$$E(\tau) = \sum W_T \cdot H_T(\tau) \tag{2.76}$$

式中，$H_T(\tau)$ 为积分至 τ 时间时组织 T 的待积当量剂量；W_T 为组织 T 的组织权重因数。当未对 τ 加以规定时，对成年人，τ 取 50 年，对儿童，τ 取 70 年。

职业性人员的待积有效剂量 $E(50)$ 可按式（2.77）计算：

$$E(50) = \sum_{T=i}^{j} W_T H_T(50) + \frac{0.05 \sum_{T=K}^{L} m_T H_T(50)}{\sum_{T=K}^{L} m_T} \tag{2.77}$$

式中，$H_T(50)$ 是组织 T 的待积当量剂量；W_T 是 T_i 到 T_j 的给定组织的权重因数（具体取值见表 2-7）；m_T 是其余组织或器官 T_K 到 T_L（即肾上腺、脑、小肠、上段大肠、肾、肌肉、胰腺、脾、胸腺和子宫）的质量；0.05 是对这些其余组织或器官指定的 W_T，均取为 0.05。待积有效剂量对职业性人员是 50 年的积分量，对公众则是 70 年的积分量。

2.6.7　剂量负担

剂量负担适用于群体内、外照射，这个群体可以是全世界人口，也可以是特定的人群或关键组。剂量负担定义为由于一规定事件（如一个单位量的实践，比如一年的实践）而产生的人均剂量率对时间的积分。人均剂量可以是当量剂量 H_T 或有效剂量 E，因此剂量负担可用 H_C（或 $H_{C,T}$）或 E_C 来表示，即

$$H_{C,T} = \int_0^\infty \dot{H}_T(t)\mathrm{d}t \tag{2.78}$$

或

$$E_C = \int_0^\infty \dot{E}_T(t)\mathrm{d}t \tag{2.79}$$

对于一项速率不变的无限延续的实践，特定人群组将来最大的人均年剂量率（$\dot{H}$ 或 $\dot{E}$）将等于一年实践的剂量负担。如果某项实践只在时期 τ 内进行，那么将来的最大年人均剂量将等于相应的截尾剂量负担（Truncated Dose Commitment），其定义是

$$H_{C,T}(\tau) = \int_0^\tau \dot{H}_T(t)\mathrm{d}t \tag{2.80}$$

$$或 \quad H_C(\tau) = \int_0^\tau \dot{E}_T\mathrm{d}t \tag{2.81}$$

常用辐射量及单位如表 2-8 所示。

表 2-8　常用辐射量及单位

辐射量		单位及符号			换算关系	物理概念与适用条件
名　称	符　号	SI 单位	SI 专名	专用单位		
吸收剂量	D	焦耳·千克$^{-1}$（J·kg^{-1}）	戈瑞（Gy）（1J·kg^{-1}）	拉德（rad）（10^{-2}J·kg^{-1}）	1Gy=100rad 1rad=10^{-2}Gy	度量单位质量受照射物质吸收的辐射能。适用于任何物质、任何类型、任何能量、任何方式的辐射
吸收剂量率	$\dot{D}$	焦耳·千克$^{-1}$·秒$^{-1}$（J·kg^{-1}·s^{-1}）	戈瑞·秒$^{-1}$（1Gy·s^{-1}）	拉德·秒$^{-1}$（1rad·s^{-1}）	1Gy·s^{-1}=100rad·s^{-1} 1rad·s^{-1}=10^{-2}Gy·s^{-1}	
剂量当量	H	焦耳·千克$^{-1}$（J·kg^{-1}）	希[沃特]（Sv）（1J·kg^{-1}）	雷姆（rem）（10^{-2}J·kg^{-1}）	1Sv=100rem 1rem=10^{-2}Sv	考虑辐射品质、照射条件等对生物效应的影响而修正后的吸收剂量，专用于辐射防护水平的剂量
剂量当量率	$\dot{H}$	焦耳·千克$^{-1}$·秒$^{-1}$（J·kg^{-1}·s^{-1}）	希[沃特]·秒$^{-1}$（1Sv·s^{-1}）	雷姆·秒$^{-1}$（1rem·s^{-1}）	1Sv·s^{-1}=100rem·s^{-1} 1rem·s^{-1}=10^{-12}Sv·s^{-1}	
当量剂量	H	同剂量当量				依据相对生物效应确定的最新辐射防护量
比释动能	K	焦耳·千克$^{-1}$（J·kg^{-1}）	戈瑞（1J·kg^{-1}）			度量不带电电离辐射在单位质量物质中转移给次级带电粒子初始动能的总和
照射量	X	库仑·千克$^{-1}$（C·kg^{-1}）		伦琴（R）	1R=2.58×10^{-4}C·kg^{-1}	度量 X、γ 射线对空气的电离程度，仅适用于 X、γ 射线和空气物质
照射量率	$\dot{X}$	库仑·千克$^{-1}$·秒$^{-1}$（C·kg^{-1}·s^{-1}）		伦琴·秒$^{-1}$（1R·s^{-1}）		
质能吸收系数	μ_{en}/ρ	米^2·千克$^{-1}$（m^2·kg^{-1}）				质能吸收系数（μ_{tr}/ρ）的一部分，$\mu_{en}/\rho=(1-g)\mu_{tr}/\rho$
放射性活度	A	秒$^{-1}$（s^{-1}）	贝可（Bq）1·s^{-1}	居里（Ci）（3.7×10^{10}·s^{-1}）	1Ci=3.7×10^{10}Bq 1Bq=2.7×10^{-11}Ci	

习 题 2

1. 填空题

（1）辐射量是一种能表述特定辐射的（　　）并加以（　　）的物理量。

（2）吸收剂量是度量单位质量受照物质吸收（　　）的物理量。

（3）剂量当量 H 是（　　）与（　　）的乘积，当量剂量 H_T 是（　　）和（　　）的乘积。

（4）照射量是仅用来衡量 X 或 γ 射线对空气（　　）的物理量。

（5）粒子注量是以（　　）来描述辐射场性质的一个量。

（6）能量注量是以（　　）来描述辐射场性质的一个量。

（7）当通量（注量）或能量确定后，吸收剂量与物质的质能吸收系数成（　　）比。

（8）辐射权重因数 W_R 与（　　）有关，与（　　）无关，而组织权重因数 W_T 与（　　）有关，与（　　）无关。

（9）1R=（　　）C/kg =（　　）J/kg ，m^2/kg =（　　）cm^2/g 。

（10）1Ci =（　　）Bq ，1Bq =（　　）Ci ，1γ =（　　）μR / h 。

2. 选择题

（1）吸收剂量的国际单位制专名为（戈瑞，希伏），其单位是（J/kg，C/kg）。

（2）吸收剂量与比释动能的国际单位制（相同，不同）。

（3）吸收剂量 D 与当量剂量 H_T 有（相同，不同）的量纲，它们是（一个，两个）量。

（4）在带电粒子平衡条件下，比释动能（等于，不等于）吸收剂量。

（5）剂量当量适用于辐射防护所关心的剂量当量限值（以上，附近，以下）。

（6）照射量适用于（带电粒子，中子，X 射线，γ 射线）。

（7）γ 射线在空气中的吸收剂量是照射量的（8.69×10^{-3}，9.57×10^{-3}）倍。

（8）吸收剂量适用于（空气，一切物质），照射量适用于（空气，一切物质）。

（9）重物质对中子的非弹性散射截面比轻物质的（低，高）。

（10）重物质对 γ 射线的散射截面比轻物质的（低，高）。

3. γ 射线与物质相互作用产生电子对效应的条件是什么？生成的中间产物和最后产物是什么？

4. 什么叫 β 射线的射程？β 射线的射程和路程有什么不同？为什么？

5. 说明比释动能的物理意义、单位及适用条件是什么。

6. 计算和表述照射量单位伦琴和能量单位焦耳的关系。

7. $E_\gamma = 1MeV$ 的 γ 射线在空气中某点的照射量为 2R ，求在同一点水中的吸收剂量。

8. 能量未知的中子在组织中某点产生的吸收剂量为 0.5Gy ，求在该点的剂量当量。

9. 试解释 BF_3 正比计数管探测中子的原理。

10. 说明有效剂量的物理意义。

第3章 外照射剂量的计算

外照射是放射源（或辐射源）处于机体外部所产生的照射。只有当机体处于辐射场中时，辐射才对机体产生作用，当离开辐射场时，就不再接受照射。

外照射主要来自中子、X、γ射线，其次是β射线。α射线在空气中的射程很短，可被一张纸或衣服屏蔽住，因此外照射剂量的计算不涉及α射线。

外照射剂量的计算是辐射防护和屏蔽设计的基础。

3.1 γ射线剂量的计算

放射源的尺寸一般都很小，为了计算方便，通常将放射源当作点源。所谓的点源，是指放射源到计算剂量的点的距离远大于其线度的放射源。通常，若从计算剂量的点到源的距离比放射源的线度大 5～10 倍以上，就可把放射源当成点源处理。任何形状的放射源都可视为若干点源的叠加，因此，点源剂量的计算是其他形状源剂量计算的基础。本节重点讨论点状γ源剂量的计算。

3.1.1 γ光子注量率与吸收剂量率的关系

在带电粒子平衡条件下，若轫致辐射损失的能量可以忽略不计，由式（2.41）可知，此时的比释动能等于吸收剂量。吸收剂量与光子注量的关系则为

$$D = \frac{\mu_{en}}{\rho} E_\gamma \cdot \phi \tag{3.1}$$

如果用光子注量率 φ 代替光子注量 ϕ，用吸收剂量率 $\dot{D}$ 代替吸收剂量 D，可得吸收剂量率与注量率的关系：

$$\dot{D} = \varphi \left(\frac{\mu_{en}}{\rho} \right) E_\gamma \tag{3.2}$$

式中，φ——空气中在计算剂量点处γ射线的注量率，单位：$m^{-2} \cdot s^{-1}$；

μ_{en}/ρ——γ射线在空气中的质能吸收系数，单位：m^2/kg（其值可由表 1-2 查得）；

E_γ——γ射线的能量，单位：J；

$\dot{D}$——γ射线在注量率为 φ 的某一点处空气中的吸收剂量率，单位：Gy/s；

【例3.1】 在γ辐射场某一点测得能量为 1MeV 的γ射线的注量率为 1.55×10^7 光子/米$^2 \cdot$秒，计算该点的吸收剂量率。

解：查表 1-2 可知，在空气中，$E_\gamma = 1MeV$ 对应的质能吸收系数 $\mu_{en}/\rho = 2.787 \times 10^{-3}$ 米^2/千克。

由已知

$$\varphi = 1.55 \times 10^7 / m^2 \cdot s$$

代入式（3.2），可得 $\dot{D}$ ：

$$\dot{D}=1.55\times10^7\times2.787\times10^{-3}\times10^6\times1.6\times10^{-19}=6.9\times10^{-9}\,\text{Gy/s}=2.5\times10^{-2}\,\text{mGy/h}$$

3.1.2　源的活度与照射量率的关系

设 γ 源的活度为 A ，离源 R 米处的照射量率 $\dot{X}$ 可表示为

$$\dot{X}=\Gamma\cdot\frac{A}{R^2}\tag{3.3}$$

式中，Γ 为 γ 照射量率常数，其物理意义是距离 1 居里（或 1 贝可，1 贝可 $=2.7\times10^{-11}$ 居里）的 γ 点源 1 米处，在 1 小时内产生的照射量。SI 单位下，Γ 的单位库仑·米^2/（千克·秒·贝克），专用单位为伦琴·米^2/小时·居里，$1\text{C}\cdot\text{m}^2\cdot\text{kg}^{-1}\cdot\text{s}^{-1}\cdot\text{Bq}^{-1}=5.16\times10^{17}\text{R}\cdot\text{m}^2\cdot\text{h}^{-1}\cdot\text{Ci}^{-1}$ ；$\dot{X}$ 为所求点的照射量率，SI 单位为库仑/千克·秒，专用单位为伦/小时。

表 3-1 列出了几种主要 γ 放射源的 Γ 常数。

表 3-1　常用 γ 放射源的 Γ 常数

放射性核素	半　衰　期	国际单位 Γ 常数 $\times10^{-19}$（$\text{C}\cdot\text{m}^2\cdot\text{kg}^{-1}\cdot\text{s}^{-1}\cdot\text{Bq}^{-1}$）	专用单位 Γ 常数 $\text{R}\cdot\text{m}^2\cdot\text{h}^{-1}\cdot\text{Ci}^{-1}$
^{22}Na	2.601y	23.6	1.217
^{40}K	$1.27\times10^9\text{y}$	1.47	7.6×10^{-2}
^{60}Co	5.27y	25.6	1.32
^{85}Kr	10.73y	2.52×10^{-2}	1.3×10^{-3}
^{131}I	8.03d	4.22	0.218
$^{137}\text{C}_s$	30.174y	6.35	0.328
^{226}Ra	1602y	16.3	0.844
^{235}U	$7.1\times10^9\text{y}$	1.55	8.0×10^{-2}
^{238}Pu	87.75y	$<1.9\times10^{-3}$	$<1.0\times10^{-4}$

【例 3.2】 1 居里的 ^{60}Co 源在 1 米处的照射率是多少？在空气和皮下肌肉组织内的吸收剂量率是多少？

解： $A=1\text{Ci}=3.7\times10^{10}\text{Bq}$ ，$R=1\text{m}$ ；

$\Gamma=2.56\times10^{-18}\text{C}\cdot\text{m}^2\cdot\text{kg}^{-1}\cdot\text{s}^{-1}\cdot\text{Bq}^{-1}=1.32\text{R}\cdot\text{m}^2\cdot\text{h}^{-1}\cdot\text{Ci}^{-1}$

于是

$$\dot{X}=\frac{A\Gamma}{R^2}=3.7\times10^{10}\times2.56\times10^{-18}/1^2=9.47\times10^{-8}\text{C}\cdot\text{kg}^{-1}\cdot\text{s}^{-1}$$

或者

$$\dot{X}=\frac{A\Gamma}{R^2}=1\times1.32/1^2=1.32\text{R}\cdot\text{h}^{-1}$$

由式（2.50）可得离源 1m 处空气的吸收剂量率为

$$\dot{D}_a=8.69\times10^{-3}\dot{X}=8.69\times1.32=1.15\times10^{-2}\text{Gy}\cdot\text{h}^{-1}$$

若忽略 γ 射线穿过皮层的减弱，由式（2.51）和表 2-2 可得皮下肌肉组织的吸收剂量率为

$$\dot{D}_{\text{mus}}=f\dot{X}=9.56\times10^{-3}\times1.32=1.26\times10^{-2}\text{Gy}\cdot\text{h}^{-1}$$

3.1.3 克镭当量与照射量率的关系

克镭当量曾在前苏联、东欧社会主义国家和我国使用，来表示γ放射源的强度。

假定γ放射源的强度为 M 克镭当量，离源距离为 R 厘米处的照射量率可表示为

$$\dot{X} = \frac{8.4M}{R^2} \ (\text{R} \cdot \text{h}^{-1}) \tag{3.4}$$

式中，M ——γ源的强度（或活度），单位为克镭当量（gRa）；

R ——计算剂量的点到γ源的距离，单位为厘米（cm）；

$\dot{X}$ ——所求点处的照射量率，单位为伦/小时（R/h）。

【例3.3】 ^{60}Co治疗机的 γ 放射源强度为 5100 克镭当量，试计算距该源1米处的照射量率和空气的吸收剂量率，该源以居里为单位其活度是多少？

解： 已知 $M = 5100$ 克镭当量 $= 5.1 \times 10^6$ 毫克镭当量，$R = 1$ 米 $= 100$ 厘米，则由式（3.4）可知，距源 1 米处的照射量率为

$$\dot{X} = \frac{8.4M}{R^2} = 4284 \text{R} \cdot \text{h}^{-1}$$

由式（2.51），距源1米处空气的吸收剂量率为

$$\dot{D} = f \dot{X} = 37.23 \text{Gy} \cdot \text{h}^{-1} = 3723 \text{rad} \cdot \text{h}^{-1}$$

假设 $M = 5.1 \times 10^6$ mgRa 相当于 A 居里，同一源虽然活度的表示方法不同，但对同一点所计算的剂量相同，即 $A\Gamma / R^2 = 8.4M / R^2$，对 ^{60}Co γ 源，$\Gamma = 1.32 \text{R} \cdot \text{m}^2/\text{h} \cdot \text{Ci}$，则有：

$$\frac{A \times 1.32}{1^2} = 4284$$

$$A = 3246 \text{Ci}$$

3.2 X 射线剂量的计算

3.2.1 X 射线的产生

在工业、农业、科研和医疗领域广泛应用的 X 射线是由一种特制的 X 射线管产生的。X 射线管从结构上看很类似二极电子管，它主要由密封在真空玻璃壳内的阴极、阳极和聚焦器组成（如图 3-1 所示）。阴极是电子源，由灯丝电源供电，加热到 2000℃以上以发射电子，灯丝电流越大，温度越高，发射的电子数越多。阴极发射的电子经聚焦和加速后射在阳极上所形成的电流叫管电流。阳极由铜或钼金属块嵌上小块钨构成，被加速的电子打在阳极的钨靶上，产生 X 射线和大量热量，热量由铜或钼制成的阳极导出。聚焦器产生合适的偏转电场，使由电子源发射出的电子束被聚焦后，正好打在钨靶上，以提高 X 射线的输出额。聚焦的焦点越小，X 射线源越细小，产生的影像越清晰。

高压电源连续可调，输出高压加在阴极和阳极之间，形成高压加速电场，用来加速阴极发射的电子束。电压越高，电子获得的能量越大，高速运动的电子撞击钨靶通过轫致辐射产

生的 X 射线的能量也越高。加在 X 射线管两极上的高压叫管电压（V）。被加速电子的最大能量等于 eV，所发射的 X 射线的最高能量也等于 eV。

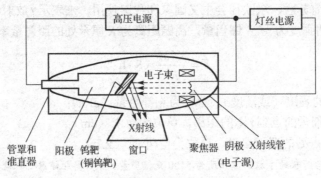

图 3-1　X 射线管结构示意图

　　X 射线管玻璃外壳外加金属管罩和准直器，使各向发射的 X 射线准直并通过发射窗口定向发射。韧致辐射发射的 X 射线的能量是连续的，在发射窗口常用 Be、Al 等材料的过滤片滤掉低能部分的 X 射线。

　　X 射线管发射的 X 射线最大能量 $\varepsilon_{\max}$（对应最短波长 $\lambda_{\min}$）与管电压 V 的关系为

$$\varepsilon_{\max} = \frac{hc}{\lambda_{\min}} = eV \qquad (3.5)$$

式中，$h = 6.626 \times 10^{-34} \, \text{J} \cdot \text{s}$ 是普朗克常数；$c = 3 \times 10^{8} \, \text{m/s}$ 是光速；$e = 1.6 \times 10^{-19} \, \text{C}$ 是电子电荷；V 是 X 射线管的管电压，以千伏（kV）为单位表示；$\lambda_{\min}$ 为光子最短波长，以埃（Å）为单位表示，$1 \, \text{Å} = 10^{-8} \, \text{cm} = 10^{-10} \, \text{m}$，代入具体数值可得

$$\lambda_{\min} = \frac{hc}{eV} = \frac{12.42 \times 10^{-10}}{V} \, \text{m} = \frac{12.42}{V} \, \text{Å}$$

最短波长对应 X 射线光子的最大能量。

　　X 射线管在单位时间内发出的连续 X 射线的全部能量 ε 的实验公式为

$$\varepsilon = \eta_0 I Z V^2 \qquad (3.6)$$

式中，I 为管电流，V 为管电压，Z 为阳极靶材料的原子序数，η_0 为常数。X 射线管的功耗为 IV，所以 X 射线管的能量转换效率 η 为

$$\eta = \frac{\varepsilon}{IV} = \frac{\eta_0 I Z V^2}{IV} = \eta_0 Z V \qquad (3.7)$$

式中，$\eta_0 = 1 \times 10^{-9}$。当阳极靶采用钨时，$Z = 74$，当管电压取 $V = 100 \, \text{kV}$ 时，能量转换效率 η 大约为 3%。X 射线管内高速运动的电子动能大部分转换成了热能。

　　X 射线管除了韧致辐射产生连续谱 X 射线外，还有特征辐射（或叫标识辐射）产生确定能量的 X 射线或标识 X 射线。标识 X 射线的能量与管电压无关，只与靶材料有关。

　　某种元素产生的标识 X 射线按其波长（或能量）排列，可分为 K、L、M、N、O、P 等系，每系又分好几条。每种元素标识 X 射线的波长（或能量）是确定的，是由该元素的原子的结构决定的，如图 3-2 所示，标识 X 射线可以作为元素种类的标识，其名称也正是由此而来。

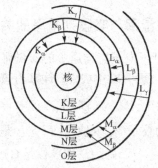

图 3-2　标识 X 射线产生示意图

3.2.2　X 射线剂量的计算

X 射线剂量的计算要比 γ 射线复杂，计算 X 射线剂量时，需要知道 X 射线机的输出额。而输出额与 X 射线机的类型、靶材料、管电压、管电流、管电压波形、过滤片的材质及厚度有关。当这些因素确定后，可由 X 射线机厂家出厂测试给出的输出额与管电压的关系图上查得 X 射线束轴上的输出额 $\dot{X}_0$。这样就可按式（3.8）计算离靶距离为 R 的照射点的吸收剂量：

$$D = f \dot{X}_0 I t \left(\frac{R_0}{R} \right)^2 \quad \text{(Gy)} \tag{3.8}$$

式中，f ——换算系数（Gy/R）；

$\dot{X}_0$ ——离靶距离为 R_0 处的 X 射线输出额（R/mA·min），其数值可由所用的 X 射线机所给出的输出额与管电压关系图确定；

I ——管电流（mA）；

t ——受照时间（min）；

R_0 ——X 射线输出额为 $\dot{X}_0$ 时离靶的距离（cm）；

R ——实际受照点离靶的距离（cm）。

计算时，还需注意管电压波形，半波 X 射线机的输出额为恒电位值的一半，而 X 射线机的关系图上的管电压均按恒定电位给出。

【例 3.4】一病人拍 X 光片，若病人距 X 射线机钨靶为 75 厘米，摄片曝光时间为 0.6 秒，已知管电压为 70 千伏（恒电位），管电流为 45 毫安，铝过滤片厚度为 1 毫米，估算病人正对着 X 射线的皮下组织的吸收剂量（忽略剂量随深度的减弱）。从所用 X 射线机的输出额与管电压的关系图中查出，当管电压为 70 千伏、铝过滤片厚度为 1 毫米、$R_0 = 100$ 厘米时，$\dot{X}_0 = 1\text{R} / \text{mA·min}$。

解：已知

$$I = 45\text{mA}, \quad t = 0.6\text{s} = 1/100\text{min}, \quad R = 75\text{cm}, \quad f \approx 9.5 \times 10^{-3}\text{Gy/R}$$

则有

$$D = f \dot{X}_0 I t (R_0 / R)^2 = 9.5 \times 10^{-3} \times 1 \times 45 \times 1/100 \times (100/75)^2 = 7.6 \times 10^{-3}\text{Gy}$$

3.3　带电粒子剂量的计算

带电粒子，特别是 β 射线及加速器产生的高能电子束，在工业、医学、辐射化学、放射生物学、核物理等领域有重要的应用。

3.3.1　单能电子及β射线的注量率与吸收剂量率的关系

单能电子束的吸收剂量率，可用电子在物质中的质量碰撞阻止本领来计算。只要知道某物质所接受的单能电子的注量率，便可由式（3.9）计算出该物质的吸收剂量率 $\dot{D}$：

$$\dot{D} = \varphi(S/\rho)_{col} \qquad (3.9)$$

式中，φ 为电子的注量率，单位为粒子/米^2·秒；$(S/\rho)_{col}$ 是能量为 E 的电子在指定物质中的质量碰撞阻止本领，单位为焦耳·米^2/千克；$\dot{D}$ 的单位是 Gy/s，$1Gy/s = 3.6 \times 10^6$ mGy/h。

表 3-2 给出了不同物质对不同能量的单能电子束的质量碰撞阻止本领。

表 3-2　不同物质对不同能量电子的质量碰撞阻止本领 $S_{碰撞}/\rho$

$10^{-15} \rm J \cdot m^2 \cdot kg^{-1}$

E (MeV)	碳	铝	铅	空气*	水	肌肉*	骨骼*	聚苯 乙烯	硅	氟化锂 (LiF)	软片* 乳胶
0.010	322.400	265.120	134.704	315.200	371.200	366.720	336.160	361.600	270.720	290.720	210.400
0.015	235.520	196.000	104.896	230.560	270.400	276.200	245.760	263.360	200.480	212.800	158.144
0.020	188.480	158.160	87.200	184.800	216.000	213.440	196.960	210.400	161.760	170.560	128.800
0.030	138.144	117.056	66.864	135.600	158.064	156.208	144.480	153.872	119.856	125.168	96.448
0.04	111.328	94.912	55.692	109.360	127.216	125.744	116.496	123.824	97.232	100.976	78.752
0.05	94.544	80.944	47.952	92.928	107.952	106.704	98.976	105.040	82.960	85.808	67.504
0.06	83.008	71.296	42.704	81.616	94.704	93.616	86.944	92.160	73.088	75.376	59.680
0.08	68.144	58.816	35.792	67.040	77.664	76.784	71.408	75.568	60.304	61.920	49.504
0.10	58.960	51.056	31.424	58.032	67.152	66.384	61.792	65.328	52.368	53.600	43.152
0.15	46.400	40.416	25.344	45.696	52.784	52.176	48.656	51.328	41.472	42.324	34.368
0.20	39.888	35.008	22.224	39.456	45.504	44.976	42.000	44.356	35.936	36.432	29.904
0.30	33.552	29.568	19.136	33.296	38.304	37.856	35.360	37.280	30.464	30.656	25.488
0.4	30.512	27.056	17.696	30.384	34.896	34.480	32.176	33.904	27.824	27.872	3.424
0.5	28.816	25.648	16.944	28.800	32.976	32.576	30.416	31.984	26.416	36.320	23.304
0.6	27.760	24.816	16.528	27.840	31.824	31.424	29.360	30.800	25.568	25.360	21.648
0.8	26.640	23.936	16.160	26.896	30.576	30.192	28.192	29.536	24.704	24.336	21.024
1.0	26.144	23.568	16.032	26.544	30.016	29.200	27.648	28.944	24.352	23.872	20.784
1.5	25.808	23.424	16.240	26.544	29.632	29.264	27.344	28.528	24.224	23.568	20.816
2.0	25.904	23.616	16.576	26.928	29.728	29.360	27.472	28.592	24.448	23.648	21.088
3.0	26.320	24.128	17.216	27.808	30.144	29.776	29.952	29.008	24.992	24.032	21.680
4	26.720	24.592	17.744	28.624	30.544	30.176	28.400	29.408	25.488	24.384	22.192
5	27.072	24.976	18.160	29.296	30.896	30.528	28.768	29.776	25.888	24.704	2.608
6	27.360	25.296	18.512	29.888	31.184	30.832	29.088	30.064	26.224	24.960	22.960
8	27.824	25.808	19.056	30.864	31.548	31.296	29.600	30.544	26.768	25.376	23.504
10	28.176	26.192	419.472	31.648	32.000	31.648	29.984	30.912	27.168	25.696	23.920
15	28.768	26.864	20.192	33.088	32.608	32.272	30.640	31.552	27.888	26.256	24.656
20	29.200	27.344	20.688	34.128	33.024	32.688	31.120	31.968	28.368	26.624	25.136
30	29.744	27.925	21.344	35.600	33.600	33.264	31.728	32.544	28.992	27.120	25.776
40	30.112	28.368	21.760	36.528	34.000	33.648	32.120	32.944	29.424	27.456	26.208
50	30.384	28.672	22.080	37.184	34.304	33.68	32.464	33.232	29.744	27.728	26.528
60	30.8524	28.928	22.336	37.680	34.560	34.208	32.720	33.488	30.000	27.936	26.784
80	30.976	29.296	22.704	38.400	34.960	34.608	33.120	33.872	30.384	28.256	27.168
100	31.248	29.548	22.976	38.928	35.264	34.912	33.424	34.160	30.672	28.512	27.456

注：表内值乘以 10^8，可化为以"尔格·厘米^2·克$^{-1}$"为单位的 $S_{碰撞}/\rho$ 值；

若乘以 0.0625×10^{15}，则化为以"兆电子伏·厘米^2·克$^{-1}$"为单位的 $S_{碰撞}/\rho$ 值。

*成分（按重量分数计）：空气——N0.755, O0.232, Ar0.013; 肌肉——H0.1020, C0.1230, N0.0350, O0.7290, Na0.0008, Mg0.0002, P0.0020, S0.0050, K0.0030; 骨骼——H0.064, C0.278, N0.027, O0.410, Mg0.002, P0.070, S0.002, Ca0.147; 胶片乳胶——H0.0141, C0.0723, N0.0193, O0.0661, S0.0019, Br0.3491, Ag0.4741, I0.0031.

[取自 ICRU 第 21 号报告：初始能量 1 到 50 兆电子伏电子的辐射剂量学（1972），中译本，原子能出版社，1977. 数值已经单位换算。]

【例 3.5】 若仪器测量工作人员体表某一点上能量为 5MeV 的单能电子束的注量率 $\varphi = 2.17 \times 10^5$ 粒子/米$^2\cdot$秒，计算工作人员体表上该点的吸收剂量率。

解：从表 3-2 可查出，当 $E = 5MeV$ 时，在肌肉中的质量碰撞阻止本领 $(S / \rho)_{col} = 30.528 \times 10^{-15} J\cdot m^2/kg$，则有

$$\dot{D} = 3.6 \times 10^6 \times 2.17 \times 10^5 \times 3.0528 \times 10^{-14} = 2.4 \times 10^{-2} \, mGy/h$$

计算单能电子吸收剂量率的公式也适用于 β 射线，但这时的 $(S / \rho)_{col}$ 是相对于 β 射线平均能量的质量碰撞阻止本领。β 射线的平均能量为最大能量的三分之一，即 $\bar{E}_\beta = E_{\beta max} / 3$。

β 放射源的剂量计算比 γ 源要复杂得多，这是因为 β 射线是连续谱，虽然它在物质中的减弱近似服从指数规律，但其散射作用明显。β 射线的散射不仅与空气的组分、离源的距离有关，而且还与源周围散射物的存在及放射源的几何形状、位置有关，很难用理论公式来描述散射的影响，因此，尚无满意的理论公式用于 β 源的剂量计算。

3.3.2　重带电粒子剂量的计算

1.　质量阻止本领法

（1）质量阻止本领的计算

按照公式直接计算带电粒子阻止本领是非常烦琐的，利用等效质子能量法计算质量阻止本领则既简便又精确。由式（1.9）可知，具有相同速度的两种带电粒子在同一种物质中的阻止本领之比，等于它们所带电荷数的平方之比。根据这一原理，就可以利用物质对质子的阻止本领计算对其他带电粒子的阻止本领了。

假设 M、E、υ、z 分别表示入射重带电粒子的质量、能量、速度和电荷数，M_p、z_p（$=1$）代表质子的质量和电荷数，并把速度等于 υ 时的质子能量称作等效质子能量，用 ε 表示，则有

$$\varepsilon = \frac{M_p}{M} \cdot E \tag{3.10}$$

表 3-3 给出了不同能量的质子在不同材料中的质量阻止本领。从表中查出质子能量为 ε 时在所求物质中的质量阻止本领值 $(S / \rho)_\varepsilon$，这样就可求出入射重带电粒子在所求物质中的质量阻止本领：

$$\frac{S}{\rho} = \left(\frac{z}{z_p}\right)^2 \left(\frac{S}{\rho}\right)_p = z^2 \left(\frac{S}{\rho}\right)_p \tag{3.11}$$

【例 3.6】 求能量为 100MeV 的 α 粒子在铝中的质量阻止本领。

解：质子和 α 粒子的质量比：

$$\frac{M_p}{M} = \frac{1836}{7294} = \frac{1}{3.973}$$

由式（3.10）可知等效质子能量为

$$\varepsilon = \frac{M_p}{M} E = \frac{100}{3.973} = 25.17 \, MeV$$

查表 3-3 可知此时质子的质量阻止本领：

$$\left(\frac{S}{\rho}\right)_p \approx 16.5 \text{MeV} \cdot \text{cm}^2/\text{g} = 2.64 \times 10^{-13} \text{J} \cdot \text{m}^2/\text{kg}$$

对 α 粒子，$z=2$，由式（3.11）得

$$\frac{S}{\rho} = z^2\left(\frac{S}{\rho}\right)_p = 4 \times 2.64 \times 10^{-13} = 1.056 \times 10^{-12} \text{J} \cdot \text{m}^2/\text{kg}$$

表 3-3 中质子在不同材料中的质量阻止本领 S/ρ 的数据是以 $\text{MeV} \cdot \text{cm}^2/\text{g}$ 为单位给出的，若以 $\text{J} \cdot \text{m}^2/\text{kg}$ 为单位，应将表中的数值乘以 1.60×10^{-14}。材料包括 Be、石墨、水、Al、Cu、Ag、Pb，质子能量从 1MeV 到 1000MeV 不等。

表 3-3 质子在不同材料中的质量阻止本领 S/ρ

（若以焦耳·米^2/千克为单位，应将表中数值乘以 1.60×10^{-14}） $\text{MeV} \cdot \text{cm}^2/\text{g}$

E (MeV)	S/ρ						
	Be	石墨	水	Al	Cu	Ag	Pb
1.0	222.54	229.41	271.30	173.86	120.51	92.06	62.87
1.1	208.08	214.94	253.40	13.88	114.25	87.71	60.15
1.2	195.57	202.42	237.96	155.10	108.75	83.82	57.71
1.3	184.63	191.51	224.52	147.33	103.87	80.45	55.52
1.4	174.97	181.85	212.70	140.38	99.49	77.40	53.52
1.5	166.36	173.24	202.23	134.15	95.53	74.60	51.75
1.6	158.64	165.51	192.90	128.52	92.01	72.02	50.20
1.7	151.67	158.52	184.48	123.40	88.81	69.62	48.73
1.8	145.35	152.16	176.88	118.72	85.83	67.39	47.33
1.9	139.59	146.35	169.96	114.43	83.06	65.39	46.01
2.0	134.32	141.01	163.62	110.48	80.48	63.56	44.76
2.1	129.46	136.09	157.80	106.81	78.06	61.83	43.57
2.2	124.98	131.55	152.42	103.42	75.79	60.22	42.45
2.3	120.83	127.33	147.44	100.27	73.66	58.69	41.48
2.4	116.98	123.41	142.80	97.33	71.73	57.25	40.57
2.5	113.38	119.76	136.49	94.57	69.93	55.91	39.70
2.6	110.02	116.33	134.45	91.99	68.22	54.65	38.87
2.7	106.88	113.11	130.67	89.56	66.60	53.45	38.07
2.8	103.93	110.09	127.12	87.28	65.06	52.32	37.31
2.9	101.15	107.25	123.77	85.12	63.60	51.24	36.59
3.0	98.53	104.56	120.61	83.09	52.21	50.21	35.91
3.1	96.05	102.02	117.64	81.16	60.89	49.23	35.28
3.2	93.71	99.61	114.82	79.32	59.65	48.30	34.67
3.3	91.49	97.32	112.15	77.59	58.47	47.41	34.08
3.4	89.39	95.14	109.61	75.93	57.34	46.56	33.52
3.5	87.40	93.07	107.20	74.36	56.26	45.74	32.98
3.6	85.49	91.09	104.90	72.85	55.22	44.96	32.45
3.7	83.67	89.21	102.71	71.42	54.23	44.20	31.95
3.8	81.94	87.41	100.562	70.04	53.27	43.48	31.48
3.9	80.28	85.69	98.62	68.73	52.35	42.79	31.02
4.0	78.70	84.04	96.71	67.47	51.48	42.12	30.57
4.1	77.18	82.46	94.88	66.26	50.64	41.48	30.15
4.2	75.73	80.94	93.12	65.10	49.83	40.86	29.73
4.3	74.33	79.49	91.44	63.98	49.04	40.26	29.33
4.4	73.00	78.09	89.81	62.91	48.29	39.68	28.94
4.5	71.71	76.75	83.26	61.87	47.56	39.12	28.57

E (MeV)	S/ρ						
	Be	石墨	水	Al	Cu	Ag	Pb
4.6	70.47	75.45	86.76	60.88	46.86	38.58	28.21
4.7	69.28	74.21	85.31	59.92	46.18	38.06	27.86
4.8	68.13	73.00	83.92	58.99	45.52	37.56	27.52
4.9	67.02	71.84	82.57	58.10	44.89	37.07	27.20
5.0	65.96	70.72	81.27	57.23	44.27	36.60	26.88
5.5	61.13	65.65	75.40	53.31	41.47	34.43	25.42
6.0	57.02	61.32	70.39	49.95	39.04	32.53	24.12
6.5	53.47	57.57	66.06	47.04	36.92	30.34	22.98
7.0	50.37	54.29	62.27	44.48	35.04	29.35	21.95
7.5	47.64	51.40	58.93	42.21	33.37	28.03	21.03
8.0	45.22	48.83	55.96	40.19	31.87	26.83	20.20
8.0	45.223	48.828	55.964	40.190	31.868	26.833	20.204
8.5	43.056	46.530	53.308	38.373	30.514	25.748	19.448
9.0	41.106	44.452	50.914	36.731	29.285	24.757	18.754
9.5	39.340	42.568	48.744	35.239	28.163	23.852	18.114
10.0	37.732	40.852	46.768	33.875	27.134	23.022	17.528
10.5	36.203	39.281	44.960	32.625	26.187	22.256	16.984
11.0	34.914	37.838	43.299	31.474	25.311	21.544	16.478
11.5	33.671	36.507	41.768	30.410	24.499	20.883	16.005
12.0	32.522	35.276	40.351	29.424	23.745	20.268	15.563
12.5	31.456	34.132	39.041	28.506	23.042	19.693	15.150
13.0	30.464	33.068	37.817	27.651	22.384	19.154	14.761
13.5	29.538	32.074	36.675	26.850	21.767	18.648	14.395
14.0	28.673	31.144	35.606	26.100	21.188	18.171	14.049
14.5	27.861	30.272	34.603	25.396	20.643	17.722	13.722
15.0	27.099	29.452	33.662	24.732	20.128	17.298	13.412
15.5	26.382	28.680	32.774	24.106	19.642	16.897	13.119
16.0	25.705	27.951	31.938	23.515	19.181	18.516	12.841
16.5	25.065	27.262	31.147	22.955	18.745	16.154	12.577
17.0	24.460	26.610	30.398	22.424	18.330	15.810	12.325
17.5	23.886	25.992	29.688	21.920	17.936	15.482	12.084
18.0	23.341	25.404	29.014	21.441	17.560	15.170	11.854
18.5	22.823	24.845	28.372	20.984	17.202	14.872	11.633
19.0	22.330	24.313	27.762	20.549	16.861	14.587	11.422
19.5	21.860	23.806	27.180	20.134	16.534	14.314	11.220
20.0	21.412	23.322	26.624	19.737	16.221	14.053	11.025
21	20.573	22.416	25.585	18.993	15.635	13.562	10.658
22	19.805	21.585	24.633	18.311	15.095	13.108	10.319
23	19.097	20.820	23.756	17.681	14.596	12.689	10.003
24	18.444	20.113	22.946	17.098	14.133	12.299	9.710
25	17.839	19.458	22.195	16.557	13.702	11.936	9.437
26	17.276	18.849	21.497	16.053	13.301	11.596	9.181
27	16.752	18.281	20.846	15.582	12.925	11.279	8.941
28	16.262	17.750	20.239	15.142	12.573	10.980	8.715
29	15.804	17.253	19.669	14.729	12.243	10.700	8.502
30	15.373	16.786	19.135	14.341	11.932	10.435	8.301
31	14.968	16.347	18.632	13.976	11.638	10.185	8.110
32	14.587	15.933	18.158	13.631	11.361	9.949	7.930
33	14.227	15.542	17.710	13.305	11.098	9.725	7.759
34	13.886	15.172	17.287	12.996	10.849	9.513	7.597
35	13.563	14.821	16.886	12.703	10.613	9.311	7.442
36	13.257	14.489	16.506	12.425	10.388	9.119	7.295
37	12.966	14.173	16.144	12.161	10.175	8.936	7.154
38	12.689	13.872	15.800	11.909	9.971	8.761	7.020
39	12.426	13.586	15.473	11.669	9.776	8.594	6.891
40	12.175	13.313	15.160	11.439	9.590	8.435	6.768
41	11.935	13.052	14.862	11.220	9.412	8.282	6.650
42	11.705	12.802	14.577	11.011	9.242	8.136	6.537

E (MeV)	S/ρ						
	Be	石墨	水	Al	Cu	Ag	Pb
42	11.705	12.802	14.577	11.011	9.242	8.136	6.537
43	11.486	12.563	14.304	10.810	9.079	7.995	6.429
44	11.275	12.335	14.042	10.619	8.922	7.861	6.324
45	11.074	12.115	13.791	10.434	8.772	7.731	6.224
46	10.880	11.905	13.551	10.257	8.627	7.607	6.127
47	10.691	11.703	13.320	10.086	8.488	7.487	6.034
48	10.516	11.508	13.098	9.922	8.354	7.371	5.945
49	10.44	11.321	12.884	9.765	8.225	7.260	5.858
50	10.176	11.141	12.678	9.613	8.101	7.153	5.775
52.5	9.791	10.718	12.195	9.256	7.809	6.900	5.578
55	9.435	10.332	11.754	8.929	7.541	6.668	5.396
57.5	9.109	9.976	11.348	8.628	7.294	6.454	5.229
60	8.808	9.648	10.973	8.350	7.065	6.56	5.074
62.5	8.530	9.345	10.627	8.092	6.853	6.072	4.929
65	8.272	9.063	10.305	7.853	6.656	5.900	4.796
67.5	8.031	8.801	10.006	7.631	6.472	5.741	4.669
70	7.807	8.556	9.727	7.422	6.300	5.591	4.551
72.5	7.597	8.327	9.465	7.228	6.139	5.451	4.440
75	7.400	8.113	9.220	7.045	5.988	5.319	4.336
77.5	7.215	7.911	8.990	6.873	5.845	5.194	4.238
80	7.042	7.721	8.774	6.711	5.711	5.077	4.145
82.5	6.877	7.512	8.570	6.558	5.584	4.966	4.057
85	6.723	7.373	8.377	6.414	5.464	4.862	3.974
87.5	6.576	7.213	8.194	6.277	5.350	4.762	3.895
90	6.437	7.061	8.021	6.147	5.242	4.668	3.820
92.5	6.305	6.917	7.857	6.024	5.140	4.578	3.748
95	6.180	6.780	7.701	5.907	5.042	4.493	3.680
97.5	6.060	6.650	7.552	5.795	4.949	4.411	3.615
100	5.947	6.526	7.411	5.689	4.860	4.333	3.553
105	5.735	6.294	7.147	5.491	4.694	4.188	3.437
110	5.541	6.082	6.906	5.309	4.543	4.055	3.331
115	5.364	5.888	6.684	5.143	4.403	3.932	3.233
120	5.200	5.709	6.481	4.989	4.274	3.819	3.142
125	5.049	5.544	6.292	4.847	4.155	3.715	3.058
130	4.909	5.391	6.118	4.715	4.045	3.617	2.980
135	4.779	5.248	5.956	4.593	3.942	3.527	2.908
140	4.657	5.116	5.804	4.478	3.846	3.442	2.840
145	4.544	4.992	5.663	4.372	3.756	3.363	2.776
150	4.438	4.875	5.531	4.272	3.672	3.289	2.716
155	4.338	4.767	5.407	4.178	3.593	3.219	2.660
160	4.245	4.664	5.290	4.089	3.518	3.153	2.607
165	4.157	4.568	5.181	4.008	3.448	3.092	2.557
170	4.073	4.477	5.077	3.928	3.382	3.092	2.510
175	3.995	4.391	4.979	3.853	3.319	3.033	2.465
180	3.921	4.309	4.887	3.783	3.260	2.978	2.423
185	3.850	4.232	4.799	3.716	3.204	2.925	2.382
190	3.783	4.159	4.715	3.653	3.150	2.875	2.344
						2.828	
190	3.783	4.159	4.715	3.653	3.150	2.828	2.344
195	3.720	4.089	4.636	3.593	3.099	2.783	2.308
200	3.659	4.023	4.561	3.535	3.051	2.740	2.273
205	3.602	3.960	4.489	3.481	3.005	2.699	2.240
210	3.547	3.900	4.421	3.429	2.960	2.660	2.208
215	3.494	3.842	4.355	3.379	2.918	2.623	2.178
220	3.444	3.787	4.293	3.332	2.878	2.588	2.149
225	3.396	3.735	4.233	3.289	2.840	2.553	2.121
230	3.350	3.684	4.176	3.243	2.803	2.521	2.095
235	3.306	3.636	4.121	3.201	2.767	2.489	2.069
240	3.264	3.590	4.068	3.161	2.733	2.459	2.045

E （MeV）	S/ρ						
	Be	石墨	水	Al	Cu	Ag	Pb
245	3.223	3.545	4.018	3.122	2.701	2.430	2.021
250	3.184	3.503	3.969	3.085	2.669	2.403	1.999
255	3.147	3.462	3.922	3.050	2.639	2.376	1.977
260	3.111	3.422	3.878	3.016	2.610	2.350	1.956
265	3.076	3.384	3.834	2.983	2.582	2.325	1.936
270	3.043	3.348	3.793	2.951	2.555	2.301	1.917
275	3.010	3.312	3.753	2.920	2.529	2.278	1.898
280	2.979	3.278	3.714	2.891	2.504	2.256	1.880
285	2.949	3.245	3.676	2.862	2.480	2.235	1.862
290	2.920	3.214	3.640	2.835	2.457	2.214	1.845
295	2.892	3.183	3.605	2.808	2.434	2.194	1.829
300	2.865	3.153	3.572	2.782	2.412	2.174	1.813
310	2.814	3.097	3.508	20733	2.370	2.137	1.783
320	2.766	3.044	3.447	2.687	2.331	2.103	1.755
330	2.720	2.994	3.391	2.644	2.295	2.070	1.728
340	2.678	2.947	3.338	2.604	2.260	2.039	1.703
350	2.637	2.903	3.2188	2.565	2.228	2.011	1.680
360	2.599	2.862	3.240	2.529	2.197	1.983	1.658
370	2.564	2.822	3.196	2.495	2.168	1.958	1.637
380	2.530	2.785	3.153	2.463	2.141	1.933	1.617
390	2.497	2.750	3.113	2.432	2.115	1.910	1.598
400	2.467	2.717	3.075	2.403	2.090	1.888	1.580
410	2.438	2.685	3.039	2.376	2.066	1.867	1.563
420	2.410	2.655	3.005	2.349	2.044	1.847	1.547
430	2.384	2.626	2.972	2.325	2.023	1.828	1.531
440	2.359	2.598	2.941	2.301	2.003	1.810	1.517
450	2.335	2.572	2.911	2.278	1.983	1.793	1.503
460	2.313	2.547	2.883	2.256	1.965	1.777	1.489
470	2.291	2.523	2.856	2.236	1.947	1.761	1.477
480	2.270	2.501	2.830	2.216	1.930	1.746	1.464
490	2.250	2.7479	2.805	2.197	1.914	1.732	1.453
500	2.231	2.458	2.781	.179	1.899	1.718	1.442
510	2.213	2.438	2.758	2.162	1.884	1.705	1.431
520	2.195	2.419	2.737	2.145	1.870	1.693	1.421
530	2.179	2.400	2.716	2.129	1.856	1.681	1.411
540	2.162	2.383	2.696	2.114	1.843	1.669	1.401
540	2.162	2.383	2.696	2.114	1.843	1.669	1.401
550	2.147	2.366	2.676	2.099	1.831	1.658	1.392
560	2.132	2.349	2.658	2.085	1.819	1.647	1.384
570	2.118	2.334	2.640	2.071	1.807	1.637	1.375
580	2.104	2.319	2.623	2.058	1.796	1.627	1.367
590	2.091	2.304	2.606	2.045	1.786	1.618	1.360
600	2.078	2.290	2.590	2.033	1.775	1.609	1.352
610	2.065	2.276	2.575	2.022	1.765	1.600	1.345
620	2.054	2.263	2.560	2.010	1.756	1.591	1.338
630	2.042	2.251	2.546	1.999	1.747	1.583	1.331
640	2.031	2.239	2.532	1.989	1.738	1.575	1.325
650	2.020	2.227	2.518	1.979	1.729	1.567	1.319
660	2.010	2.216	2.506	1.969	1.721	1.560	1.313
670	2.000	2.205	2.493	1.960	1.713	1.553	1.307
680	1.990	2.194	2.481	1.950	1.705	1.546	1.302
690	1.981	2.184	2.470	1.942	1.698	1.540	1.296
700	1.972	2.174	2.485	1.933	1.690	1.533	1.291
710	1.963	2.165	2.447	1.925	1.683	1.527	1.286
720	1.955	2.155	2.437	1.917	1.677	1.521	1.281
730	1.947	2.146	2.427	1.909	1.670	1.515	1.276
740	1.939	2.138	2.417	1.902	1.664	1.510	1.272

E (MeV)	S/ρ						
	Be	石墨	水	Al	Cu	Ag	Pb
750	1.931	2.129	2.407	1.894	1.658	1.504	1.268
760	1.924	2.121	2.398	1.887	1.652	1.499	1.263
770	1.916	2.113	2.389	1.880	1.646	1.494	1.259
780	1.909	2.106	2.380	1.874	1.640	1.489	1.255
790	1.903	2.098	2.372	1.867	1.635	1.484	1.251
800	1.896	2.091	2.363	1.861	1.630	1.480	1.248
810	1.890	2.084	2.356	1.855	1.625	1.475	1.244
820	1.883	2.077	2.348	1.849	1.620	1.471	1.241
830	1.877	2.071	2.340	1.844	1.615	1.466	1.237
840	1.871	2.064	2.333	1.838	1.610	1.462	1.234
850	1.866	2.058	2.326	1.833	1.606	1.458	1.231
860	1.860	2.052	2.319	1.828	1.601	1.455	1.228
870	1.855	2.046	2.312	1.823	1.597	1.451	1.225
880	1.850	2.040	2.306	1.818	1.593	1.447	1.222
890	1.845	2.035	2.299	1.813	1.589	1.444	1.219
900	1.840	2.029	2.293	1.808	1.585	1.440	1.216
910	1.835	2.024	2.287	1.804	1.581	1.437	1.213
920	1.830	2.019	2.282	1.800	1.578	1.434	1.211
930	1.826	2.014	2.276	1.795	1.574	1.431	1.208
940	1.821	2.009	2.270	1.791	1.571	1.428	1.206
950	1.817	2.005	2.265	1.787	1.567	1.425	1.204
960	1.813	2.000	2.260	1.783	1.564	1.422	1.201
970	1.809	1.996	2.255	1.779	1.561	1.419	1.199
980	1.805	1.991	2.250	1.776	1.558	1.416	1.197
990	1.801	1.987	2.245	1.772	1.555	1.414	1.195
1000	1.797	1.983	2.240	1.769	1.552	1.411	1.193

（2）剂量计算

重带电粒子在物质中的能量损失与电子的能量损失类似，主要途径是通过电离与激发，因此计算剂量当量率的公式形式也是一样的：

$$\dot{H} = \varphi Q\left(\frac{S}{\rho}\right) \tag{3.12}$$

式中，φ 为重带电粒子的注量率，单位为粒子/米$^2\cdot$秒；S/ρ 是能量为 E 的重带电粒子在物质中的质量阻止本领，单位为焦耳$\cdot$米^2/千克；Q 为品质因数，其值可从品质因数与能量的关系图中查出，如图 3-3 所示。$\dot{H}$ 的单位是 Sv/s，$1\text{Sv/s} = 3.6\times10^6\text{mSv/h}$。式（3.12）原则上适用于一切重带电粒子的剂量计算，在进行外照射剂量计算时，还应考虑粒子的能量和种类，如 5MeV 以下的 α 粒子和 2MeV 以下的质子，几乎都不能穿透皮层，可不予计算。

【例 3.7】 已知 α 粒子的能量为 100MeV，$\varphi = 10^7$ 粒子/米$^2\cdot$秒，求在人体组织中的剂量当量率。

解： 例 3.6 中已算出 100MeV 的 α 粒子的等效质子能量 $\varepsilon = 25.17\text{MeV}$，由于人体组织的有效原子序数及平均原子量与水相近，所以可用水中的质量阻止本领代替人体组织中的质量阻止本领，从质子在不同材料中的质量阻止本领（S/ρ）数据表可查出 $(S/\rho)_\text{p} = 22.073\times1.6\times10^{-14} = 3.532\times10^{-13}\text{J}\cdot\text{m}^2/\text{kg}$，因此 α 粒子在软组织中的质量阻止本领为

$$S/\rho = z^2(S/\rho)_\varepsilon = 4\times3.532\times10^{-13} = 1.413\times10^{-12}\text{J}\cdot\text{m}^2/\text{kg}$$

从品质因数与能量的关系图可查出 $Q = 2.7$，又已知 $\varphi = 10^7$ 粒子/米$^2\cdot$秒，则有

$$\dot{H} = 3.6\times10^6\times10^7\times1.413\times10^{-12}\times2.7 = 137\text{mSv/h}$$

带电粒子的品质因数与能量的关系图 3-3 中给出了电子、μ 子、π 介子、K 介子、质子、氘核、氚核、³He 离子、α 粒子的品质因数，能量范围为 0.1～100MeV，品质因数范围为 1～20。

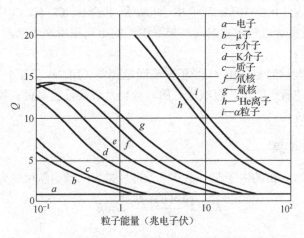

图 3-3　带电粒子的品质因数与能量的关系

2. 剂量换算因子法

为方便计算，通过实验或理论计算，求出相当于每小时 1 毫雷姆所需的粒子注量率 φ_0，或者求出每单位注量率对剂量的贡献 d，φ_0 或 d 称作剂量转换因子。对给定的注量率 φ，便可由式（3.13）求出重带电粒子的剂量当量率：

$$\dot{H} = 10^{-2} \varphi / \varphi_0 \quad (\text{mSv/h}) \tag{3.13}$$

式中，φ——重带电粒子的注量率，单位：粒子/米²·秒；

　　　φ_0——剂量换算因子，单位：[（粒子/米²·秒）/（毫雷姆/小时）]。

表 3-4 给出了不同能量下质子的剂量换算因子。

表 3-4　质子的剂量换算因子

质子能量 MeV	φ_0 $10^4 \times$（质子/米²·秒）/（毫雷姆/小时）	质子能量 MeV	φ_0 $10^4 \times$（质子/米²·秒）/（毫雷姆/小时）
2	0.4	6×10^2	2.4
1×10^2	0.41	8×10^2	2.2
1.5×10^2	0.42	1×10^3	2.0
2×10^2	0.43		
2.5×10^2	2.10	1.5×10^3	1.6
3×10^2	2.40	2×10^3	1.4
4×10^2	2.50	3×10^3	1.1

3.4　中子剂量的计算

中子和 X、γ 射线都属于间接致电离粒子。能量较高的快中子照射到人体上，通过与人体组织中的 H、C、N、O 等原子核的弹性和非弹性碰撞，不断地把能量传递给组织而被慢化，当中子慢化到热能范围时，会通过 $^1H(n,\gamma)D$ 和 $^{14}N(n,p)^{14}C$ 等反应被吸收。中子的吸收剂量应是快中子慢化过程和热中子俘获过程中由组织吸收的总能量。

在较高能量范围内（0.5～10MeV），中子与组织中的 H、C、N、O 等元素发生弹性碰撞，大约有 90%以上的剂量是这些元素的反冲核对组织的电离作用产生的，其中由反冲质子产生的剂量约占 70%～80%。

中子的剂量采用剂量当量（用 Q 修正）或当量剂量（用 W_R 修正）来表示。计算中子剂量时，必须知道中子注量、能谱、组织成分的百分比及各种反应截面。精确计算是很复杂的，常用的方法有以下两种。

3.4.1　用比释动能计算

对具有连续能量谱分布的中子源，由式（2.36）知其比释动能可写为

$$K = \int \frac{\mathrm{d}\phi(E)}{\mathrm{d}E}\left(\frac{\mu_{tr}}{\rho}\right)E\mathrm{d}E \tag{3.14}$$

由 2.3 节知，在带电粒子平衡条件下，比释动能等于吸收剂量。积分函数再乘以与该能量相应的有效品质因数 $\bar{Q}$，就可得到与该能量相应的中子剂量当量值，即

$$H = \int \frac{\mathrm{d}\phi(E)}{\mathrm{d}E}\left(\frac{\mu_{tr}}{\rho}\right)E\bar{Q}\mathrm{d}E \tag{3.15}$$

中子在不同能量下的有效品质因数 $\bar{Q}$ 可从图 3-4 中查到。实际计算时，可以把式（3.15）中的积分改写成求和，就是将已知的中子源的能谱分成许多相等的能量间隔（如 $\Delta E = 100\mathrm{keV}$），从能谱上查出能量在 $E_i \sim E_i + \Delta E$ 之间的中子分数，乘以总的中子注量 ϕ，便得到在此能量间隔的中子注量 $[\mathrm{d}\phi(E)/\mathrm{d}E]\Delta E$]，再从相关的核数据表中查出与 E_i 对应的 (μ_{tr}/ρ) 值，并从图 3-4 查出相应的 $\bar{Q}_i$ 值，由此可算出 ΔH_i 。依次类推，最后对全能谱内计算的 ΔH_i 求和，便是 H 值。能量间隔划分得越小，计算值就越精确。如果用辐射权重因子 W_R 代替品质因数 Q，得到的结果是当量剂量 H_T。

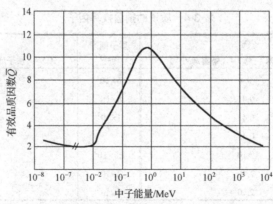

图 3-4　中子的有效品质因数与中子能量的关系

3.4.2　用剂量换算因子计算

已知某一中子源（和它的中子平均能量 $\bar{E}_n$）或确定能量中子的注量率 φ，再查出 d_H 就可按式（3.16）求出中子的剂量当量率 $\dot{H}$：

$$\dot{H} = \varphi d_H \quad \text{(Sv/s)} \tag{3.16}$$

表 3-5 所示为单能中子和各种常用同位素中子源的剂量换算因子 d_H。

表 3-5　各种中子源的剂量换算因子（s^{-1}）

中子能量 E_n/MeV	剂量换算因子 d_H $\times 10^{-15}$ Sv·m²/n	有效品质因数 $\bar{Q}$	中子能量 E_n/MeV	剂量换算因子 d_H $\times 10^{-15}$ Sv·m²/n	有效品质因数 $\bar{Q}$
2.5×10^{-8}	1.068	2.3	Po-B $\bar{E}=2.8$	33.1	8.0
1×10^{-7}	1.157	2			
1×10^{-6}	1.268	2	Po-Be $\bar{E}=4.2$	35.5	7.5
1×10^{-5}	1.208	2			
1×10^{-4}	1.157	2			
1×10^{-3}	1.029	2	Ra-Be $\bar{E}_n=3.9$	34.5	7.3
1×10^{-2}	0.992	2			
1×10^{-1}	5.787	7.4	Am-Be $\bar{E}_n=4.5$	39.5	7.4
5×10^{-1}	19.84	11			
1	32.68	10.6	Pu-Be $\bar{E}=4.5$	35.2	7.5
2	39.68	9.3			
5	40.65	7.8	Cf-252 $\bar{E}_n=2.13$	33.21	9.15
10	40.85	6.8			
20	42.74	6.0			
50	45.54	5.0			

【例 3.8】 求离中子发射率为 2.5×10^6 中子/秒的钋-铍源 0.3 米处的剂量当量率。

解： 已知 $A=2.5\times10^6$ 中子/秒，$R=0.3$ 米，查得 Po-Be 中子源的 $d_H=35.5\times10^{-15}$ 希·米²/中子·米²，则

$$\dot{H} = \phi d_H = \left(\frac{A}{4\pi R^2}\right)^2 d_H = 7.85\times10^{-8}\text{Sv}\cdot\text{s}^{-1}$$

习 题 3

1. 选择填空题

(1) 特征 X 射线的能量是由（原子，轨道电子）的能级决定的。

(2) X 射机产生的标识辐射，其能量是由（管电压，靶材料）决定的。

(3) β射线的质量碰撞阻止本领应按（$E_{\beta\max}$，$\bar{E}_\beta$）来求得。

(4) 在带电粒子剂量当量率的计算公式中，有系数 3.6×10^6 时，单位是（　　　），无系数时，单位是（　　　）。

(5) 等效质子能量法的原理是：速度相同的两种带电粒子在相同物质中的阻止本领之比等于（　　　）。

2. 在 ^{137}Cs γ源（$E_\gamma=662$keV）辐射场中某点处测得的注量率为 2×10^7 光子/米²·秒，求该点的吸收剂量率和照射量率。

3. 计算 5Ci ^{137}Cs 源在 200cm 处的照射率，并求出在该点处的空气和皮下组织的吸收剂量率。

4. 计算一万克镭当量的 ^{137}Cs 辐照源在 2m 处的照射率和空气的吸收剂量率，该源相当于多少居里？

5. 计算一万克镭当量的 ^{60}Co 辐照源在 2m 处的照射率和空气的吸收剂量率，该源相当于多少居里？

6. 在人体表面某点测得的能量为 3 MeV 的单能电子束的注量率 $\varphi = 2 \times 105$ 粒子/米$^2 \cdot$秒，求该点处肌肉的吸收剂量率。

7. 在空气中某处测得的能量为 3MeV 的 β射线的注量率 $\varphi = 2 \times 105$ 粒子/米$^2 \cdot$秒，求该处空气的吸收剂量率。

8. 计算能量为 10MeV、通量密度为 $\varphi = 107$ 粒子/米$^2 \cdot$秒的 α 粒子在人体组织中的吸收剂量率和剂量当量率。

9. 计算离中子发射率为 3.14×106 中子/秒的 Am-Be 中子源 50cm 处的剂量当量率。

10. 计算能量为 100MeV、通量密度为 4.1×106 粒子/米$^2 \cdot$秒的质子流所产生的剂量当量率。

第4章 辐射的生物效应

4.1 细胞的辐射效应

细胞的辐射效应是放射生物学和放射医学的核心内容之一。电离辐射所导致的人体的急性和慢性损伤、早期和远期效应，都以辐射对细胞的损伤作用为基础。辐射对细胞的损伤效应不仅与细胞的类型有关，而且也与受照射细胞所处的周期时相有关；还与辐射性质、照射剂量、剂量率、一次或多次、分隔或连续照射等因素有关。

4.1.1 细胞的活性与细胞周期

1. 细胞的组成与DNA

一切有生命特征的动物、植物都是由细胞组成的。细胞是生物机体的形态结构和生命活动的基本单位。所有哺乳动物细胞的内部结构都有一定的共同特征：细胞是由许多生化物质，如蛋白质、核酸、酶、脂质、糖及无机离子和水精巧组成的超分子体系的高级结构。细胞的基本组成如图 4-1 所示，包括有功能的细胞核，包围在细胞核外的核膜。细胞核周围是液状细胞质和细胞膜，细胞膜形成细胞外壁。

细胞核内包含有染色体（Chromosome），染色体是细胞核内一种细小线状结构的物质，由蛋白质和脱氧核糖核酸（DNA，Deoxyribonucleic Acid）所组成。染色体是遗传物质的主要载体，是生物遗传、变异的物质基础。人类的细胞内通常含有 46 个染色体，包含着细胞为执行自己的功能和自身繁殖所需要的全部信息。DNA 分子量可达$10^6 \sim 10^8$，具有双

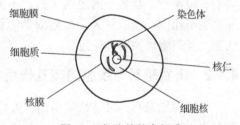

图 4-1　细胞的基本组成

股螺旋结构，是由以糖-磷酸为骨架的两条多核苷酸长链环绕同一长轴扭成的。遗传物质绝大部分携带在染色体上，其功能单位是基因（Gene）。一般来讲，染色体就是基因的线型集合体。因此基因是染色体有遗传功能的片断，是遗传物质的基本功能单位，决定遗传特性的不同基因定位在 DNA 分子的不同区段上。曾有人估计，在人类一个细胞的染色体上总共有 4 万多个基因。

细胞质起新陈代谢的作用，吸收和分解食物并将其转化为能量和小分子物质，进而再转化成供给细胞自身维持其生存和繁衍所需要的复杂分子。

2. 细胞的分裂与细胞周期

细胞是可繁殖、可再生的有寿命的生命单元。人体不同类型细胞的寿命可在几小时到很多年之间变化。细胞的繁殖分为有丝分裂（Mitotic Division）和减数分裂（Meiotic Division）两种。

哺乳动物通过有丝分裂增殖、传代，一个细胞分裂成两个子细胞，且与原细胞相同，各自从母细胞获得相同的遗传物质。子细胞构成新的一代，再经过一段时间以后，子细胞成为母细胞又进行下一次分裂，此过程周而复始。细胞动力学即是研究细胞生成、代谢、增殖、分化成熟、衰老死亡和细胞更新换代等细胞发生、发展规律的科学。而细胞增殖是在不断更新的细胞群体中，在任何时间均有较多的细胞进行 DNA 合成，并有一定数量的核分裂相（phase）。核分裂相越多，则细胞的增殖越迅速。

减数分裂是生物体生殖细胞在成熟过程中产生配子之前所特有的一种有丝分裂。细胞经过减数分裂后，其染色体数目由原来的二倍体 Diploid-2n（如人体为 46 个）减少一半，成为单倍体 Haploid-n（人体为 23 个），因此称为减数分裂。减数分裂包括两次连续的细胞分裂，即第一次成熟分裂和第二次成熟分裂，其间为分裂间期（Interkinesis）。细胞经两次分裂后染色体只复制一次，形成单倍体配子，当两个配子结合后形成合子时，又恢复为二倍体，如人的受精卵又含有 46 个染色体。受精卵是含有从每个母体带来遗传物质的新细胞，胚胎及后代就是由这种单细胞受精卵发育起来的。

细胞周期（Cell Cycle）是指细胞一次分裂结束到下一次分裂终止所经历的过程，又称分裂周期（Mitotic Cycle，Generation Cycle，Cell Generative Cycle）或细胞生活周期（Life Cycle），所需的时间称为细胞周期时间（Cell Cycle Time，Generation Time）。细胞周期可分为 4 期：（1）G_1 期（G_1 Phase），从前一次有丝分裂完成到 DNA 复制之前的间隙时间；（2）S 期（S Phase），DNA 复制时期；（3）G_2 期（G_2 Phase），从 DNA 复制完成到有丝分裂开始的间隙时间；（4）M 期（M Phase），从细胞分裂到结束。M 期又分 4 个阶段：分裂前期（Prophase）、中期（Metaphase）、后期（Anaphase）和末期（Telophase）。各种哺乳动物细胞在体内的细胞周期长短不一，自数小时至若干月。不同种系、不同组织及病理性的哺乳动物细胞，其细胞周期也不相同，一般认为，细胞周期的长短可反映细胞分裂的频率，增殖率高的组织或肿瘤细胞，其细胞周期明显缩短。

4.1.2　电离辐射与细胞的相互作用

核辐射能量高，可使物质电离。人体细胞主要由水组成，水约占人体重量的 75%～80%。辐射损伤在很大程度上是由水分子受辐射作用发生分解造成的。水分子的分解电离会使分子发生变化并形成对染色体有害的化学物质，引起细胞的结构和功能的改变，进而引发人体的一些临床症状，如呕吐、腹泻、白内障、癌症等。核辐射对人体的损伤过程是极其复杂的，总结起来，大致可以分为以下 4 个阶段。

1. 最初的物理阶段

最初的物理阶段持续时间很短，约 10^{-16} s，这一阶段发生的是能量传递过程，辐射能传递给介质，引起细胞内分子或原子的电离或激发。水在辐射作用下电离成 H_2O^+ 和 e^-：

$$H_2O \rightarrow H_2O^+ + e^- \qquad (4.1)$$

2. 物理化学阶段

物理化学阶段发生在最初的物理阶段之后，持续时间略长，约 10^{-6} s。在这段时间，最初的物理阶段生成的离子与其他水分子相互作用形成了一些新的产物。电离生成的带正电的水离子（H_2O^+）不稳定，在水中解离为氢离子（H^+）和不带电的羟基（$\cdot OH$），也叫氢氧自由基：

$$H_2O^+ \rightarrow H^+ + \cdot OH \tag{4.2}$$

电离生成的带负电的电子（e^-），在运动过程中与分子碰撞而产生次级电离，经多次碰撞，电子的动能逐渐耗尽，最后被水分子捕获，形成带负电的水离子（H_2O^-），但它也不稳定，在水中解离为氢自由基（$\cdot H$）和氢氧根离子（OH^-）：

$$e^- + H_2O \rightarrow H_2O^- \tag{4.3}$$

$$H_2O^- \rightarrow \cdot H + OH^- \tag{4.4}$$

电子也可能与氢离子（H^+）相遇而形成氢自由基（$\cdot H$）。如果电子的动能逐渐损失，剩余的动能不足 100eV 时，仍然未被水分子捕获，则还可能吸收若干水分子而形成水化电子（e_{aq}^-）。

具有不配对电子的自由基，如 $\cdot H$、$\cdot OH$，在化学上是很活泼的，氢氧自由基还可生成强氧化剂 H_2O_2：

$$\cdot OH + \cdot OH \rightarrow H_2O_2 \tag{4.5}$$

3. 化学阶段

接下来的化学阶段持续时间较长，约为几秒，在此期间，经次级物理过程和化学过程会生成多种有害的过渡态活性粒子，如离子、激发态分子、自由基、离子基、水化电子等。这些活性粒子与周围介质相互作用时，会发生多种化学变化，可能破坏长分子链中的化学键，使链断裂或发射荧光，破坏构成染色体的复杂分子。

4. 生物阶段

损伤过程的最后阶段是生物阶段，持续时间很长，可从几十分钟到几十年，这是因为化学变化或化学产物可能以许多方式影响单个细胞，影响的效果差异也很大。这些影响可能导致细胞早期死亡，阻止细胞分裂或延迟分裂，造成细胞永久变形并持续到子代细胞等。

从以上核辐射与细胞相互作用的过程可以看出，核辐射对人体的效应是由单个细胞受到损伤而引起的，而细胞的损伤变化则反映在分子或原子层面上。核辐射对人体的效应可分为两类：躯体效应和遗传效应。躯体效应是人体普通细胞受到损伤而引起的效应，它只影响受辐射人的自身。遗传效应是人体性腺细胞受到损伤而引起的效应，它不仅影响受辐射的个人，还影响受辐射人的后代。

4.1.3　辐射的细胞效应

辐射的细胞效应（Cellular Effect of Radiation）是指电离辐射在细胞水平上引起的效应，即辐射所致的细胞生命活动的改变，主要包括细胞生命周期的变化（如分裂延迟或分裂中止）、增殖受抑、染色体畸变、细胞突变、巨细胞形成、细胞死亡等。细胞死亡是辐射细胞效应的最严重表现，放射生物学研究中常以细胞死亡作为判断放射生物效应和放射敏感性的重要参数。

1. 剂量效应关系与细胞存活曲线

电离辐射剂量与细胞生物效应的关系，简称剂量效应关系，是放射生物学研究的核心问题。剂量效应曲线是描述辐射剂量和生物效应这两个变量关系的曲线，既适用于细胞，也适用于器官组织和生物个体，其形式多种多样，但基本上可概括为两种类型。一类是有阈曲线

（如图 4-2 所示），曲线与横坐标交点处的剂量为阈剂量，在阈剂量以下不引起效应，在阈剂量以上可以引起效应，其严重程度随剂量的增加而加大。另一类是无阈曲线（如图 4-3 所示），曲线通过坐标原点，假设任何剂量，无论多么小都会引起某种效应，并且在群体中的发生概率随辐射剂量的增加呈线性增大。制定辐射防护标准时的一个根本的假设就是存在这种无阈剂量效应，认为广大群众即使接受很小的辐射剂量，也会存在着某种程度的危险。这样一种假设使得确定可接受的辐射水平成为一项复杂的任务，因为它涉及"可接受的危险度"的概念。

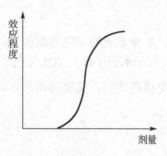

图 4-2　有阈效应曲线示意图

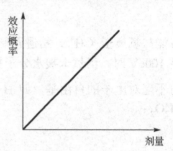

图 4-3　无阈效应曲线示意图

　　细胞的存活剂量效应关系，即细胞存活曲线（Survival Curve of Cells），是描述辐射吸收剂量与存活细胞数量之间关系的曲线，简称存活曲线。研究细胞存活曲线，为了解细胞的辐射敏感性及细胞的辐射损伤机理提供了一个重要的研究方法。一般增殖性细胞的存活曲线在普通坐标纸上呈 S 形，如图 4-4(a)所示，在半对数坐标纸上，存活曲线如图 4-4(b)所示。在低剂量范围内细胞死亡率无明显增大，曲线出现平坦"肩区"，在较高剂量范围内存活曲线呈直线形，即随着照射剂量的增大，细胞存活率是呈指数式下降的。肩区的存在说明，只有照射剂量增大到一定数量后，才会有明显的细胞死亡效应。

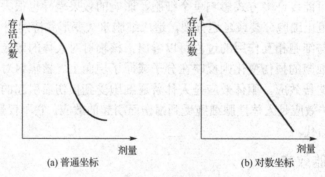

(a) 普通坐标　　　　　　　　　　　　(b) 对数坐标

图 4-4　细胞存活曲线模式图

2. 辐射致细胞损伤

　　辐射对细胞的损伤是一个复杂的化学和生物学过程。从放射生物学角度看，细胞的辐射损伤效应不仅与细胞类型有关，而且还与受照时细胞所处的周期时相有关。因此，即使是同一类型细胞群体中的细胞，其辐射敏感性也有明显差异，如分裂期的细胞比间期细胞对辐射更为敏感，细胞周期各时相细胞相对放射敏感性依次为 $M > G_2 > G_1 > S$ 早期 $> S$ 晚期，而休眠期（G_0）的细胞有明显的抗辐射能力。从生物物理学角度看，细胞的辐射效应与辐射的性质、照射剂量、剂量率，以及一次或多次、分隔或连续辐照等因素有关。

　　辐射对细胞的损伤可表现为形态学方面的病理改变。

　　(1) 细胞核改变：包括细胞核肿胀、固缩、溶解、破裂等变化。

　　(2) 染色体畸变：在 G_1 和 S 早期，DNA 尚未合成，染色体也未复制，损伤表现为染色体型畸变；在 S 晚期、G_2、M 中期，染色体已复制分裂为两个染色单体，损伤表现为染色单体型畸变。

　　(3) 膜的改变：包括核膜肿胀、破裂等。细胞膜是一种亚细胞单位，种类很多，细胞膜包括细胞的质膜、核膜、线粒体膜、高尔基体膜、溶酶体膜、内质网膜等，统称生物模。

　　(4) 形成巨核细胞（畸异形细胞）：细胞受一定剂量照射后，有的细胞表现为 DNA、RNA（Ribonucleic Acid，核糖核酸）和蛋白质合成未受明显影响，细胞核分裂，但细胞体不能分裂，从而形成双核或多核性细胞；或由于染色体粘滞性增加，相互粘连而不能分离，而形成巨核细胞。

　　按照现代生物学的观点，认为 DNA（或基因组）和膜（特别是核膜）是射线作用的靶，是引起细胞一系列生化、生理变化的关键。而蛋白质和酶的辐射效应及一些重要的代谢紊乱也不能忽视。

　　机体的辐射损伤效应，是细胞损伤的综合反映，而细胞损伤又是许多结构破坏和代谢失调相互作用、相互加强的结果。

3. 细胞辐射损伤的修复

　　电离辐射引起哺乳动物细胞损伤可分为三种类型：(1) 致死性损伤（LD，Lethal Damage），这类损伤严重而不可修复，最终导致细胞死亡；(2) 亚致死性损伤（SLD，Sublethal Damage），正常情况下可在几个小时内修复，但在尚未修复时再给予一次亚致死性损伤照射可形成致死性损伤；(3) 潜在致死性损伤（PLD，Potentially Lethal Damage），这是一种受照射后受环境条件影响的损伤，在一定条件下可以修复。

　　受照射损伤组织的修复过程可发生于三个水平，即组织水平、细胞水平和分子水平。组织水平的修复是由未受损伤的正常细胞在组织中再植（Repopulation），形成新的细胞群体以替代由于辐射损伤而丧失的细胞群体，再植的正常细胞可来源于受照射部位，也可来源于远隔部位。细胞水平的修复发生在受照细胞第一次有丝分裂之前，表现为细胞存活率的增高，改变照射后细胞的环境条件或分割照射剂量都有利于细胞水平的修复。分子水平的修复是通过细胞内酶系等的作用，使受损伤的 DNA 分子修复，这种修复可通过细胞内恢复过程反映于细胞水平的修复，也可由细胞存活率的提高最终反映出组织水平的修复。

　　机体受电离辐射作用所致损伤可引起细胞、器官和机体产生一系列生理、病理变化。同时，机体在一定范围内也进行着反馈调节和修复，试图减轻和改变这些损伤。损伤和修复这两种相反过程的消失和变化决定着细胞的存活、死亡、老化、癌变等。

4. 辐射致细胞分裂延迟

　　电离辐射对细胞周期进程的影响是延长细胞周期时间，最终表现为分裂延迟（Division Delay）或阻断细胞周期活动。其影响程度决定于受照射时细胞所处的时相和各时相细胞在细胞周期中分布的比例。受照射后，各时相细胞均推迟进入下一期的细胞周期活动，延迟可出现在一个细胞周期的一段或几段上。但是 G_2 期细胞比 G_1 期细胞对辐射更敏感，因此照射引起的最重要的阻滞发生在有丝分裂前的 G_2 期，用相当小的剂量照射即可明显推迟 G_2 期细胞进入 M 期。细胞因照射剂量不同而延缓不同时间才进入有丝分裂期，在细胞分裂之前被阻滞在

靠近 G_2 期中部的某一特定点。阻滞在 G_2 期的时间不仅与剂量大小有关，还取决于细胞受照时所处的生命周期时相，多数细胞都是在晚 S 或 G_2 期受照时延迟最久，G_1 期受照的延迟最短暂。因此，G_1 期细胞可以追上延迟长的 G_2 期细胞，致使堆积于 G_2 期的细胞开始半同步分裂，分裂突然上升到异常水平。

细胞分裂延迟使照射和细胞实际死亡之间有相当长的时间延迟，因此可以从细胞水平来解释为什么医疗照射对肿瘤和正常组织的效应要经过一周乃至几周的时间才能表现出来。

5. 辐射致细胞死亡

细胞遭受一定剂量的电离辐射作用后可发生死亡。辐射致细胞死亡（Radiation-induced Death of Cells）按照细胞生活特点和辐射剂量的范围，可分为两种类型的死亡，即间期死亡和增殖死亡。

间期死亡（Interphase Death）。小淋巴细胞、幼稚卵细胞等处于分裂间期的细胞经小剂量照射，或肝、肾、肌肉、神经原等细胞经大剂量照射后，很快终止代谢活动，结构崩溃、溶解而发生间期死亡。由于间期死亡多发生在非分裂细胞或分裂能力有限、分裂缓慢的细胞或是分裂细胞受照后第一次分裂之前，与有丝分裂、细胞分裂无联系，所以又被称为非有丝分裂死亡（Nonmitotic Death）或非分裂死亡（Nondivision Death）。又由于间期死亡发生时间较早，所以又被称为即刻死亡（Immediate Death）。

增殖死亡（Reproductive Death）。骨髓、小肠上皮、生殖腺上皮等增殖性细胞受到照射后，细胞在第一次分裂后或有限的几次分裂后就丧失分裂繁殖的能力，随后停止代谢活动和细胞功能而死亡。这种死亡叫增殖死亡，或生殖死亡，或代谢死亡（Metabolic Death）。由于这类细胞辐射死亡与有丝分裂、细胞分裂有联系，所以又称有丝分裂死亡（Mitotic Death）或分裂死亡（Division Death）。这种死亡常在照射后若干小时以后才出现，因而又被称为延迟死亡（Delayed Death）。

4.2　辐射生物效应

辐射的生物效应与物理效应、化学效应交织在一起。电离辐射照射在生物体上，辐射能传递给介质，引起分子或原子电离与激发，进而引发一些次级物理过程，这是辐射的物理效应。化学效应是在物理效应的基础上形成多种有害的过渡态的活性粒子。生物效应是在化学效应的基础上产生细胞层面上的有害变化，是更为复杂的过程。生物体从吸收辐射能到产生生物效应要经过很多不同的变化过程。

4.2.1　辐射对水分子的作用

人体细胞中的分子种类非常多，它们的结构和功能的复杂程度也很不相同，细胞的主要组成成分是水，因此，细胞中的长链大分子和水分子的变化对辐射的生物效应起决定性作用。

核辐射引起水分子电离和激发，水分子的电离产物有 $\cdot H$、$\cdot OH$、H^+、OH^-、e_{aq}^- 等（如图 4-5 所示）。水分子激发形成的激发态水分子（H_2O^*）可离解为 $\cdot H$ 和 $\cdot OH$，这些自由基的能量较小，复合的机会较多，因此激发的影响比电离的影响小得多，可忽略不计。

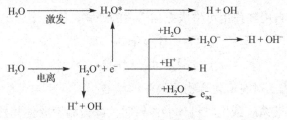

图 4-5 水分子电离产物

水分子的电离产物是在很小的体积内（平均半径约为 1.5×10^{-9} m）成簇存在，每个簇内的自由基可发生重新组合反应，也可能游离到簇外与溶质分子发生反应，这些反应包括：

$$\cdot H + \cdot H \rightarrow H_2$$
$$\cdot OH + \cdot OH \rightarrow H_2O_2$$
$$H^+ + H_2O \rightarrow H_3O^+ \qquad (4.6)$$
$$\cdot H + O_2 \rightarrow \cdot HO_2$$
$$\cdot HO_2 + \cdot HO_2 \rightarrow H_2O_2 + O_2$$

水分子电离后的进一步效应加剧了辐射对细胞大分子的损伤。

4.2.2 辐射对生物活性大分子的作用

电离辐射可以通过直接作用和间接作用引起生物大分子的损伤。直接作用和间接作用主要是指分子水平上的辐射效应。

1. 辐射的直接作用

在溶液系统中，直接作用是指电离辐射作用于溶质分子（如酶蛋白分子）而引起的溶质分子损伤。在生物机体（如细胞）中，直接作用主要是指电离辐射直接作用于具有生物活性的大分子而引起生物大分子的损伤。核辐射通过电离、激发可使生物活性大分子（如脱氧核糖核酸、蛋白质等）化学键断裂、降解或解聚、某些酶分子活性降低或失活，并可破坏膜系（如细胞膜、核膜、线粒体膜、溶酶体膜等）的分子结构或超分子结构，从而导致细胞正常功能和代谢发生障碍或受到干扰。直接作用是由辐射能量直接沉积在受作用的分子上产生的。

在正常情况下，生物活性大分子存在于大量水分子的环境中，只有在含水量极低时，辐射的直接作用才是主要的。

2. 辐射的间接作用

在溶液系统中，间接作用是指溶质分子与辐射引发的溶剂分子的反应产物之间的相互作用。在生物机体（如细胞）中，间接作用主要是指电离辐射通过水分子的原发电离产物（$\cdot H$、$\cdot OH$、H^+、OH^-、e_{aq}^- 等）对生物大分子的损伤作用。由于机体多数细胞含水量很高，一般达 70% 以上，细胞内生物活性大分子存在于大量水分子环境中。因此，间接作用在生物大分子放射损伤过程中起着重要的作用，对间接作用的研究也更有实际意义。

辐射的间接作用可在某些条件下增强或降低。可通过实验（氧效应、温度效应、防护效应、稀释效应）来说明间接作用的存在。

（1）氧效应：受到辐照的细胞或组织，其生物效应随氧浓度的增大而增加，这个现象叫

氧效应。这是由于氧与自由基作用可生成更加活泼的产物，因而增强了生物效应，如

$$O_2 + \cdot H \rightarrow \cdot HO_2$$
$$\cdot HO_2 + \cdot H \rightarrow H_2O_2$$

H_2O_2 为强氧化剂，增强了对有机化合物的破坏。

（2）温度效应：溶液系统或生物机体受照射时，降低温度或使其处于冰冻状态可使辐射损伤减轻，这个现象叫温度效应或冰冻效应。这是由于低温下自由基的扩散减慢或受阻。温度不仅影响间接作用，也影响直接作用。

（3）防护效应：在受照溶液系统中，由于其他物质的存在而使一定剂量的辐射对溶质的损伤效应降低，这个现象叫防护效应。这是由于其他物质与水中不具有专一性的有限的活泼自由基竞争，会使溶质受自由基破坏的机会减少的结果。也就是说，其他物质的存在对溶质的损伤起了保护作用，这些物质也称自由基清除剂（Free Radical Scavengen）。

（4）稀释效应：一定量的电离辐射在溶液中产生确定数量的自由基，并将使这些数量的溶质分子失活。如果作用是间接的，则失活的溶质分子数就与溶液浓度无关，而失活的溶质分子的百分数则随浓度的增加而下降，即最大的相对生物效应发生在最稀的溶液中，这个现象叫稀释效应。如果是直接作用，则失活的溶质分子数将取决于受照溶液的溶质分子数，并与溶液浓度成正比，而失活溶质分子的百分数与溶液浓度无关。

辐射生物学效应发生过程中的直接作用和间接作用，只有在特定条件下才能明确地分成两部分。实际上活细胞受辐射作用引起损伤时，直接作用和间接作用是同时存在的。在造成活细胞辐射损伤的研究中，两种作用是相辅相成的，直接作用是产生辐射损伤的必要条件，而间接作用则是充分条件。

4.2.3 生物效应的过程

辐射的生物效应相当复杂，其发生和发展大致可分成以下几个阶段。

1. 分子水平的变化

生物机体吸收辐射能后首先引起分子水平的变化，特别是生物大分子的损伤。这是由于辐射对大分子的直接作用和辐射对细胞内水分子作用产物所引发的间接作用共同造成的。分子水平的变化发生在受到辐射作用的瞬间，而生物机体的损伤和症状则发生在以后的一段时间内，在此期间，肌体可能并无明显的外部变化，但内部却有一系列变化。

2. 细胞代谢、功能和结构的变化

在分子水平变化的基础上，细胞会发生进一步的变化。由于生物机体各种细胞对辐射的敏感程度不同，在相同的辐射剂量下，不同细胞的损伤程度会有很大的不同。细胞损伤包括细胞代谢、功能和结构方面的变化，这些变化就是引起机体损伤及其随后发展的基础。

3. 组织器官和系统功能的变化

在细胞损伤的基础上，生物机体的组织器官和系统的功能将发生变化，机体自身调节功能受到干扰和破坏，并出现临床症状。

应当指出，辐射的生物效应是具有特殊的原发和继发的反应过程。这一点可通过以下的事实加以说明：生物机体即使吸收的辐射能量很少，也可能引发显著的生物效应。例如，人

或高等动物的致死照射量 X 约为 600R，对于软组织和水，可取转换因子 $f=9.6\times10^{-3}\text{Gy/R}$，则吸收剂量：

$$D = fX = 9.6\times10^{-3}\times600 = 5.76\text{Gy} = 5.76\text{J}\cdot\text{kg}^{-1}$$

由于 1 卡路里的热量是 1g 水上升 1℃ 所需的热量，而 1kal $= 4.184$J，所以相应的吸收剂量可使 1kg 组织温度上升 $(5.76/4.184)\times10^{-3} = 1.38\times10^{-3}$℃。因此，从热量来说，引起致死效应所吸收的核辐射能仅相当于使体温升高约千分之一摄氏度，而用热辐射致死则需 $10^4\sim10^5$ 倍的能量。机体吸收辐射能量不大，但生物效应严重，这反映了辐射对机体损伤的高效应特点。

4.3　核辐射对人体的损伤

电离辐射引起生物效应是一个非常复杂的过程，从人体吸收辐射能量到生物效应的发生，要经历不同的阶段和许多性质不同的变化。为了研究辐射生物效应发生、发展的规律，以便更有效地进行防护，对辐射生物效应进行科学分类是很有必要的。

按辐射效应出现的范围，可分为躯体效应和遗传效应。通常把出现在受照射者本人身上的辐射损伤效应称为躯体效应（Somatic Effects），把影响受照射者后代的效应称为遗传效应（Genetic Effects），躯体效应又分全身效应和局部效应。

按辐射效应出现的时间，可分为近期效应（Short-term Effects）和远期效应（Long-term Effects）。近期效应又分为急性效应（Acute Effects）和慢性效应（Chronic Effects）。急性效应是指在短时间内受到大剂量急性照射所产生的急性放射病；慢性效应是指慢性放射病和皮肤放射损伤等；远期效应一般是指受照射几年到几十年之后才出现的辐射损伤，如辐射致癌等。远期效应按表现形式和后果，又可分为躯体晚期效应和遗传效应。

按辐射效应发生的性质，可分为随机性效应（Stochastic Effects）和非随机性效应（Non-Stochastic Effects）。随机性效应是指效应的发生概率（不是严重程度）与受照剂量大小有关，而严重程度与剂量无关，并不存在剂量阈值的辐射效应。随机效应是不可预防的不确定性效应，如遗传效应和辐射致癌效应。非随机性效应也叫确定性效应，是指效应的发生概率和严重程度与受照剂量大小有关、可能存在剂量阈值的辐射效应，在剂量阈值之下效应不会发生。非随机效应是可预防的确定性效应。属于确定性效应的有白内障、皮肤良性损伤、骨髓内细胞减少引起的造血障碍、性细胞损伤引起的生育能力损害，以及血管和结缔组织的损伤等躯体效应。

核辐射对机体的作用具有高效应和潜伏期两个特点：机体吸收辐射能不大，但产生的生物效应可能很严重；辐射损伤的临床症状可能需要经过一段时间才会显现出来。

4.3.1　辐射的躯体效应

躯体效应是指受照射者本人机体受到的损伤，依其出现的时间，又分为早期效应和远期效应，依其出现的范围，又可分为全身效应和局部效应。

1. 辐射损伤的早期效应

辐射的早期效应是指在急性照射之后的几小时到几周内就出现症状的辐射损伤。急性照射是指受照射者一次或短时间接受了大剂量的照射。在核企业的正常运行过程中是不会发生急性照射的，只有在违反操作规程、丢失强辐照源、超临界事故、无屏蔽的核爆炸现场等情况下才会发生急性照射。

急性照射可使人体一些器官内的细胞死亡、阻碍细胞分裂或延缓细胞分裂等，这些因素会使细胞群严重减少。早期急性效应的症状可归因于造血系统（骨髓）、消化系统（胃肠）、中枢神经系统（脑）的损伤。

（1）急性放射病

生物机体一次或短时间内受到一定剂量电离辐射的均匀或不均匀照射后，所引起的涉及许多脏器的急性全身性病理过程，称为急性放射病。急性放射病主要出现在核爆炸、意外核事故和医疗照射事故中。引起急性放射病的照射剂量一般都大于 1Gy（100rad）。

急性放射病有以下特点：①辐射能的作用时间一般很短，病理过程在脱离辐照后仍按其自身规律逐渐发展；②损伤轻重主要取决于照射剂量，但也受照射条件、个体差异等因素的影响；③病理过程复杂，范围广泛，全身组织均可能受到损伤；④病程一般有明显分期，典型的骨髓放射病可分为初期反应期、假愈期、极期及恢复期，胃肠损伤和脑损伤则分为初期、假缓期和濒死期；⑤尚存在自身恢复因素。

根据受照剂量和主要病理变化的不同，可将急性放射病分为骨髓型（又称造血型，受 1～8Gy 照射，以损伤造血器官为主）、肠型（受10～50Gy 照射，以损伤胃肠并表现严重的胃肠症状为主）和脑型（受数十至数百 Gy 照射，以脑损伤并出现脑症状为主）三种，但各型病变亦可能交叉存在。因此早期急性效应主要表现为造血系统、消化系统和中枢神经系统的损伤。

造血组织损伤往往是可救治急性放射病的主要损伤，一般来说，血相的改变和恢复基本上可反映骨髓型放射病病情的轻重和转归。急性放射病的诊断，早期可依据剂量估算值、血相化验值和临床症状推测；后期主要依靠化验检查和临床经过来确定。轻度患者一般无须治疗，中度患者采用对症治疗可望治愈。

急性放射病的致死原因主要有：骨髓型患者的主要死因是感染及出血；肠型患者的主要死因是肠道严重损伤所致的水电解质紊乱、中毒性休克、败血症与循环衰竭等；脑型患者则多死于脑损伤所致的抽搐、惊厥和衰竭等。

（2）致死剂量与半致死剂量

为了定量表示辐射效应的严重程度，在放射医学和放射生物学中，常用死亡率作为判断生物效应的指标。

致死剂量（Lethal Dose）是指足以杀死某种生物或细菌的辐射剂量，其具体数值因生物或细菌种类及其他条件的不同而存在差别。最小绝对致死剂量（Minimun Absolute Lethal Dose）是使某种生物全部死亡的最小辐射剂量。最小致死剂量（Minimum Lethal Dose）是指能引起某种生物死亡的最小辐射剂量。亚致死剂量（Sublethal Dose）是不足以杀死生物的辐射剂量。超致死剂量（Supralethal Dose）是指超过最小绝对致死剂量以上的辐射剂量。以上术语是缺乏严格的定量描述的概念，为了对辐射效应的严重程度做出定量评价，在放射生物学和放射医学中常用 50%致死剂量（LD_{50}）的概念表示引起某种生物 50%死亡的辐射剂量，而100%致死剂量（LD_{100}）实际上难于测定，因而很少使用。当辐射剂量不同或种类不同时，死亡发生的时间亦不同，因此往往在LD_{50}的后面再加一个下标，用以表示时间，如$LD_{50/30}$表示在 30天内引起 50%死亡率的辐射剂量。LD_{50}也叫中等致死剂量（MLD, Median Lethal Dose）或半致死剂量（50% Lethal Dose）。半致死剂量定义为在这个剂量急性照射之后 30 天群体中有 50% 死亡率的辐射剂量。

放射生物学中常用 LD_{50} 的数值表示动物的放射敏感性，LD_{50} 数值越小，表示放射性敏感性越高。LD_{50} 的数值受射线性质、照射条件、生物种类等多种因素的影响，表 4-1 给出了一些生物的半致死剂量当量。一般来说，哺乳动物的 LD_{50} 在 2～8Gy（200～800rad）之间。人在全身照射下的半致死剂量约为 4Gy（400rad），人的致死剂量下限（亚致死剂量）为 1Gy（100rad），人的全身受到的照射剂量在 0.5～1Gy（50～100rad）时，反应通常较小；照射剂量小于 0.5Gy（50rad）时，一般无反应。

表 4-1　生物的半致死剂量当量 H_{50}

Sv

生　　物	H_{50}	生　　物	H_{50}	生　　物	H_{50}
豚、鼠	2.5	大鼠	7.9	变形虫	1000
山羊、狗	3.4	蛙	7.15	草履虫	3000
人	4.0	鸡	15	芽孢、病毒	20000
猴	6.0	龟	56		
小鼠	6.4	大肠杆菌	56		

（3）全身急性照射产生的辐射损伤与受照剂量的关系

$D < 0.25Gy$，无临床症状，可能无迟发效应。

$D = 0.5Gy$，血相有轻度暂时性变化，无其他临床症状，可能有迟发效应。

$D = 1Gy$，可产生恶心、疲劳等症状。$D > 1.25Gy$ 时，有 20%～25% 人可能发生呕吐，血相有显著变化。

$D = 2Gy$，受照射 24 小时内出现恶心、呕吐等症状。约经一周潜伏期后，毛发脱落、厌食、全身虚弱、腹泻、喉炎等。如身体健康或无并发感染，短期可望恢复。

$D = 4Gy$（LD_{50}），这是人的半致死剂量，受照射几小时内发生恶心、呕吐等症状。潜伏期约一周。两周内毛发脱落、厌食、身体虚弱、体温升高。三周内出现紫斑、口腔及咽部感染。四周内出现苍白、流鼻血、腹泻、迅速消瘦。50%受照个体可能死亡，存活者 6 个月内可逐渐恢复健康。

$D > 6Gy$（LD = lethal dose），这是人的致死剂量，受照射 1～2 小时内出现恶心、呕吐、腹泻等症状。潜伏期短，第一周末期出现腹泻、呕吐、口腔及咽喉发炎，体温升高，迅速消瘦。第二周出现死亡，死亡率可达 100%。

（4）局部急性照射产生的局部损伤与照射剂量的关系

局部照射剂量虽然远大于致死剂量，可造成局部损伤或坏死，但不会致整个机体死亡。表 4-2 给出了皮肤损伤与照射剂量的关系，表 4-3 给出了性腺损伤程度与照射剂量的关系。

表 4-2　皮肤损伤与照射剂量的关系（一次照射）

剂　量/Gy	早期损伤	慢性损伤
0.5	有染色体变化	没有
5	一时性红斑，脱毛	一般没有，有时会出现功能变化
25	一时性溃疡，永久性脱毛	萎缩、毛细血管扩张、色素变化
50	永久性溃疡	慢性溃疡，有时转变为皮癌
500	通常坏死，若射线穿透性极弱，有可能恢复	在一定深度（取决于射线能量）永久性破坏

表 4-3　性腺损伤与照射剂量的关系（一次照射）

剂　量/Gy	1.5	2.5	5	8
损伤程度	生殖能力短期下降	1～2 年不育	永久性或长期不育	永久不育

2．辐射损伤的远期效应

电离辐射的远期效应是指一次中等或大剂量 X、γ 射线、中子照射，或长期小剂量辐射的累积作用，或放射性核素一次大量或多次小量侵入机体，在半年以后（通常可能是几年乃至几十年）出现的机体变化；或者是急性损伤未恢复而延续下来的机体变化。远期效应包括随机性效应和确定性效应，按其表现形式和后果，可分为躯体晚期效应和遗传效应。远期效应既可表现在受照射者本人身上，也可显现在其后代身上。由此可见，机体若受到电离辐射作用，不仅在受照当时可发生急性病变，在受照后的远期也可能出现损伤。

电离辐射的远期效应引起的主要病症有恶性肿瘤、白血病、白内障、寿命损失等。辐射致癌属随机性效应，无阈值，严重程度与受照剂量大小无关，但发生概率却与受照剂量的大小有关。由于受电离辐射的影响，一个改变了的躯体细胞可能仍保持其繁殖能力，因而可能造成一个改变了的细胞的克隆，它们最终可能会致癌。电离辐射致癌对个人带有随机性或偶然性，不能确切预言，但对群众出现某种效应的概率是可预测、有规可循的，通常用危险度来衡量某种远期效应发生概率的大小。随机性效应的主要资料来源是日本原子弹爆炸后幸存者和放射诊断与治疗中受照患者的医学随访观察，以及意外受照射或接触放射性物质的工作人员群组的流行病学调查。有证据显示，电离辐射的远期效应可能导致以下病症。

（1）白血病

白血病的一般定义是：白细胞无限制增加，同时幼体白细胞在白细胞总数中显著增多，最后导致这些白细胞浸润身体各组织，最终死亡原因不明的一种疾病。白血病与外照射有关被以下两个事实所确认：一是日本原子弹爆炸幸存者中白血病发病率明显高于未受照射居民；二是强直性脊椎炎经（较大剂量）X 射线治疗的患者白血病的发病率较高。

（2）恶性肿瘤

甲状腺癌。一般认为甲状腺病变是由于摄入 ^{131}I 等放射性碘和 γ 射线外照射所致的。在日本原子弹爆炸受照人群中，甲状腺癌发病率随照射剂量的增大而增大，女性尤为明显。1954 年美国在太平洋比基尼岛进行的氢弹试验使马绍尔群岛遭落下灰污染，当地患甲状腺肿瘤的人数增多。当甲状腺受 7～14Gy 照射时，10 岁以下儿童的发病率最高。潜伏期一般为 13～26 年。

乳腺癌。日本原子弹爆炸幸存者中，35 岁以下妇女乳腺癌发病率较高，发病率与剂量成直线关系，潜伏期一般为 10～20 年。

肺癌、胃癌、骨癌。内照射致癌的典型事例是某些铀矿工人受矿内高浓度氡及其子体辐射作用而发生肺癌。加拿大一个萤火矿，由于矿井氡的浓度高，1952—1961 年间在该矿井工作一年以上的人，有 51 人死亡，其中肺癌 23 人，占 45%。1924 年，美国新泽西州夜明涂料厂绘制表盘女工人，因操作不当，镭粉舔入口中，造成职业镭中毒，该厂患骨癌人数增多。

（3）白内障

白内障是人眼晶体产生浑浊的一种疾病，造成视觉障碍。白内障有明显的阈剂量，大约为 15Sv，低于这个剂量不会产生白内障。X、γ 射线一次照射剂量在 2Gy 以上，会引起晶体浑浊，5Gy 以上可能引起白内障。中子对眼晶体的损伤比 X、γ 射线要大 5～10 倍。

3. 慢性放射病

慢性放射病是机体长期接受明显超过年剂量限值的电离辐射照射后所产生的全身性疾病。其主要特点是病程长且起伏不定。按临床症状的轻重，可分成两度。一度慢性放射病的主要临床表现为神经衰弱症候群，白细胞数初期增多或波动以后减少、中性粒细胞减少、淋巴细胞相对增多。二度慢性放射病是病情加重，白细胞数、血小板数及红细胞数皆逐渐减少，皮肤及粘膜出血，严重病例出现再生障碍性贫血（Aplastic Anaemia）。一部分病例也可由急性放射病转化而成。一经确诊，应立即暂停或永久调离放射性作业。目前由于对卫生防护的重视，慢性放射病的病例已明显减少。

4.3.2　辐射的遗传效应

辐射的遗传效应是指辐射损伤影响受照射者后裔的效应。

1. 染色体畸变

遗传保证了生物的特性从亲代传给其后代，并为世代相传提供了条件。生物体都由细胞组成，细胞核中含有由 DNA 和蛋白质组成的染色体，遗传物质绝大部分携带在染色体上，其功能单位是数目庞大的基因。染色体就是基因的线型集合体，人类一个细胞内含有 46 个染色体，共 4 万多个基因。人类的遗传功能是由生殖细胞完成的，生殖细胞内与遗传有密切关系的是染色体和基因。染色体是遗传物质的载体，它对电离辐射具有很高的放射敏感性。在正常情况下，机体内细胞的染色体数目和形态结构都是确定的。电离辐射会引起细胞核损伤和染色体畸变。染色体畸变是细胞内 DNA 分子或染色体在顺序结构上、数量上或其他遗传物质发生变异的结果。通常比较关心的是 DNA 分子的改变，即基因突变（Gene Mutation）。一个细胞发生基因突变，只有靠 DNA 复制后，通过细胞分裂才能传递给子细胞。这样复制之后，突变细胞的后代，一般就具有了与母细胞相同的突变。

电离辐射诱发的染色体畸变率（y）与受照射剂量呈正相关，其回归方程为

$$y = a + bD^2 \tag{4.7}$$

式中，a 为自发畸变率，b 为常数。当剂量较大，畸变率很高时，a 值相对较小，可忽略不计。探索外周血淋巴细胞染色体畸变量与照射剂量之间的关系，在电离辐射诱发染色体畸变方面的研究中有很大的实用价值。在防护工作中，可依据染色体畸变率来估算人体的受照射剂量，生物剂量计（Biological Dosimeter）就是依据这一原理制成的，估算的剂量范围在 0.1～5Gy 时较为可靠实用。

2. 基因突变

生物体遗传状况发生飞跃式的突然变异，称为突变。基因突变是指染色体上一定位点的化学变化，又称为点突变。基因突变是由于 DNA 分子中核苷酸顺序的改变，致使结构蛋白或酶的改变，最终导致个体表现型的改变。

基因突变的机理大体：在基因的核苷酸序列中插入或缺失一个或一些核苷酸；DNA 上原来的碱基被其他碱基所取代；某一段核苷酸链的变化等。

基因突变的一般特性：没有细胞学上的不正常现象出现，遗传分离现象正常，不发生极端类型的致死现象；同种生物不同个体之间独立地发生相同的基因突变；突变具有可逆性，

由一个显性基因 A 可以变为隐性基因 a，反之，由隐性基因 a 也可以突变为显性基因 A；突变具有多向性，一个基因 A 可以突变为 a_1，也可以突变为 a_2、a_3 等，可以向不同方向突变；大多数的基因突变对生物体本身是有害的；许多亲缘相近的物种，经常发生相似的基因突变。

生物个体发育的任何阶段均有可能发生基因突变，而性细胞的突变率比体细胞高，特别是在性细胞减数分裂的末期易发生基因突变。性细胞突变可以通过受精卵而直接遗传给后代。

在自然界中，基因突变的概率很低，而各种外部条件或内部条件的变化，都可以影响基因突变，其中电离辐射可使基因突变的概率增加。电离辐射诱发产生的基因突变，在性质上与自然突变差不多，但诱发后的突变概率大为增加。

电离辐射引起的染色体或基因突变称为辐射突变（Radiation Mutation）。自发畸变的类型与电离辐射诱发的畸变相同。由于染色体或基因突变出现的表现型变异的细胞或个体称为突变体，突变体表现出亲代所没有的某种遗传特性。

3. 自然突变

在人类进化过程中，在没有受到额外照射和没有任何明确的原因或人为的干扰，自然发生的细胞染色体畸变，叫作自发畸变（Spontaneous Aberration），自然发生的基因变化称为自然突变。虽然自然突变的原因不清，但宇宙辐射和地面辐射等天然本底辐射可能是引发缓慢自然突变的因素之一，其次还可能由化学物质、热、病毒或其他因素所引起。自然突变的发生率极低，自发的突变率平均为 $10^{-5} \sim 10^{-7}$。自然突变可能有害，也可能有益，有害的居多。全球有很大一部分人患上 500 多种由遗传效应引起的疾病和缺陷，其原因就是自然突变。

4. 染色体畸变的生物学意义

从分子生物学上讲，基因是由 DNA 分子组成的。一个基因在化学结构上发生变化，或 DNA 分子单链或双链断裂，或基因与基因间排列顺序的改变，或错误的修复等，都属于突变（Mutation）。突变可以在生物体内的任何细胞中发生。不同类型的电离辐射既可能诱发生殖细胞的染色体畸变，也可能诱发体细胞染色体畸变。畸变的遗传信息或错误的遗传信息传给后代，后代身上就会出现某程度的疾患。

生殖细胞中染色体或基因的变化主要体现在遗传效应上。生殖细胞的突变会引起它的配子细胞突变，即遗传突变，并能一代代传下去。实际情况表明，在自发性流产和死胎中，染色体异常的发生率显著增高，因此，除导致身体和智力的严重缺陷外，遗传突变通常会导致致命的结果。

体细胞中染色体或基因的变化不能传到后代，主要体现在受辐照个体的躯体效应，或者说个人的疾病上。体细胞中染色体或基因的变化在疾病方面的体现主要包括代谢缺陷、细胞死亡、寿命缩短、免疫缺失等，其中最引人注目的是肿瘤与畸变的关系。凡是能诱发癌症的因素（如物理的、化学的、生物的），都能诱发染色体畸变，但两者之间的确切关系目前尚不清晰。

受精卵子从父母双方接受了整套遗传要素，胎儿接受了两套互补的基因。一般认为，一个基因是显性的，另一个基因是隐性的，显性基因决定其特征，隐性基因与许多疾病有关联，只有当父母有相同的隐性基因时才能显现出来。已突变的基因一般是隐性的，所以通常都假定所有的基因突变都是有害的，但这并不完全是真实情况。

生殖腺受照射而引起的遗传效应的危险程度很不确定。对日本原子弹爆炸区辐射遗传效应的观察和对高本底地区的调查研究都表明，高剂量的辐照并没有表现出明显的遗传危害。

遗传效应虽然重要，但似乎并不具有压倒一切的重要性，对遗传效应的评估应与所有其他效应的总和结合在一起。

4.3.3　影响辐射损伤的因素

辐射损伤是一个复杂的过程，它与许多因素有关，主要包括自身机体的机理（如辐射的敏感性、生理状态、种系等）、外部的电离辐射的性质（如射线种类、剂量、剂量率、照射方式等）和环境条件。

1. 机体辐射敏感性

细胞、组织、器官、机体或任何有生命个体对辐射损伤作用的相对敏感程度，叫辐射敏感性或放射敏感性。在受照射条件严格一致的情况下，机体的不同器官、组织或全身出现某一效应的时间早、晚和严重程度是不同的。某种效应出现得快而又相对严重，则称为对辐射的敏感性高；反之，则称为对辐射的敏感性低。实际应用中，常以死亡率作为判断辐射敏感性的指标，有时也可以用形态学、遗传学或功能代谢的变化来作为辐射敏感性的指标。

人体各类细胞对辐射敏感性是不同的。一般来说，新生而又分裂迅速的细胞，如血红细胞，对辐射的敏感性高，而肌肉细胞和神经细胞对辐射的敏感性最低。受到一定剂量照射后，血液中反应最快的是淋巴细胞，其次是红细胞、母细胞、颗粒性白细胞和血小板。受照后，淋巴细胞几乎立即开始减小，其减小速度与受照剂量成正比。对急性照射，淋巴细胞在照射后 24～27 小时之内降低到最低点。受照后的一段时间内，常见的症状是白细胞和血小板减少。因此，常用血液中的淋巴细胞、白细胞和血小板的变化来作为受照射机体敏感性的生理指标。

细胞核内的染色体对辐射非常敏感，因此可通过分析外周血淋巴细胞染色体的畸变程度来定量地估计机体的受照射剂量。

在人的个体发育的不同阶段，辐射敏感性从幼年、少年、青年至成年依次降低，因此青少年不应参加职业性放射性工作。受精卵约经 38 天后发育成的雏形胚胎，对辐射敏感性最高，因此妊娠早期的孕妇应避免腹部受照射。

不同种系的生物对电离辐射敏感性的差异很大，总的趋势是种系演化越高等，组织结构越复杂，其放射性敏感性越高，如微生物的致死剂量要比哺乳动物大千百倍。

2. 剂量与辐射损伤的关系

剂量与辐射损伤之间有着复杂的关系。剂量大，效应显著，但并非线性关系。按照剂量和效应的关系，可以把辐射对人体的效应分成随机性效应和确定性效应两类。通常将剂量与所产生的效应的相关关系用剂量效应曲线表示出来，观测生物效应的方法和指标不同，其剂量效应曲线也不同。

（1）随机性效应

随机性效应是指效应发生几率与剂量的大小有关，但严重程度与剂量无关，不存在剂量的阈值效应。属于随机性效应的有各种遗传效应和躯体效应，如恶性肿瘤。某一器官或组织多次受到的辐射剂量可相加在一起来衡量总的危险度，辐射危险度是定量描述辐射对健康危害的一种度量，它表示每单位辐射剂量导致的恶性病死亡率或诱发的严重遗传性疾患的概率。若以死亡率作为判断生物效应的指标，图 4-6 中有两条曲线，一条是指数曲线，反映病毒、细菌、低等原生物和植物的辐射剂量与所产生的生物效应的规律；另一条呈 S 形曲线，反映多细胞机体，特别是高等动物的剂量效应规律，由 S 形曲线可以看出，在 50% 死亡率处，曲线有急剧变化。因此在放射生物学中，常用半致死剂量作为衡量机体放射敏感性的参数。LD_{50} 数值越小，辐射敏感性越高。

（2）确定性效应

确定性效应是指严重程度与剂量大小有关，可能存在剂量阈值的效应。属于确定性效应的有眼晶体的白内障、皮肤的良性损伤、骨髓内细胞减少引起的造血障碍、性细胞损伤引起生育力的损害，以及血管和结缔组织的损伤等躯体效应。对确定性效应，通常受照射剂量必须大于阈剂量，效应才会发生，而且其严重程度与剂量的大小有关，如图 4-7 所示。例如，发生白内障的当量剂量的阈值为 15Sv，因此，只要限制职业性工作人员眼晶体每年受照射当量剂量在 0.15Sv 以下，在他的一生中即使活到百岁，也可以防止辐照诱发的白内障的发生。

辐射防护的目的是防止有害的确定性效应，限制随机性效应的发生率，使之达到可以接受的水平。

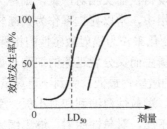

图 4-6　随机效应的发生率与剂量的关系

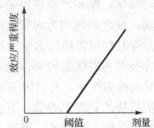

图 4-7　确定性效应的严重程度与剂量的关系

3. 剂量率对辐射损伤的影响

机体受辐射的剂量率越大，生物效应越显著。对于急性放射病，是存在剂量率阈值的，例如，5～50mGy/d 的剂量率，长期照射也不会发生急性放射病，但可能造成慢性放射病，如果剂量率为 50～100mGy/d，则会引起急性放射病。因此，在受照射总剂量相同时，小剂量的分散照射比一次大剂量的急性照射所造成的辐射损伤要小得多。在进行放射性操作时，应尽量在低的剂量率水平下分散进行。

由于人体对辐射损伤有一定的恢复（或修复）作用，小剂量照射的辐射损伤通常是较轻的，机体能依靠自身的修复作用使之恢复正常，因此机体不会表现出辐射损伤的症状。

在最大允许剂量以下的低剂量、低剂量率照射下，寿命缩短、眼晶体混浊、生殖力低下等效应出现的可能性很低，均可不予考虑。

4. 传能线密度

传能线密度是表述辐射品质的一个量，旧称为线能量转移（LET）。带电粒子在物质中的传能线密度或线碰撞阻止本领（L_Δ）定义为单位路径上由特定碰撞引起的能量损失，即 $L_\Delta = (dE/dL)_\Delta$，其中 dE 是能量为 E 的带电粒子在物质中穿行 dL 时，由能量转移小于某一特定值 Δ 的历次碰撞所造成的总的能量损失。L_Δ 的国际单位为焦·米$^{-1}$（J·m^{-1}），专用单位为千电子伏·微米$^{-1}$（keV·μm^{-1}）。辐射的生物效应依赖于电离辐射在局部微观体积内沉淀的能量。LET 在粒子径迹上是变化的，在行将停止前急骤增高，通常以径迹上的平均 LET 描写辐射损伤。

辐射的传能线密度 LET 越大，它在物质中的电离密度越大，因此所产生的生物效应也越大。根据 LET 的大小，可把辐射分为低 LET 辐射和高 LET 辐射。低 LET 辐射是指在水中的 LET 小于 3.5keV/μm 的辐射，如 X、γ射线和β射线，它们在物质中的电离能力相似。高 LET

辐射，如 π 介子及裂变碎片等，它们在物质中的电离能力强，电离密度大，致伤集中，例如，α 粒子在 1μm 机体组织内可产生 3700～4500 对离子。LET 不同的辐射的生物效应，为了在统一的基础上进行比较，需要用品质因数 Q 来修正吸收剂量，使修正后的剂量当量能更好地和辐射所引起的有害生物效应联系起来。

在一定的辐射剂量范围内，单位剂量的高 LET 辐射的生物效应发生率高于低 LET 辐射的生物效应发生率。

5. 受照射条件的影响

生物体受到的电离辐射的照射条件包括照射方式、照射部位、照射面积等。

（1）照射方式

电离辐射的照射方式依射线的种类、能量等，可分为外照射、内照射和混合照射。

外照射。外照射可以是单向照射或多向照射，多向照射因组织接受的照射剂量较均匀，其生物效应大于单向照射。当人体受穿透力强的辐射 (X,γ,n) 照射一定剂量时，可造成深部组织和器官（如造血器官、生殖器官、胃肠消化道系统和中枢神经系统等）的辐射损伤。

内照射。放射性核素进入人体内会造成内照射的危害，它与核素的性质、进入途径、在关键器官中的沉积量有关。

各种辐射按其对人体的危害作用的大小排列如下：

外照射： n > γ > X > β > α

内照射： α > p > β > γ > X

（2）照射部位

辐射的生物效应与受照射部位有关，相同的辐射剂量照射在不同的部位上，产生的效应也不同。例如，以 6Sv 照射全身可致死；用同样的剂量照射手或足，甚至不会发生任何临床症状。在相同剂量和剂量率照射条件下，不同部位的辐射敏感性的高低依次排列为：腹部、盆腔、头部、胸部、四肢。因此要特别注意对辐射敏感性的部位如腹部的防护。

（3）照射面积

在相同的剂量当量照射下，受照面积越大，产生的效应也越大。以 6Sv 照射为例，在几平方厘米的面积上照射，仅引起皮肤暂时变红，不会出现全身症状；若受照面积增大到几十平方厘米，就会有恶心、头痛等症状出现，但经过一段时期就会消失；若再增大受照面积，症状会更严重；如果受照面积达到全身的 1/3 以上，就有致死的危险。因此，应尽量避免大剂量下的全身照射。

如果受照射部位是辐射敏感的重要器官，即使是小面积的照射，也可能会造成该器官的严重损伤。

医学上，放射性治疗就是将全身受照射时可以致死的剂量局限在较小的病变（如肿瘤）面积上，这样既可最大限度地降低对正常组织的损伤，又可最大程度地杀伤局部的肿瘤细胞。

4.4 核辐射危险度评估

4.4.1 危险度

危险度（Risk Factor）是对辐射所致的健康危害（简称辐射危害）给予定量描述的一种度量。危险度定义为每单位辐射剂量当量所导致的恶性病死亡率或所诱发的严重遗传疾患的概率。定量描述辐射危害是评价辐射危害和制定各种剂量限制制度的必要条件。

在线性无阈的假设下，随机性效应的发生率（E）与吸收剂量（D）的关系是 $E = \gamma \cdot D$。在辐射防护中，把 $\gamma = E / D$ 叫作危险度系数，即单位剂量所致随机性有害效应的发生率。国际放射防护委员会（ICRP）建议，对于除性腺外的器官或组织，用单位剂量所致恶性病的死亡率来表示辐射致癌的危险度系数，对于性腺，用单位剂量诱发的严重遗传性疾患的发生率来表示辐射致遗传性损伤的危险度系数。对随机性效应辐射危害的评价及保护不能仅仅着眼于关键器官（或紧要器官）的受照射情况，而是要制定一套以所有被照射器官或组织的总危险度为基础的限制制度。采用有效剂量 H_E 这个统一的尺度把各个器官或组织在受到不均匀照射时的危害相加起来，衡量总的危险度，对危害作出评价。表 4-4 所示为 ICRP 第 26 号出版物中列出的辐射效应的危险度系数。

表 4-4 辐射效应的危险度系数（供防护目的用）

病　　变	危险度系数 γ（Sv^{-1}）
严重遗传性疾病（最初二代）（性腺受照射）	10^{-2}
白血病（红骨髓受照）	2×10^{-3}
骨肉瘤	5×10^{-4}
肺癌	2×10^{-3}
甲状腺癌	5×10^{-4}
乳腺癌	2.5×10^{-3}
其他癌症（胃、直肠、唾液腺、肝）总计 （每一单个器官或组织的危险度不超过总额的 1/5）	5×10^{-3}
全身均匀照射：致死恶性病	$\sim \times 10^{-2}$
遗传疾患：个人（最初二代）	$\sim 4 \times 10^{-3}$
群体（全部后代）	$\sim 8 \times 10^{-3}$

危险度是国际放射防护委员会以辐射所致危险与剂量间存在线性无阈的假设为前提，对于辐射所致各种危害定量化所设想的比例因子。某一组织的危险度是该组织受到单位剂量辐射后发生致死恶性病变的几率，或者在活产后代引起严重遗传性缺陷的几率。例如，辐射致白血病的危险度为 2×10^{-3} Sv^{-1}。值得注意的是，用辐射致癌的死亡率和遗传危害表示辐射危险度，仍然存在以下几个问题：（1）没有包括非死亡性的其他健康损伤；（2）一般工业和核工业中的事故死亡者寿命的损失大致相同，平均 30 年，但职业性照射致癌有较长的潜伏期和发病期，寿命损失约为事故性死亡的三分之一；（3）在评价群体危害时，危险度是针对两性、全部年龄平均而言的，没有顾及随年龄和性别不同而实际上存在的差异。

4.4.2　有效剂量

除了四肢（指手、前臂、足和踝）、皮肤和眼晶体外，全身各个受照器官或组织受到的剂量当量 H_T 分别乘以相应的表示相对危险度的权重因子 W_T 后相加之和，称为有效剂量当量 H_E。简言之，有效剂量当量就是全身（除四肢、皮肤和眼晶体外）剂量当量的加权平均值，并表示为

$$H_E = \sum H_T W_T \tag{4.8}$$

式中，H_T 为组织 T 受到的剂量当量；W_T 为组织 T 的权重因子，无量纲；H_E 为有效剂量当量，H_E 与 H_T 的单位相同，均为 Sv。

辐射防护的目的是防止有害的确定性效应，并有效限制随机性效应发生的概率，使之达到可以接受的水平。在辐射防护标准中，用全身受到非均匀照射的有效剂量作为限制随机性效应的剂量限制；并单独规定了四肢、皮肤和眼晶体的剂量限制，以防止有害的确定性效应。

权重因子 W_T 定义为器官或组织 T 受到单位剂量当量照射产生随机性效应的危险度与全身受到单位剂量当量均匀照射产生的总随机性效应危险度的比值，即

$$W_T = \frac{\text{器官或组织 T 接受单位剂量的危险度}}{\text{全身均匀照射接受单位剂量的危险度}} \tag{4.9}$$

表 4-5 给出了重要器官的权重因子的建议值。在估计群体因皮肤受照射引起很低危险度的致死性恶性病的危害时，W_T 的值可取为 0.01。

表 4-5　导出有效剂量当量用的权重因子建议值

器官或组织 T	性腺	乳腺	红骨髓	肺	甲状腺	骨表面	其余组织	合计
W_T	0.25	0.15	0.12	0.12	0.03	0.03	0.30[1]	1.00

注：1）其余器官或组织不包括四肢、皮肤和眼晶体。选取其余 5 个受到照射最多的器官或组织，每个器官或组织给予 $W_T = 0.06$，剩下的其他器官或组织可不予考虑。当胃肠道受到照射时，胃、小肠、上段大肠和下段大肠可视为 4 个独立器官。

有效剂量当量适用于辐射防护领域随机性效应的评价和内照射剂量的计算。采用了有效剂量当量，对于随机性效应就可以制定出一套以所有受照器官或组织的总危险度为基础的限制制度。在全身受到非均匀照射的情况下，只要使年有效剂量当量不超过全身均匀照射时的年剂量限值 H_a，即

$$\sum W_T H_T \leqslant H_a \tag{4.10}$$

则所有受照器官或组织的总危险度就不会超过全身受到均匀照射时对应于年剂量当量限值的总危险度。这种对个人的剂量限制办法比仅仅根据"关键器官"的最大容许年剂量当量的限制办法更加合理。因为后一办法不可能把各个受照器官或组织的危险度相加在一起，而事实上，任何照射几乎都不止涉及一个器官或组织，当全身受到不均匀照射时，所有受照器官或组织的总危险度就有可能超过全身受到均匀照射时的总危险度。因此，1977 年 ICRP 建议，用以各受照器官或组织为基础的限制办法取代根据"关键器官"的最大容许年剂量当量的限制办法。

4.4.3　集体剂量当量

在群体中，随机性效应的危险度与集体剂量当量密切相关。在核爆炸落下灰的区域、核电站周围的区域、或者核工厂排放放射性废物的区域等地区居住生活的人群要受到较高的集体剂量当量。

英国医学研究协会著文推导了辐射致癌危险度的估计值，危险度的估计值以每 mSv 在一百万人中预计的癌症病例数表示，如表 4-6 所示。也就是说，如果 一百万男人中每人都接收 1mSv 的剂量当量的照射，则辐射产生的致死癌症人数大约是 10 人，而且这些癌症是在二三十年之后表现出来的。对女人，辐射致癌数约为 15 人，这是因为增加了乳腺癌的危险度。在男女都有的群体中，致死癌症的平均危险度约为 13 例/10^6 人/mSv。为了用辐射致癌危险的这种估计预计未来的影响，还应注意到在典型的一百万人的群体中，每年死于自发癌症的大约

有 2000 人。假定剂量当量与癌症危险度之间呈线性关系，其含义之一是，在由不同人数组成的群体中接受了同一剂量，则辐射致癌人数相同。在上述情况中，1mSv 剂量当量照射一百万人，就表示集体剂量为 1000 人 1Sv。如果用 0.1mSv 剂量照射一千万人或用 10mSv 剂量照射十万人，都相当于集体剂量为 1000 人 1Sv，所以由这个集体剂量在一千万人群（0.1mSv）和在十万人群（10mSv）中致癌的预计人数和前面一样，都大约为 13 人。

表 4-6　辐射致死癌症的危险度

辐射效应	受害组织	病例/（10^6 人/mSv）	
		男　性	女　性
白血病	红骨髓	2	3
乳腺癌	女性乳腺	—	5
肺　癌	肺	2	2
甲状腺癌	甲状腺	1	1
骨　瘤	骨表面上的细胞	0.5	0.5
肝　癌	肝	1	1
其他癌	所有其他组织	3	3
受害人数		9.5	15.5

4.4.4　行业比较

采用危险度这一概念的意义，在于使放射性工作职业与社会上认为安全的其他职业进行比较，看其安全程度。人类在生活、工作和改造环境的一切活动中，都伴有一定概率的危险性。据社会调查，可能接受的危险度范围为 $10^{-4} \sim 10^{-6}$，国际上公认的比较安全的工业，其危险度为 10^{-4}。

放射性职业的从业人员全身均匀照射的年剂量限值过去为 50mSv，相当于职业危险度 5×10^{-4}，并不优于其他安全水平较高的工业。因此在放射性工作中不能满足于不超过基本限值，而应当在可以合理做到的范围内尽量降低剂量。据国、内外放射性工作人员所受职业照射的统计，对大部分工种的平均年照射剂量均在 5mSv 以下，相当于职业危险度为 5×10^{-5}。所以，当放射性工作人员的平均受照剂量保持在限值的十分之一以下时，放射性职业的安全性就优于其他安全工业了。表 4-7 列出了各种行业的危险度。

表 4-7　各种行业的危险度

自然性		我国不同产业（1980 年）		剂量限值	
类别	危险度	类别	危险度	100%	10%
天然辐射	10^{-5}	农业	10^{-5}		
洪水	2×10^{-6}	商业	10^{-5}		
旋风	10^{-5}	机械	3×10^{-5}		
地震	10^{-6}	纺织	2×10^{-5}		
雷击	10^{-6}	林业	5×10^{-5}		5×10^{-5}
		水利	10^{-4}		
		建材	2×10^{-4}		
		冶金	3×10^{-4}		
		电力	3×10^{-4}		
		石油	5×10^{-4}	5×10^{-4}	
		煤炭	10^{-3}		

习　题　4

1. 填空，使短文意义清晰完整

辐射剂量效应关系曲线是描述（　　）与（　　）这两个变量关系的曲线，既适用于（　　），也适用于（　　）和（　　）。该效应关系曲线大致可分为（　　）种类型，一类是有（　　）曲线，曲线与横坐标交点处的剂量称为（　　），在（　　）以下不引起（　　），在（　　）以上可引起（　　），其严重程度或其有害程度随（　　）的增加而加重，这是制定个人（　　）的基本依据；另一类是无（　　）曲线，曲线通过坐标原点，任何剂量无论多么小，都有可能引起某种（　　），并且在群体中发生的概率随（　　）的增加而呈线性增大，这也是制定辐射防护（　　）的根本设想。按照辐射剂量效应关系和辐射效应发生规律的性质，辐射对人体的损伤效应可分为（　　）性效应和（　　）性效应。随机性效应是指效应发生的（　　）与受照剂量大小（　　），严重程度与受照剂量大小（　　），是不存在剂量（　　）的效应，是不可（　　）的不确定性效应；非随机性效应也称（　　）性效应，是指发生（　　）和（　　）程度都与受照剂量大小（　　），是存在剂量（　　）的效应，在其之下是不会发生效应的，因此它是（　　）预防的（　　）性效应。

2. 填空题

(1) 电离辐射对生物机体的损伤作用具有（　　）和（　　）两个特点。

(2) 电离辐射对生物活性大分子的损伤可分为（　　）作用和（　　）作用。

(3) 电离辐射对生物活性大分子的间接作用随环境氧浓度的增大而（　　），随温度的降低而（　　）。

(4) 人类及高等动物的半致死剂量为（　　）Gy，生物的进化程度越高，半致死剂量越（　　）。

(5) 体细胞中染色体或基因的变化主要体现在（　　）上，而生殖细胞中的变化则体现在（　　）上。

3. 电离辐射与细胞相互作用致人体损伤的过程大致分为几个阶段？

4. 电离辐射对人体的损伤如何分类？

5. 电离辐射对人体的损伤与哪些因素有关？

6. 为什么医疗照射对肿瘤和正常组织的效应要经一周或几周才能显现出来？

7. 为什么电离辐射的随机性效应是不可预防的，而非随机（确定）性效应是可防止的？

8. 为什么水对电离辐射损伤起重要作用？

第5章 辐射防护与标准

5.1 辐射防护的任务和目的

原子能的开发和利用，在科学技术的发展上具有划时代的历史意义，原子能科学技术在工业、农业、国防、能源、医学等领域获得了广泛的应用，并展现出了广阔的美好前景。

任何新技术的发展利用，在给人类带来方便和效益的同时，也会伴随着某些危害。例如，电的发明和利用伴随着触电的危险；现代交通工具的发展和利用伴随着交通事故的危险；煤炭的开采和利用伴随着诸多矿难和环境问题等。原子能科学技术的发展和应用无疑给人类和国民经济带来巨大的利益，但是由于辐射对机体的损伤作用，它也给人类带来某些直接或间接的危害。人类在发展和利用新的科学技术为人类造福的同时，也总是努力避免和减少它们可能带来的危害。

辐射防护是人类在发展利用核辐射、放射性物质、核武器及核能过程中产生和发展起来的。在 1895 年伦琴发现 X 射线后不久，人们就发现了 X 射线对人体的损伤作用。1898 年居里发现镭后不久，也发现了 γ 射线对人体的损伤作用。这些认识和发现逐渐引起了人们对辐射危害的重视，并发展出了相应的防护措施，如把 X 射线管装在衬铅的盒内对 X 射线进行阻挡屏蔽；从事 X 射线的工作人员穿戴含铅的围裙、带铅玻璃眼罩进行防护等。这是早期对 X 射线的辐射防护手段，并延续使用至今。随着反应堆、加速器、核电站、核武器等核技术的发展和日趋广泛的应用，产生了大量的放射性物质和废弃物，对环境的影响已不容忽视。美国在日本投放的两颗原子弹，更是造成了大量人员伤亡和严重的环境污染。之后一些国家进行的核武器试验及发生的各类核事故，都给辐射防护带来一系列亟待解决的问题：辐射防护标准的制定、各种放射性核素的最大允许浓度或摄入量限值、辐射屏蔽、反应堆与核电站的安全、环境污染、辐射的生物效应等。这些问题的提出和解决，不仅促进了辐射防护的发展，也促进放射生物学、放射医学、放射化学、放射生态学等边缘学科的发展。

辐射防护现已成为原子能科学技术中的一个重要分支学科，它是研究使人类免受或少受辐射危害的一门综合性的边缘学科，它涉及原子核物理、放射化学、放射医学、放射生物学、放射生态学、辐射剂量学、核电子学等学科。辐射防护的基本任务是保护环境、保障从事放射性工作人员和社会公众的健康与安全、保护他们的后代、促进原子能事业健康发展。

国际放射防护委员会 ICRP 在 1965 年提出假定，认为在剂量与效应之间存在着线性关系，而且剂量的作用是累积的。在此基础上进一步提出辐射防护的目的是防止急性辐射效应，并将晚期效应限制到一个可以接受的水平。随着对辐射效应的深入了解，出于放射防护的目的，依据效应与剂量间的关系，ICRP 在 1977 年第 26 号出版物中，把由电离辐射诱发的生物效应分为两类：随机性效应和非随机性效应。随机性效应是发生概率与剂量有关，而严重程度与剂量无关，具有不确定性的效应，它的发生不存在剂量阈值，主要的随机性效应是致残的遗传障碍和癌症。非随机性效应是发生概率和严重程度都随着照射剂量而改变的效应，是确定性效应，它的发生存在某一剂量阈值，剂量效应曲线呈 S 形，主要的非随机性效应是眼晶体白内障、皮肤的非恶性损伤、再生障碍性贫血和不育等症状的发生。辐射生物效应的这种分类方法在放射防护工作中具有重要的理论意义和实际意义。ICRP 在 1990 年将非随机性效应修订为确定性效应。

　　辐射防护的目的是防止有害的确定性效应，并限制随机性效应的发生概率，使之达到被认为可以接受的水平。很显然，确定性效应是完全可以防止的，对大多数确定性效应而言，很少是必然致死的。任何特定的确定性效应都受多种因素的影响，其中主要是辐射的严重程度、发生此效应的年龄和受照人员的生理状态；另外，对大多数确定性效应来说，当照射以低剂量率积累时，不能像随机效应那样较准确地预测严重程度与照射剂量的关系，因此要将确定性效应造成的损伤定量化是不可能的，但是只要使适用于这种效应的累积剂量限值保持在相应效应阈值以下，就能将这种有害的确定性效应的危险限制到零。随机性效应是不能防止的，只有在防护方面采取一些措施和方法，才能使这种效应的发生概率降到可以接受的水平。在职业性照射下，这种可以接受的水平相当于每年职业死亡率在 $10^{-5} \sim 10^{-4}$ 范围内，这样就可与其他职业的危险度相当。随机性效应之所以不能防止，就在于这种效应（的概率）与受照剂量之间虽然呈线性关系，但不存在剂量阈值。

5.2　辐射防护的主要内容

　　辐射防护是保护放射性环境的职业性工作人员和广大居民及他们的后代免受不必要的电离辐射照射所造成的危害的一门综合性学科，它的同义词有放射卫生（Radiation Hygiene or Radiological Health）和保健物理（Health Physics）。

　　辐射防护的主要内容是：制定辐射防护标准和监测方法；进行辐射防护监测并进行评价；研究辐射防护方法和采取可靠的防护措施；实施有效的辐射防护管理和医学监护等。

5.2.1　辐射防护标准

　　为控制电离辐射的照射和放射性物质的污染，保护职业性工作人员和居民的健康和安全，相关部门机构制定的各类人员的各种受照射剂量的限值称为辐射防护标准。辐射防护标准是实施辐射防护的法定依据。世界各国的辐射防护标准都是根据国际放射防护委员会（ICRP）的建议，结合各自的具体情况制定的。辐射防护标准随着科学技术的发展和资料的积累，不断地被修改、更新和完善。自 1958 年到现在，ICRP 发布了一系列建议书，对辐射防护的原则和防护中的若干基本概念提出了一些新的建议。新建议根据科技发展水平把个人受照射剂量控制在相应的限值以下，其目的是防止有害的确定性效应，并限制随机性效应的发生概率，使之达到被认为可以接受的水平。

　　ICRP 在 1977 年的建议书中把辐射防护标准分成 4 类：

　　（1）基本限值（Basic Limits），其中包括剂量当量限值（Dose-Equivalent Limits）和次级限值（Secondary Limits）两类；

　　（2）推定限值（Derived Limits）；

　　（3）特准限值（Authorized Limits）；

　　（4）参考水平（Reference Levels），其中又分记录水平（Recording Level）、调查水平（Investigation Level）和干预水平（Intervention Level）。

5.2.2　辐射剂量学

辐射剂量学是研究辐射剂量及如何测量辐射剂量的一门学科。辐射剂量学是 20 世纪 20 年代逐渐发展起来的一门学科，它的根本任务是用理论或实验的方法研究电离辐射与物质相互作用过程中能量传递的规律，并用来预言、估计和控制有关的辐射效应。辐射剂量学的研究和应用，早期仅限于医疗方面，今天，它已成为一个专门的技术领域，广泛应用于辐射防护、医疗、生产和科研等各个方面。

辐射剂量学研究的主要课题是：电离辐射能量在物质中的转移、吸收规律；受照物质内的剂量分布及其与辐射场的关系；辐射剂量与有关的辐射效应的响应关系及剂量的测量、计算方法。进而为研究辐射效应的作用机理、实施辐射防护的剂量监测和评价、进行放射性治疗与辐射损伤的医学诊断和治疗提供可靠的科学依据。

辐射剂量学的内容很丰富，按辐射的种类，可分为带电粒子剂量学、X 及 γ 射线剂量学、中子剂量学。按照射方式，可分为内照射剂量学和外照射剂量学。

测量辐射剂量的原理是以辐射与物质相互作用产生的各种效应为基础的，涉及物理、化学、生物学、核电子学等方面的知识。这些效应包括射线作用于物质会产生电离、发光、发热现象，引起物质颜色的改变和化学组成的变化，引起生物体内血液组成及染色体的变化等。根据这些效应，人们研制出品种繁多、性能各异、适应各种场合要求的剂量测量仪器和辐射监测系统。微电子技术和集成电路的发展和应用，为剂量测量仪器和监控系统的小型化、自动化和便携式提供了有利条件，并使仪器的稳定性、可靠性、灵敏度大大提高。

5.2.3　辐射监测

辐射防护应以预防为主。在外照射情况下，应预先测量或预先计算工作场所的剂量场分布，以便决定是否应采用相应的安全措施；在内照射情况下，应预先测量和了解处所的空气、水源的污染情况或测量体内放射性核素的积存量，以便对个体或群体受照情况及环境安全进行评价。

辐射监测器（Radiation Monitor）是辐射监测的工具，它是由辐射探测器和相应的核电子学功能单元组成的仪器。辐射探测器将入射辐射转换为电信号，再经相应的电子线路转换成可观测的电学量（电流或电压或计数），电学量与入射辐射的注量成线性或对数关系。当电学量超过报警单元给定的阈值或不在其给定的阈值范围内时，便触发报警器发出报警信号。因此辐射监测器可同时给出辐射量的具体数值和报警信号，具有辐射仪和报警器的两种功能，是辐射防护中不可缺少的仪器。

5.2.4　辐射防护技术

辐射防护技术包括屏蔽设计、防护器械和衣具的使用、表面除污等内容。在一些核技术装置中，如反应堆、核电站、加速器、X射线机、中子发生器、强 β、γ、n 辐照源等，通常是采用屏蔽的方法将辐射剂量降低到预定的控制水平，屏蔽已成为辐射防护的重要手段，屏蔽的研究和应用较为深入和广泛，涉及屏蔽方式、材料、厚度等内容，对此我们将在本书后续章节中分别加以讨论。

5.2.5　辐射防护评价

辐射环境评价是对核技术装置及应用辐射的场所的辐射安全及周边环境污染水平的评价，评价的内容很广，现在它已发展成为一门独立的学科，称为评价方法学。在设计规划和建造安装核设施前，需根据当地社会、政治、经济发展情况，当地天文、气象、水文、地质等自然状况等提出辐射安全及环境影响等方面的评价报告。这种评价往往具有行政约束力，只有在当地政府批准认可后方可施工，施工完成正式运行后也还需定期核查评估报告。

5.3　辐射防护标准

随着 X 射线和原子能科学技术的发展和广泛应用，辐射给人类带来了巨大的利益，但也使受照射的人体产生各种损伤。为了充分利用辐射造福人类，同时又保护职业性放射性工作人员及广大居民免受辐射伤害，很早以来，人们就十分重视辐射防护标准的制定。辐射的生物效应是制定辐射防护标准的依据，在辐射防护标准范畴内最常遇到的是小剂量、低剂量率的照射，在此条件下，影响辐射生物效应的因素有很多。人类对辐射危害作用有一个认识过程，至今辐射损伤的机制尚不完全清楚，对小剂量辐射效应有待长期观察和深入研究。随着放射生物学、放射医学与防护等科学的进展和辐射防护实际经验的积累，辐射防护标准也会不断发展，日趋完善。

5.3.1　辐射防护标准的发展历史

1895 年伦琴在发现 X 射线后，很快就发现它能引起严重的皮肤烧伤，使人和动物患眼病、毛发脱落、白细胞减少等机体损伤，于是人们开始研究制定最大容许标准，以控制辐射对人体的危害。最早提出的防护标准是所谓的红斑剂量，即辐射引起皮肤出现红斑的剂量，按后来的推算，红斑剂量约为 600 伦。1925 年，首次提出耐受剂量（Tolerance Dose）概念，它是以皮肤红斑剂量的 1/100 来表示的一种剂量标准，即 30 天的剂量不超过红斑剂量的 1/100，约 0.2 伦/天。1934 年，国际 X 射线与镭防护委员会（ICRP 的前身）正式规定电离辐射的耐受剂量为 0.2 伦/天，这一标准一直沿用到 1950 年。耐受剂量的原义是指人体可以承受的短期无显著辐射损伤的剂量，低于这一剂量时效应不会发生。实际上，某些生物效应并不存在剂量的阈值，即使在剂量很低时也会发生，耐受剂量忽略了效应的随机性，因此耐受剂量的概念并不普遍适用。

第二次世界大战后，根据新积累的相关资料和研究成果，国际放射防护委员会在 1950 年将辐射防护标准的耐受剂量修改为最大容许剂量的概念，将原来剂量标准由 0.2 伦/天或每周 1 伦降低至 0.3 伦/周（即 0.05 伦/天），规定手、前臂、脚等非紧要器官的局部照射的最大允许剂量为全身的 5 倍，即 1.5 伦/周。根据 0.3 伦/周的标准，计算了一些放射性核素在水和空气中的最大容许浓度。1956 年，ICRP 对最大允许剂量标准又进行了修改，将原来的 0.3 伦/周修改为每周 0.1rem，即全身均匀照射的最大容许剂量为 5 雷姆/年，并把关键器官分为 4 类，分别规定了不同的最大容许剂量值，此标准至今一直为世界大多数国家所采用。

随着放射医学、放射生物学、保健物理等有关领域的新进展，ICRP 又重新审查了以前关于辐射防护标准的基本建议，并做了较大的改革，于 1977—1979 年相继提出了一些新概念，将最大容许剂量改为剂量当量限值。职业性人员随机性效应全身均匀照射时的年剂量当量限值的数值未变，采用 50 毫希伏/年表示，1 希伏=100 雷姆，50 毫希伏/年就是 5 雷姆/年。

ICRP 1991 年第 60 号出版物（1991 年建议书）和 2007 年第 103 号出版物（2007 年建议书）又将个人剂量当量限值修订为个人当量剂量限值，对职业性从业人员年当量剂量限值定为 20mSv，对公众则为 1mSv。

可以看出，20 世纪 50 年代以前，辐射防护的目的仅限于防止出现急、慢性躯体效应；防护的对象仅限于医用 X 射线和用镭治疗病人过程的医务人员；剂量限值以天和周为限。这一时期人们对放射损伤的认识是表浅的。1950—1977 年期间，人们对放射损伤的认识逐渐深化，辐射防护的目的不再仅限于防止急、慢性躯体效应，还考虑到了限制远后效应和遗传效应；辐射防护的对象不仅是职业性人员，还考虑到公众；照射方式不限于外照射，还扩大到放射性核素进入人体后的内照射；剂量限值以年为限。这一阶段，辐射防护标准日臻完善。自 1977 年以来，放射防护标准又有了进一步发展，更定量化地明确了辐射防护的目的在于防止有害的确定性（非随机性）效应，并将随机性效应限制到认为可以接受的水平。总而言之，放射防护标准的演变过程是人们对辐射危险认识不断深化的过程，因而也是剂量限值逐渐减少的过程和标准适用范围逐渐扩大的过程。

还应该指出，红斑剂量和耐受剂量曾经是早期辐射防护中使用过的一个术语，现在已不再使用。由于当时对照射量和吸收剂量的概念还不明确，因此，曾误把照射量单位伦琴用作剂量（专指吸收剂量）单位。

5.3.2　辐射防护的三项基本原则

为达到辐射防护的目的，辐射防护必须遵守三项基本原则：辐射实践的正当化、辐射防护的最优化、个人剂量限值。这三项基本原则构成了一套辐射防护体系。为了达到完全防止确定性效应的发生，并将随机效应限制到可以接受的水平，应当灵活运用这三项原则。但是应当指出，个人剂量限值主要适用于避免确定性效应，因为个人剂量限值是不允许接受的剂量范围的下限。

1. 辐射实践的正当化

辐射实践的正当化（或称合理性判断）是指在进行伴随有任何辐射的某种实践活动前，首先应进行代价与利益的综合分析，权衡利弊，只有当这种实践能获得超过代价的纯利益时，才被认为是正当的；如果实践所获得的利益小于所付出的代价，则为不正当的。正当的可以实践，不正当的不应该实践。

2. 辐射防护的最优化

辐射防护的最优化是指在权衡利用辐射的某种实践所获得的利益超出所付出代价的基础上，即在确认辐射实践正当化的基础上，考虑到经济与社会因素后，应当使任何辐射照射保持在可以合理做到的尽可能低的水平（As Low As Reasonably Achievable，即 ALARA 原则）。也就是说，最优化就是进行代价和效果的综合分析，选择最合适的代价以取得最合理的效果，实现合理地降低剂量。合理地降低剂量不是剂量越低越好，而是要在综合考虑社会和经济因素的条件下，使照射剂量低到合理的可以做到的程度。最优化是剂量限制体系的不可分割的组成部分，不能脱离合理化和个人剂量限值而单独存在。

实现最优化可通过采用不同方案比较的方法、综合分析的方法、代价利益分析方法、微分代价利益分析方法、定性定量分析方法等方案达到。

辐射防护最优化原则适用于所有可以通过防护措施对照射进行控制的情况，严格来讲，这一原则只适用于辐射源可以控制的情况，但对于事故情况下某些防护行动的计划，也可用这一原则。在实际工作中，辐射防护最优化原则主要用于防护措施的选择、防护设备的设计及确定各种特准限制等。

3．个人剂量限值

个人剂量限值是指限制个人所受的当量剂量不得超过某些规定的限值。在满足正当化和最优化条件下的剂量不一定对每个人都提供合适的防护，还必须使个人接受的当量剂量不超过一定的限度。人体受到的任何照射通常涉及多个器官或组织。1978 年，ICRP 针对辐射的随机性效应，提出了有效剂量当量的概念，它是全身（除四肢、皮肤和眼晶体外）剂量当量的加权平均值（见第 4.4 节）。引入有效剂量当量就可制定出以所有受照组织或器官的总危险度为基础的剂量当量限值。

正当化和最优化原则主要与辐射源有关，它们涉及的是对某种辐射源的利用和防护是否适宜；个人剂量限值与人有关，它涉及的是职业性从业人员和公众个人。个人剂量限值是不允许接受的剂量范围的下限，是不允许超过的，因此个人剂量限值不能直接作为防护设计和工作安排的依据。评价放射防护设施的标准应以是否做到最优化为依据，不能以是否超过个人剂量限值为依据。

辐射防护三原则是彼此不可分割的完整体系，在遵守辐射防护三原则的条件下，与放射性有关的实践的安全程度与公众认为安全的实践的安全程度相当。

5.3.3　我国现行的辐射防护标准

我国现行的辐射防护标准是 1984 年颁布的"放射卫生防护基本标准"（GB4792—84）和 2002 年颁布的"电离辐射防护与辐射源安全基本标准（GB18871—2002）"。我国辐射防护标准制定的原则是：既要保护环境，保障从事放射性工作人员和居民的健康与安全，又要有利于原子能事业的发展。现行辐射防护标准的内容包括：（1）电离辐射的最大容许剂量和限制剂量；（2）放射性物质的最大容许浓度和限制浓度；（3）放射性物质污染表面的控制水平等。GB4792—84 共分 7 章，并列有 5 个附录。

1．基本限值

基本限值是辐射防护标准中的基本标准，是限制职业性工作人员和居民中个人受照射剂量的基本依据。基本限值包括剂量限值和次级限值两类。

（1）剂量限值。剂量限值适用于实践所引起的照射，不适用于医疗照射，也不适用于无任何主要责任方负责的天然源的照射。剂量限值与潜在照射的控制无关，也与决定是否和如何实施干预无关。

剂量限值主要是限制职业性人员个人和公众成员的个人所受到照射而规定的剂量限值。对职业性工作人员个人或居民中个人受到照射情况下，剂量限值限制的是身体器官或组织中的有效剂量或待积有效剂量；对群体受照射情况下，应用于按某一组人员计算的有效剂量或待积有效剂量的平均值。个人年剂量限值是指：个人在任何一年内受到的外照射所产生的有效剂量与在这一年内摄入的放射性核素在体内所产生的待积有效剂量两者之和的限值，它不包括医疗照射剂量和天然本底辐射的照射剂量。应当强调指出，个人剂量限值是不容许接受的剂量范围的下限，是优化过程的约束条件，不能直接用于工程设计和工作安排的目的。个人剂量限值还可进一步细化。

A．职业照射剂量限值

① 应对任何工作人员的职业照射水平进行控制，使之不超过下述限值：

（a）由审管部门决定的连续 5 年的年平均有效剂量（但不可做任何追溯平均），20mSv；

（b）任何一年的有效剂量，50mSv；

（c）眼晶体的年当量剂量，150mSv；

（d）四肢（手和足）或皮肤的年当量剂量，500mSv。

② 对于年龄为 16～18 岁接受涉及辐射照射就业培训的徒工和年龄为 16～18 岁在学习过程中需要使用放射源的学生，应控制其职业照射，使之不超过下述限值：

（a）年有效剂量，6mSv；

（b）眼晶体的年当量剂量，50mSv；

（c）四肢（手和足）或皮肤的年当量剂量，150mSv。

③ 特殊情况

（a）依照审管部门的规定，可将上述（1）的（a）项中指出的剂量平均期破例延长到 10 个连续年；并且，在此期间内，任何工作人员所接受的年平均有效剂量不应超过 20mSv，任何单一年份不应超过 50mSv；此外，当任何一个工作人员自此延长平均期开始以来所接受的剂量累计达到 100mSv 时，应对这种情况进行审查；

（b）剂量限制的临时变更应遵循审管部门的规定，但任何一年内不得超过 50mSv，临时变更的期限不得超过 5 年；

（c）16 岁以下的任何人不得接受职业照射；

（d）妇女一旦证明怀孕，腹部表面剂量限值为 2mSv，放射性核素摄入限值为 ALI（Annual Limit on Intake）的 1/20。

B．公众照射剂量限值

① 实践使公众中有关关键人群组的成员所受到的平均剂量估计值不应超过下述限值：

（a）年有效剂量，1mSv；

（b）在特殊情况下，如果 5 个连续年的平均剂量不超过 1mSv，则某一单一年份的有效剂量可提高到 5mSv；

（c）眼晶体的年当量剂量，15mSv；

（d）皮肤的年当量剂量，50mSv。

② 慰问者及探视人员的剂量限值

所规定的剂量限值不适用于患者的慰问者（例如，并非是他们的职责、明知会受到照射却自愿帮助护理、支持和探视、慰问正在接受医学诊断或治疗的患者的人员）。但是，应对患者的慰问者所受的照射加以约束，使他们在患者诊断或治疗期间所受的剂量不超过 5mSv。应将探视食入放射性物质的患者的儿童所受的剂量限制于 1mSv 以下。

（2）次级限值

次级限值分为用于外照射和内照射的两种。

① 外照射次级限值

用于外照射的次级限值是浅表剂量当量指数（$H_{I,S}$）限值和深部剂量当量指数（$H_{I,d}$）限值。

浅表剂量当量指数（在直径为 30cm 的组织等效球体内从深度为 0.07mm 到 10mm 的壳层内的最大剂量当量）的限值为 500mSv·a^{-1}，以防止皮肤的非随机性效应。

深部剂量当量指数（在直径为 30cm 的组织等效球体内从深度为 1cm 以下的内层内的最大剂量当量）的限值为 50mSv·a^{-1}，以限制随机性效应的发生概率，使之达到可以接受的水平。

在实际情况下，对深部和浅表剂量当量指数的这些限制将限制眼晶体所受的剂量当量小于 150mSv·a^{-1}。

② 内照射次级限值

内照射次级限值是放射性核素经由吸入或食入途径进入体内的年摄入量限值 ALI（ALI，Annual Limit on Intake）。当基本剂量限值不能直接作为一年中摄入放射性核素的限值时，需采用次级限值，用年摄入量限值来加以限制，所以内照射的次级限值是年摄入量限值 ALI。

摄入某一活度的放射性核素后，如果使以参考人所代表的典型人受到的照射达到职业性照射所规定的年剂量当量，则该放射性核素的活度即为年摄入量限值 ALI。

一般情况下，ALI 的限制如下：

对随机性效应
$$I \cdot \sum_T W_T \cdot H_{50,T} \leqslant 0.05\text{Sv} \tag{5.1}$$

对非随机性效应
$$I \cdot H_{50,T} \leqslant 0.5\text{Sv} \tag{5.2}$$

式中，I 为特定放射性核素的年摄入量，单位为 Bq；W_T 是组织 T 的一个权重因数，它表示组织 T 的随机性效应危险度与全身受到均匀照射时总危险度的比率；$H_{50,T}$ 是摄入一个单位活度放射性核素后组织 T 受到的约定剂量当量，单位为 Sv·Bq^{-1}。

国际放射防护委员会（ICRP）第 30 号出版物公布了 94 种元素的各种放射性核素的年摄入量限值。这些摄入量限值是针对成年参考人的。当居民中某一关键组（Critical Group）的生物学特征与参考人有较大差别时，如儿童，应当考虑器官的大小和代谢特点方面的差别加以修正。这些差别的有关数据可查阅 ICRP 第 23 号出版物。

年摄入量限值属于次级限制，还可以进一步细化。

（a）职业人员的 ALI

职业人员在一年中摄入放射性核素的量，不应大于相应的 ALI。各种核素的 ALI 值可在国标 GB4792—84 的附录 B 中和 GB8703—88 的附录 E 中查到。当吸入 ^{222}Rn 和 ^{220}Rn 的短寿命子体时，次级限值用 α 潜能表示，^{222}Rn 和 ^{220}Rn 的 α 潜能限值分别为 0.02J 和 0.06J。

当一年内既受到外照射，又受到内照射时，除了应满足眼晶体和其他单个器官或组织接受的剂量不应超过各自相应的限值以外，还应满足下列不等式的要求：

$$\frac{(H_E)_{\text{外}}}{50(\text{mSv})} + \sum_j \frac{I_j}{(\text{ALI})_j} \leqslant 1 \tag{5.3}$$

式中，(H_E) 为外照射产生的有效剂量当量，单位为 mSv；I_j 为第 j 种放射性核素的年摄入量，单位为 Bq；$(\text{ALI})_j$ 为第 j 种放射性核素的年摄入量限值，单位为 Bq。

（b）公众成员的 ALI

公共成员在一年中摄入放射性核素量的限值，取职业性人员 ALI 的 1/50，如果按终生平均不超过职业性 ALI 的 1/50 考虑，在某些年份里允许摄入职业性人员 ALI 的 1/10。

对婴儿和儿童，在缺乏资料的情况下，可取职业性人员 ALI 的 1/100。

2．推定限值

推定限值也叫导出限值（Derived Limits），适用于环境监测和内照射。

（1）推定限值的意义

在辐射防护中，除了制定基本限值外，还常常需要提供其他相关量的限值。将需要限值的其他量通过一定的模式同基本限值联系起来，由此得出的能反映基本限值的这些其他量的限值，称为导出限值或推定限值。推定空气浓度（指空气中某种放射性物质的浓度）、推定食入（饮水和食物）浓度、放射性物质表面污染的控制水平、工作场所的剂量率、环境容量（容许释放到环境中的放射性物质的量）等都属于推定限值或导出限值。推定限值与基本限值之间关系的准确程度，取决于推导时所用模式的现实程度。例如，放射性核素的推定空气浓度（DAC，Derived Air Concentration）定义为放射性核素的年摄入量限值 ALI 与参考人在一个工作年（2000h）内吸入的空气体积（2400m³）之比，即

$$DAC = ALI / (2000 \times 60 \times 0.02) = ALI / 2.4 \times 10^3 (Bq \cdot m^{-3}) \tag{5.4}$$

式中，0.02 为参考人在轻体力劳动条件下工作时，每分钟吸入的空气体积，即 0.02 m³/min；2000 是一个工作年按每周工作 40 小时，每年工作 50 周计算出的。

推定空气浓度只是为了设计、管理和监测的方便而给出的，在进行放射防护评价时，还是应以 ALI 为准。

（2）放射性物质的最大容许浓度和限制浓度

电离辐射的最大容许剂量当量和限制剂量当量，均指内外照射的剂量当量之和，但不包括天然本底照射和医疗照射。内照射主要是各种放射性核素进入人体内所起的照射。在进行开放性操作时，如铀矿开采等，放射性物质很容易对人体、环境、水源和空气造成污染。放射性物质主要是通过消化道、呼吸道食入或吸入体内的。在核战争情况下，放射性物质也可能通过皮肤伤口进入体内，这更为危险。

在水源和空气中存在一定浓度的某些放射性物质，要完全避免它们进入体内是不可能的。进入体内的放射性物质除了内照射引起的辐射危害外，还有放射性核素本身的生物毒性作用造成的危害。放射性核素进入体内并不是均匀分布的，它们对各器官或组织的亲和力也是不同的，因而往往聚集于某些器官，如 ^{131}I 主要沉积在甲状腺内，^{90}Sr 主要沉积在骨骼内。进入体内的放射性核素种类不同，对不同器官造成的危害作用也不同。放射性核素的毒理学特征与其物理化学性质、沉积器官、吸收排泄速率及半衰期等许多因素有关。所以对内照射，不能简单规定一个剂量值，而是要根据放射性核素的性质和对主要器官的危害程度来估算放射性核素在人体内的最大积存量。

积存于所考虑器官的放射性核素的量称作该器官的积存量。体内最大容许积存量是指人体在此剂量照射下，任何一个器官所受到的剂量当量率均不超过相应的最大容许剂量当量率。要估计人体的积存量或估计每个器官及全身所受到的照射剂量是很复杂的。为简便起见，只要能控制被污染的水、空气等的污染浓度，使之处于容许浓度之下，即使长期食入或吸入这种被污染的水或空气，也不会在体内形成超剂量照射。

放射性核素的最大容许浓度是放射性工作者在这样恒定的浓度下工作 50 年，50 年后器官的积存量所造成的剂量当量率会达到最大容许剂量当量率。

我国现行的放射卫生防护基本标准中，对露天水源和放射性工作场所空气中的各种放射性核素的限制浓度和最大容许浓度都做了规定。

3. 特准限值

特准限值也叫管理限值，是由政府主管部门或单位职能部门所制定的限值。它通常是作为放射性废物排放数量的限值。特准限值的设定要确保个体或关键人群组的成员不会受到超过基本限值或次级限值的照射剂量。特准限值一般要比推定限值更严格一些，即其数值一般低于推定限值。

（1）低放射性气体或气溶胶排放的管理限制

由低放射性气体或气溶胶的排放造成的公众生活环境中的气载放射性核素的浓度年平均值不得超过推定空气浓度值（DAC）的 1/150。

废气排放使关键人群组的摄入量大于相应的年摄入量限值（ALI）的 1/3 时，除了对实践或设施的浓度限制以外，还必须对总排放量施加限制。

（2）低放射性废液排放的管理限制

低放射性废液排放使关键人群组一年所受的剂量只能是对公众个人剂量限值的一部分。低放射性废液应尽量采用槽式排放，排放前必须进行监测，超过排放管理限值时不得排放。一般不得采用稀释方法将超过排放管理限值的废液排入环境。低放射性废液向江河和海洋排放时，排放口位置、排放的总活度和浓度都必须得到环境保护部门的批准。排放地域应避开鱼类产卵区、水生生物养殖场、海滨游泳和娱乐场所等，排放口应设在集中取水区的下游。

长寿命（$T_{1/2} > 30$ 年）放射性核素的废液严禁向封闭式湖泊排放。

低放射性废液，每月排放总活度不超过 $10\text{ALI} \cdot \text{min}^{-1}$ 时，可以直接排入流量大于 10 倍排放流量的普通下水道，每次排放活度不超过 $1\text{ALI} \cdot \text{min}^{-1}$，而且每次排放后要用水冲洗下水道。

（3）固体放射性废物的处理

低放射性固体废物应分类收集在专用的放射性废物容器中，集中送往指定的废物库（场）存放或处置。废物容器和废物暂存处应有明显的电离辐射标志。

4. 参考水平

参考水平不是限值，是为了有效地实施防护，由放射防护部门确定的采取某一行动的剂量水平。对辐射防护工作中测定的任一个量，都可以制定一个参考水平。凡遇到某一个量值超过或预测可能超过参考水平时，就应当采取相应的行动。最常用的参考水平有：记录水平（Recording Level）、调查水平（Investigation Level）和干预水平（Intervention Level）。

（1）记录水平

对剂量当量或摄入量规定一个记录水平，在此水平以上的结果被认为足够重要，值得记录存档，其他结果可以概括地描述为低于所规定的水平。这样做的好处是可以大大简化监测结果的记录。ICRP 在 1977 年第 26 号出版物中建议以年剂量当量限值或年摄入量限值的 1/10 作为记录水平。

（2）调查水平

调查水平定义为这样一些数值的剂量当量或摄入量，当剂量当量或摄入量超过这些数值时，就认为足够重要，值得进一步调查，追究原因。在个人监测中进行的测量不一定直接指示出剂量当量或摄入量，例如，在内照射监测中分析尿中某种放射性核素含量后，需要经过换算来估计摄入量。对于这样一些类型的测量可以建立一种推定调查水平（Derived Investigation Level），测量值低于推定调查水平，意味着剂量当量或摄入量低于有关的调查水平。ICRP 第 26 号出版物建议以年剂量当量限值或年摄入量限值的 3/10 作为调查水平。

在实际工作中，调查水平总是对单次测量规定的，测量结果只反映出年剂量当量或年摄入量的某一分数，而不是全年的数量，因此，应当根据这种单次测量所涉及的时间在一年中所占的分数，把调查水平也规定为年限量值的同样分数的 3/10。例如，假定一次热释光剂量计的测量值所反映的是两个月的累积剂量，那么对这种测量的调查水平应当规定为年剂量当量限值的 $(2/12)\times(3/10)=1/20$。推定调查水平也依照同样原则，按一定分数来制定。在制订特殊监测计划时，由于监测是同单次事件联系起来的，虽然一年中不一定只发生一次。原则上这种调查水平的选定取决于干预期在一年中发生类似事件的次数。ICRP 第 10 号出版物建议可以取年剂量当量限值的 1/20 作为调查水平。

（3）干预水平

干预水平是事先制定的与辐射防护有关的某一个量的数值，超过这个数值时，应当进行干预。干预水平用于异常事态。由于涉及的因素很复杂，不可能做出统一的规定。干预水平也称处置水平（Action Level）。

5.3.4　ICRP 的新建议与 GB18871—2002

我国 1984 年颁布的"放射卫生防护基本标准"（GB4792—84）是以国际放射防护委员会（ICRP）1977 年第 26 号出版物（或建议书）为基础制定的，2002 年颁布的"电离辐射防护与辐射源安全基本标准"（GB18871—2002）是以 ICRP1990 年第 60 号出版物（或建议书）为基础修订的。ICPR 于 1990 年通过的第 60 号出版物，基于新的数据和对早期资料的新解释，重新确认了与电离辐射相关联的某些效应危险概率的估计值，比以前所做的估计值高出了 3 倍，并对 1977 年第 26 号出版物中的某些概念、某些建议、某些量进行了修改，最重要的修改是降低了个人剂量限值。

为了更好地理解新修定的标准，表 5-1 将 ICRP 第 60 号建议书与第 26 号建议书的主要要点进行了对比。

表 5-1　ICRP 第 60 号建议书与第 26 号建议书的要点对比

1977 年，ICRP publication 26	1990 年，ICRP publication 60
1. 基本防护量 剂量当量 H（Dose Equivalent），保留量 $H=QND$，品质因数 Q 是 LET 的函数	当量剂量 H_T（Equivalent Dose），新的辐射量 $H_T=W_R D_R$，辐射权重因数 W_R 是依据相对生物效应确定的。
导出量：集体剂量当量、有效剂量当量、剂量当量负担、约定剂量当量	导出量：集体当量剂量、待积当量剂量、有效剂量、集体有效剂量、待积有效剂量
2. 组织权重因数 W_T 　W_T 是由组织（T）的随机性效应危险度与全身均匀照射总危险度之比给出的，用于计算全身加权剂量当量，即有效剂量当量	W_T 是利用可归因致死癌的概率、可归因非致死癌的加权概率、严重遗传效应的加权概率和损失寿命的相对值计算的各器官组织的合计危害与总合计值之比给出的，用于计算有效剂量 E
3. 职业照射的年剂量限值 （1）对随机性效应发生概率的限制 　全身照射的年剂量当量限值为 50mSv。事先计划的特殊照射不应大于年限值的两倍。怀孕妇女受照剂量不超过年限值的 3/10。贯穿辐射照射时用深部剂量当量指数进行限制。 （2）对非随机性（或确定性）效应的限制 　眼晶体受照剂量当量每年不应超过 150mSv。其他单个器官剂量当量每年不应超过 500mSv	在规定的 5 年内，年有效剂量限值平均每年 20mSv。怀孕妇女期间腹部表面剂量限值为 2mSv，核素摄入限值取 ALI 的 1/20（publication 61）。 眼晶体年当量剂量不应超过 150mSv。皮肤年当量剂量不超过 500mSv。手和足年当量剂量不应超过 500mSv

续表

1977 年，ICRP publication 26	1990 年，ICRP publication 60
4．公众照射年剂量限值 （1）为限制随机效应的发生概率，剂量当量限值在一生中每年 1mSv，关键居民组每年 5mSv。 （2）为防止非随机性（或确定性）效应的发生，任何单个器官或组织的年剂量当量限值不应超过 50mSv	有效剂量限值每年 1mSv。在特殊情况下如果 5 年之内不超过平均每年 1mSv，可以允许提高单一年份的有效剂量。 眼晶体的当量剂量限值不应超过 15mSv，皮肤的当量剂量限值为 50mSv
5．辐射生物效应按发生规律性质分类 随机性效应和非随机性效应	随机性效应和确定性效应。确定性效应是严重程度和发生概率均随剂量而变化的效应，剂量–效应曲线呈 S 形，从 0 至 100%，其起因是由电离辐射事件所确定的具有确定性特征
6．放射防护概念 放射防护目的是防止非随机性效应的发生，限制随机性效应的发生概率。 放射防护制度是实践正当比、防护最优化、个人剂量限值。 照射分为：可预见的照射和受控制的照射。 辐射防护标准：基本限值（剂量当量限值、次级限值），推定限值，参考水平	放射防护目的是防止确定性效应的发生，限制随机性效应的发生概率。 放射防护体系是实践正当比、防护最优化、个人剂量限值。 照射分为三类：职业照射、医疗照射、公众照射。 放射防护剂量限值：职业人员和公众成员个人年剂量限值，参考水平
7．危险度评估 （1）危害和危险的含义 危害是一群体受到某种辐射而使这个受照群体及其后代最终遭受的总损害的度量。危害包括对健康和其他影响。 （2）辐射致癌效应的概率 两性所有年龄的人因辐射所诱发的癌症死亡率的危险度为 10^{-2}Sv^{-1}； 全体居民包括儿童在内因高剂量和高剂量率诱发的危险度为 $1\times10^{-2}\text{Sv}^{-1}$，因小剂量和低剂量率诱发的危险度为 $5\times10^{-2}\text{Sv}^{-1}$。 （3）辐射遗传效应的概率 父身或母身受照后，最初二代的严重遗传性疾病的危险度大约取 10^{-2}Sv^{-1}	危害只指对健康的危害，它是一个结合损伤的概率、严重程度和显现时间的复杂概念，用于表述危险的估计等。 职业工作人员的标称概率为 $4\times10^{-2}\text{Sv}^{-1}$； 全体居民包括儿童在内，因高剂量和高剂量率为 $1\times10^{-2}\text{Sv}^{-1}$，因小剂量和低剂量率为 $5\times10^{-2}\text{Sv}^{-1}$。由于随防时间延长、剂量限值变动、模型改变等原因使概率增高。 在小剂量和低剂量率情况下，产生以后各代的严重遗传效应的标称概率为 $0.5\times10^{-2}\text{Sv}^{-1}$。加权多因素后大约为 $0.5\times10^{-2}\text{Sv}^{-1}$。全人口的标称遗传效应概率为 $1\times10^{-2}\text{Sv}^{-1}$，对职业工作人员取 $0.6\times10^{-2}\text{Sv}^{-1}$

5.4 作用于人体的电离辐射

作用于人体的电离辐射源有两大类：一类是来自地球上和宇宙中的天然过程所产生的天然辐射源；另一类是来自人类的生产实践所产生的人工辐射源。天然辐射源对地球上人类的照射称为天然本底照射，可以根据天然本底照射水平来衡量和比较人工辐射源的照射水平，所以对天然本底照射水平的研究是人们关注的重要课题，更具有实际意义。

5.4.1 天然本底照射

人类的生活环境就是一个天然的辐射场。人们吃的食物、喝的水、呼吸的空气、住的房屋、天空大地、山川草木，乃至人的身体内部都存在放射性核素。它们昼夜不停地对人类产生外照射和内照射。

天然本底照射的第一个来源是宇宙射线。宇宙空间充满着电离辐射，空间辐射是由来源各异和能量不同的多种带电粒子组成的。空间辐射根据来源的不同，可分为捕获粒子辐射、太阳粒子辐射和银河宇宙辐射。空间初级带电粒子与地球大气层相互作用形成多种次级粒子：中子、质子、介子、电子、光子等，这些次级粒子辐射称为宇宙射线。宇宙射线的强度受海拔高度、地磁纬度和建筑物屏蔽的影响。宇宙射线对剂量的贡献主要是 μ 子和中子。天然本底照射的第二个来源是地球本身存在的天然放射性核素发射的 γ 射线及土壤、岩石、动植物、食物、空气和水中的原生放射性核素（U、Th、K、Ra、Rn 等）和宇生放射性核素（^{3}H、^{7}Be、^{14}C、^{22}Na 等）。表 5-2 列出了 U、Th、Ra、K 的放射性同位素在土壤、岩石和水中的含量。天然辐射源的主要辐射类型是 μ 子、γ 射线、α 射线和 β 射线，对人类产生照射的主要机理是辐照、摄入和吸入，受照剂量受地理位置、海拔高度、居住条件、膳食结构、职业及生理机能等因素的影响。人类受天然照射的因素或多或少是非人为的，因而引入了"本底"这一术语。由来自天空和地上天然辐射源对人体造成的照射叫天然本底照射。

世界平均天然本底照射年有效剂量为 2.4mSv/人·年，有些高本底地区可以达到 10mSv/人·年，我国最新估值为 3.1mSv/人·年，如表 5-3 所示。

表 5-2　土壤、岩石和水中的天然放射性核素的含量

核　　素	土壤/(PCi/g)	岩石/(PCi/g)	淡水/(PCi/L)	海水/(PCi/L)
^{40}K	0.8～2.4	2.2～22		300
^{226}Ra	0.1～1.9	0.4～1.3		0.05
^{232}Th	0.02～1.5	1.1～1.3	0.01～1.0	0.01～0.05
^{238}U	0.03～1.6	0.4～1.3	0.01～70	0.7～1.2

表 5-3　公众所受天然辐射照射年有效剂量　　　　　　　　　　　　　　　　　μSv

射　线　源		中　　国		世　　界
		现在估算值	20 世纪 90 年代初估算值	
外照射	宇宙射线 电离成分	260	260	280
	中子	100	57	100
	陆地 γ 辐射	540	540	480
内照射	氡及其短寿命子体	1560	916	1150
	钍射所及其短寿命子体	185	185	100
	^{40}K	170	170	170
	其他核素	315	170	120
总计		约 3100	约 2300	2400

正常本底地区，天然辐射致人体的年有效剂量为 2～3mSv，其中，经呼吸道、消化道进入人体的 ^{40}K、^{87}Rb、^{238}U 系和 ^{232}Th 系的天然放射性核素，每年可对人产生 1.34mSv 的有效剂量当量的内照射；^{40}K、^{226}Ra 和 ^{228}Ra→^{224}Ra 对人体每年产生 0.35mSv 的有效剂量当量的外照射（如表 5-4 所示）。内照射大于外照射。

由于天然放射性核素可通过生物链进入人体内，我国食品放射性物质限量中对 ^{226}Ra、^{232}Th、^{238}U 都做了具体规定，如表 5-5 所示。1986 年我国发布了建筑材料放射卫生防护标准，对 ^{40}K、^{232}Th 的比活度做了限制。这些标准的实施有助于降低天然辐射对国人健康的危害。

表 5-4 正常本底地区天然辐射致人体年有效剂量当量

辐射源	年有效剂量当量/μSv			占总计的百分比/%
	外照射	内照射	合计	
宇宙射线				
电离成分	280		280	14.0
中子成分	21		21	1.0
宇生放射性核素		15	15	0.8
原生放射性核素				
^{40}K	120	180	300	15.1
^{87}Rb		6	6	0.3
^{238}U 系				
^{238}U→^{234}U		10		
^{230}Th		7		
^{226}Ra	90	7	1044	52.4
^{222}Rn→^{210}Po		800		
^{210}Pb→^{210}Po		130		
^{232}Th 系				
^{232}Th		3		
^{228}Ra→^{224}Ra	140	13	326	16.4
^{220}Rn→^{208}Tl		170		
总计	650	1340	2000	100.0

表 5-5 每日食入及人体内积存的天然放射性核素的量　　　　　PCi

核素	^{3}H	^{14}C	^{40}K	^{210}Pb	^{226}Ra	^{232}Th	^{238}U
每日食入量	16～20	$(1.2～1.8)\times10^3$	$(1.6～2.4)\times10^3$	1～1.7	0.5～1.8	0.3	0.6
人体内含量	$(2.5～10)\times10^2$	7.7×10^4	$(8～12)\times10^4$	7.5×10^2	30～40	2.0	50～90

宇生放射性核素是宇宙射线在大气层、生物圈和岩石圈中通过不同的核反应产生的放射性核素。最重要的 4 种宇生放射性核素是 ^{3}H、^{7}Be、^{14}C 和 ^{22}Na。人类受宇生放射性核素照射的主要机理是摄入，产生的剂量相当小，可忽略不计。^{14}C 与人类关系密切，成年人碳的饮食摄入量每年大约为 95kg，^{14}C 的比活度为 230 Bq·kg^{-1}。

碳有两种稳定同位素：^{12}C 和 ^{13}C，其天然丰度分别为 98.89% 和 1.11%。碳还有多种放射性同位素，其中 ^{14}C 的半衰期最长，约为 5692 年，它是碳的唯一的天然放射性同位素，在自然界中含量甚少。

^{14}C 是高能宇宙射线与空气作用的产物，高能宇宙射线在大气高层与氧核作用产生快中子，这些高能中子又与 ^{14}N 核发生反应，^{14}N(n, P)^{14}C，^{14}C 再与 O_2 反应生成 $^{14}CO_2$。由于在世界范围内宇宙射线的强度基本不变，又由于 ^{14}C 的半衰期比地球的年龄短得多，因此在自然中 ^{14}C 以恒定速度生成并以同一速度衰减，所以 ^{14}C 在大气中的含量也是基本恒定的。

^{14}C 经过生物循环进入动、植物和人类机体。生物死亡后代谢过程终止，其体内所含 ^{14}C 因衰变而逐渐减少。根据 ^{14}C 的比活度可以计算出从生物死亡到现在所经过的时间。这就是地质年代学和考古学中常采用的 ^{14}C 分析方法。

5.4.2 人为放射性照射

人类自古以来一直生活在天然辐射场之中并一直接受天然辐射源的照射，除此之外，随着科学技术的发展和进步，在某些生产实践活动中，人类还经常受到人工辐射源的照射。当今世界上主要的人工辐射源有：核武器爆炸落下灰、反应堆与核电生产、医疗照射、科研与生产用放射源，以及核事故等。

核爆炸产生的裂变碎片沉降在地表上，会引起局部或全球性人工放射性核素对环境的污染。放射性沉降物对环境的污染程度取决于核爆炸方式、TNT 当量、爆炸高度、次数、地理位置和气象条件等因素。沉降物中对人体危害较大的核素主要是 ^{131}I、^{90}Sr、^{137}Cs 等。

核电生产涉及核燃料循环的全过程，包括铀矿石等核燃料的开采、水冶、转换，以及核燃料的提取、浓缩铀的制备、燃料元件的加工制造、核反应中核能生产、乏燃料元件的后处理、裂变产物和转换燃料的回收及放射性废料的储存和处置等。在生产过程中，放射性流出物可能会从设施中进入到环境介质（空气和水源）中，通过不同的途径对附近的关键居民组产生辐射照射。据估计，即便到 2500 年，当核电能达到 10^4 GW 时，给世界居民造成的人均照射剂量也不过为天然辐射源照射剂量的 1%，核电厂周围关键居民组所受照射剂量稍高，年有效剂量为 $10 \sim 200\,\mu$Sv，也只相当于天然本底照射剂量的 0.5%～10%。

医疗照射是指为了诊断和治疗目的，医务人员有意识地施加给受检者或患者的辐射照射。医疗照射有外照射和内照射。医疗照射剂量是由诊断用的 X 射线或其他射线及注入体内的放射性同位素药剂和治疗用的体外照射源、宫内照射源及放射性药物产生的。医疗照射在个人和群体中引起的照射剂量是比较大的。仅 X 射线诊断的医疗照射所致的全世界居民人均年有效剂量就达 $0.4 \sim 1.0$mSv。全世界居民人均年有效剂量主要来自天然本底辐射和医疗照射，因此医疗照射是唯一可能大大减少平均剂量的一类照射。

科研与生产用放射源一般来说活度不大，射线能量不太高，经适当的屏蔽防护，对职业人员是安全的，对公众不会产生额外剂量。但对辐照装置或探伤用源，因其活度大，能量较高，如果操作不当或违规操作或出现事故或丢失放射源，都有可能造成急性照射。

近些年来，随着核技术装置（反应堆、核电站、加速器、辐照装置等）的快速发展，在一些国家（如日本、前苏联、美国、英国等）相继发生过程度不同的核事故。影响比较大的如 1986 年 4 月发生在前苏联的切尔诺贝利核电站事故，使大量的人工放射性核素释放到环境中，据估计，^{131}I 的释放量为 6.3×10^{17}Bq（1.7×10^7Ci）。事故中释放的 ^{131}I、^{90}Sr、^{137}Cs 等核素使局部地区遭受严重污染，并严重影响局部地区的生态系统和人员的身体健康。2011 年日本福岛核电站事故也对周边环境和海洋造成了严重放射性污染。核事故产生的原因虽然多种多样，但最根本的原因是设计不周全和管理不善。

5.5　外照射防护的一般方法

在辐射防护中，人们关心的是辐射效应本身，而不是辐射的入射方向。因为辐射效应与粒子的入射方向无关，因此，描述辐射与物质相互作用过程的辐射量，采用粒子注量率是非常恰当的。对外照射的情况，距离活度为 A 的点源 R 处的粒子注量率 φ 可表示为

$$\varphi = \frac{A}{4\pi R^2} \mathrm{e}^{-\mu\rho d} \tag{5.5}$$

式中，指数项是考虑了点源和观测点之间存在屏蔽介质产生的衰减，μ、d 和 ρ 分别为屏蔽介质的线衰减系数、介质的厚度和密度。

假设点源发出的 γ 射线的能量为 E_γ，在空气中的质能吸收系数为 $(\mu_{\mathrm{en}}/\rho)_{\mathrm{a}}$，照射时间为 t，

利用粒子注量与吸收剂量的关系，可得在粒子注量率为 φ 处的空气吸收剂量 D：

$$D = \varphi \left(\frac{\mu_{en}}{\rho} \right)_a \cdot E_\gamma \cdot t = \frac{A E_\gamma t}{4\pi R^2} \left(\frac{\mu_{en}}{\rho} \right)_a e^{-\mu\rho d} \tag{5.6}$$

式（5.6）清楚地表明了吸收剂量与照射时间 t、观测距离 R 和屏蔽介质参数 μ、ρ、d 的关系，根据式（5.6），对外照射的防护就有三种基本方法：时间防护、距离防护和屏蔽防护。

外照射防护的目的，在于控制辐射对人体的照射，使之保持在可以合理做到的最低水平，以保障个人所受的剂量不超过国家规定的标准。

外照射防护，可采取以下三种方式中的一种或几种的综合：尽量缩短受照时间（时间防护）；尽量增大与辐射源的距离（距离防护）；在人与辐射源之间加屏蔽（屏蔽防护）。

1. 时间防护

累积剂量等于剂量率乘以受照时间，受照时间越长，所累积的剂量就越大。在某些特殊情况下，可通过控制受照时间来限制个人所接受的剂量。

在一切接触放射性的操作中，应以尽量缩短受照时间为原则。例如，在分装、拆卸放射源时，应估算操作过程的总剂量和总操作时间，如果剂量较大，可将整个操作分成几个步骤，每人完成一个步骤，这样就控制和缩短了个人的受照时间，限制了个人接受的剂量。在放射性操作时，可在正式操作前进行空白演练，以使操作过程达到熟练、准确、快捷，缩短操作时间。

2. 距离防护

增大与放射源的距离可以降低受照剂量，因为受照剂量率与到放射源的距离平方成反比，如果距离增加一倍，则剂量率减少到原来的四分之一。在实际的放射性操作中，常采用远距离操作工具或设备，如长柄钳子、机械手、机器人、远距控制装置等，以增大人体与辐射源之间的距离，降低受照剂量。

应当指出，受照剂量率与距离平方成反比关系，仅适用于点状源；对非点状源，受照剂量率还与源的尺寸、几何形状有关，也与离源的相对距离有关，在近距离下并不服从与距离平方成反比的关系，只有在距离较大，放射源可近似视为点源时，受照剂量率才逐渐接近与距离平方成反比关系。总之，不论是点状源还是非点状源，都应离源尽可能远一些。

3. 屏蔽防护

采用屏蔽防护可以降低剂量。对强放射源的操作，单靠缩短时间和增大距离往往达不到安全操作的目的。例如，室内安装高强度 ^{60}Co 辐照源，即使在较远处的剂量当量率也会超过 1Sv/s，在那里停留 1s 也是很危险的，对此必须采用屏蔽防护。屏蔽防护的依据是辐射通过物质时被减弱的规律。在操作人员和放射源之间加一层足够厚的相应材料作为屏蔽物，可将外照射剂量减小到容许水平以下。

（1）屏蔽方式

根据工作场所、工作方式和防护要求，屏蔽物可以是固定的，也可以是移动的。属于固定式屏蔽物的有防护墙体、地板、天棚、防护通道、防护门、观察窗等。属于移动式屏蔽物的有包装容器、各种结构的手套箱、有机玻璃、铅玻璃、铁板、铅板、铅砖等防护屏。此外还有铅眼镜、防护面罩等。

（2）屏蔽材料

在选择和使用屏蔽材料时，除了应考虑要达到的屏蔽目的外，还应考虑其他一些因素，如材料的成本造价、来源、占地空间几何尺寸及形状、结构强度、支撑物及强度、感生放射性与毒性等。用作 X、γ 射线的屏蔽材料是多种多样的，如水、土壤、岩石、铁矿石、混凝土、铁、铝、铅、钨、铀、铅玻璃等。在实际工作中，应根据辐射源的活度、射线能量、用途和工作性质来具体选择屏蔽材料。如安装固定式γ辐照源和 X 射线机时，通常选用混凝土作墙体的屏蔽材料，也有将γ辐照源贮藏于地面以下井中，利用沙石、泥土和水作屏蔽材料；如安装可移动式γ源（如治疗用的γ源或探伤用的γ源），应尽量减小屏蔽物的体积，可选铅、钨、铀、铅钨合金、铀钨合金等高原子序数的高密度材料；如作为一般的放化操作的屏蔽防护，可选用有机玻璃、铅玻璃、铅板、铁板等。各类射线的屏蔽材料选择可参照表 5-6。

表 5-6　各类射线屏蔽材料的选取原则

射 线 种 类	与物质作用的主要形式	屏蔽材料种类	屏蔽材料举例
α	电离与激发	一般物质	纸张
β	电离与激发，轫致辐射	（内层）轻物质+（外层）重物质	铝或有机玻璃+铁或铅
γ	光电效应、康普顿效应、电子对效应	重物质	混凝土或铅
n	弹性散射、非弹性散射、吸收	（内层）轻物质+（外层）重物质	水或石蜡

（3）屏蔽设计的内容

屏蔽防护应用很广，在核工程、核技术装置、核电站及强辐照源中，都涉及屏蔽防护问题。屏蔽设计的依据涉及辐射源的种类（能量）、活度、用途、使用要求等，屏蔽设计的内容包括：选择合适的屏蔽材料，确定屏蔽的结构形式，计算屏蔽层的厚度，妥善处理散射和孔道泄漏等问题，这些内容将在后续章节中具体讨论。

习 题 5

1. 填空题

（1）辐射对机体的损伤作用具有（　）和（　）两个特点。

（2）辐射损伤出现在受照射者自身上的叫（　）效应，出现在受照射者后代身上的叫（　）效应。

（3）辐射损伤的远期效应按其表现形式和后果，可分为（　）效应和（　）效应。

（4）急性照射是受照射者在一次或短时间内接受的（　）照射，一般只发生在（　）情况。

（5）内照射的危害与（　）的性质、进入体内的（　）和在关键器官的（　）有关。

2. 选择题

（1）辐射危害的随机性效应是（确定，不确定）的效应，它的发生（存在，不存在）剂量阈值，发生概率与剂量大小呈（正，负）相关，其严重程度与剂量（有关，无关）。

（2）辐射与水分子相互作用的原发辐射产物对生物大分子的损伤作用叫（直接作用，间接作用）。

（3）人类的辐射半致死剂量当量是（4，6）Sv。

（4）我国职业性放射工作人员的年有效剂量限值是（5mSv，20mSv，50mSv）。

（5）射线的穿透强度与物质厚度的关系是按（线性关系，指数关系）而变化的。

3. 辐射的生物效应有哪些过程？

4. 影响辐射损伤的因素有哪些？

5. 辐射防护的任务和目的是什么？

6. 辐射防护的主要内容是什么？

7. 辐射防护体系的三项基本原则是什么？

8. 我国现行的辐射防护标准的基本原则和主要内容是什么？

9. 防止和减少外照射的基本方法是什么？

10. 产生内照射的途径是什么？

11. 若空气电离室的灵敏体积为 $500cm^3$，当用它测量 γ 辐射场时，其输出电流为 $5\times10^{-11}A$，求该电离室所测得的 γ 射线的吸收剂量率。

12. 利用活度为 10mCi 的 ^{137}Cs γ 源进行核物理实验，在距离 70cm 处无屏蔽的情况下操作。假定照射量的限值为 2.5mR/h，每周工作 5 天，每天工作 8 小时。一周可工作多长时间而不超过剂量当量限值？若换成同样活度的 ^{60}Co γ 源，情况会怎样？

第6章 γ射线与X射线的防护

在已发现的上千种放射性核素中，大部分都能放射出γ射线。X射线和γ射线的应用非常广泛，对它们的防护经常会遇到，因此对它们的防护显得相当重要。对X、γ射线防护的基本方式也是时间防护、距离防护和屏蔽防护。

6.1 γ射线在物质中的衰减规律

当γ射线通过一定厚度的物质时，有些与物质发生相互作用，有些并没有与物质发生相互作用。γ射线与物质相互作用的方式主要有三种。如果γ射线与物质发生的相互作用是光电效应或电子对效应，则γ射线被吸收；如果γ射线与物质发生的是康普顿效应，则入射γ射线被散射，散射的γ射线可能通过光电效应或电子对效应被吸收，也可能穿过物质。因此穿过物质的γ射线通常由两部分组成：一部分是没有发生相互作用的γ射线，其能量和方向均未发生改变；另一部分是发生过一次或多次康普顿散射的γ射线，其能量和方向都发生了变化。

6.1.1 单能窄束γ射线在物质中的衰减规律

单能窄束γ射线是指平行入射的单一能量的γ射线。通过一定厚度的吸收物质的单能窄束γ射线是指透过物质时未经相互作用或未经碰撞的γ射线。实际上很难遇到理想的平行线束，但是通过准直器可以获得窄束γ射线束（图6-1）。放射源S发出的γ射线一般是各向同性，在4π空间均匀发射的。在放射源和探测器D之间放两个准直器，被测吸收物质或屏蔽物质放置在两个准直器之间。放射源、准直孔和探测器是轴向对称配置的。通常准直孔很小，通过准直孔的很细小的γ射线，只要与屏蔽物质发生康普顿效应，就有可能偏离原来的方向，即使能穿过屏蔽物质，也会被准直器吸收。因此通过第一个（靠近放射源的）准直器的入射γ射线只要与屏蔽物质发生相互作用，不是被吸收，就是偏离原来方向，因此未发生相互作用的通过第二个（靠近探测器的）准直器的γ射线就可视为近似理想的单能窄束γ射线。

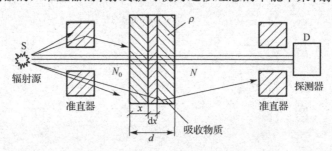

图6-1 人工获得窄束γ射线的装置示意图

值得注意的是，这里所说的窄束并不特别针对几何学上细小的射线束，而是物理意义上的"窄束"，就是说射线束可以有一定的宽度，但要求的是其中没有被散射的光子。

假设吸收物质或屏蔽物质的厚度为d，密度为ρ，穿过吸收物质前的强度为N_0，穿过吸

收物质后的强度为 N，在吸收物质 dx 层内产生相互作用的减弱强度为 dN，则发生相互作用的份额 dN/N 将与薄层厚度 dx 成正比，即

$$\frac{dN}{N} = -\mu dx \tag{6.1}$$

式中，比例系数 μ 称为 γ 射线在物质中的线衰减系数，如果吸收物质成分均匀，将式（6.1）积分并利用初始条件（当 $d=0$ 时，$N=N_0$）可得到

$$N = N_0 e^{-\mu d} \tag{6.2}$$

在实际应用中，特别是在防护设计、计算中，使用线衰减系数是比较方便的。但是由于线衰减系数不仅与 γ 射线的能量（E_γ）有关，与吸收物质的成分（原子序数 Z）有关，而且还与吸收物质的密度 ρ 有关，而 ρ 与吸收物质的物理状态有关，为消除物质密度变化带来的影响，通常采用质量吸收系数 μ/ρ。

各种材料在不同 γ 射线能量下的质量吸收系数数据表有以厘米^2/克（cm^2/g）为单位给出的。若以米^2/千克（m^2/kg）为单位给出时，如表 1-2 所示，需将表中的值乘以 10[1m^2/kg=10000cm^2/1000g=10cm^2/g]，才能转换为以 cm^2/g 为单位的数据。

1. 半减弱层厚度与平均自由程

与带电粒子不同，γ 射线在物质中没有射程的概念，γ 射线的强度（N）减少一半时所对应的吸收物质的厚度，称为该物质的半减弱层厚度，记作 $d_{1/2}$。由式（6.2），令 $N/N_0=1/2$，两端取对数，可得

$$d_{1/2} = \frac{\ln 2}{\mu} = \frac{0.693}{\mu} \tag{6.3}$$

γ 射线的强度（N）降低到入射强度的 $1/e$ 时所对应的吸收物质的厚度，称为 γ 射线在该物质中的的平均自由程。由式（6.2），取 $N/N_0=1/e$，可得 $e^{-\mu d}=1/e$，即 $\mu d=1$，以 λ 表示平均自由程，即有

$$\lambda = \frac{1}{\mu} \tag{6.4}$$

对于厚度为 d 的吸收物质，d 与 μ 之积等于几，该厚度就是几个平均自由程。平均自由程与半减弱层厚度一样，在防护设计中是很有用的。屏蔽材料的厚度对应的平均自由程数越多，γ 射线衰减越多，如表 6-1 所示。

表 6-1　平均自由程数与 γ 射线的衰减关系

平均自由程	0	1	2	3	4	5	10
$N/N_0 = e^{-\lambda\mu}$	1	0.3679	0.1353	0.0498	0.0183	6.74×10^{-3}	4.54×10^{-5}

2. γ 能谱的硬化

当具有一定能谱分布的 γ 射线穿过吸收物质时，由于线衰减系数 μ 与 E_γ 有关，因此，不同能量 γ 射线的衰减速率是不同的，μ 值大的 γ 成分衰减快，μ 值小的 γ 成分衰减慢。从表 1-2 给出的 μ 与 E_γ 的关系可以看出，在低能区 μ 值较大，并随 E_γ 的增大而减小，当减小到某一值

后，又随 E_γ 的增大而增大。随着吸收物质厚度的增加，μ 值小的不容易衰减的高能成分 γ 射线越来越多，这种过程叫连续 γ 能谱的硬化或能量过滤，通常把这种 μ 值小、不易衰减的成分称为 γ 射线的硬成分。

在 $\mu\text{-}E_\gamma$ 关系曲线上，对应 μ 最小值的 E_γ（记作 $E_{\gamma\min}$）与吸收物质的成分（原子序数 Z）有关，随着 Z 的增大，$E_{\gamma\min}$ 变小。对不同的材料，硬成分所对应的能量也不同。硬成分的存在对屏蔽是很不利的，无疑要增加屏蔽的厚度。X 射线能谱硬化对于病人的诊治是有利的。

6.1.2 宽束 γ 射线在物质中的衰减规律

对于未经准直的宽束的入射 γ 射线，在放射源和探测器之间的距离与有准直的窄束 γ 射线入射情况相同的条件下，探测器接收的计数强度要比窄束情况高很多。因为在宽束情况下，探测器接收的 γ 射线不但有未经相互作用的 γ 射线，而且还有经过相互作用改变原来方向的散射 γ 射线，如图 6-2 所示。考虑到散射的影响，未经准直的宽束 γ 射线在吸收物质中的减弱规律可表示为

$$N = N_0 B e^{-\mu d} \tag{6.5}$$

式中，B 为累积因子（Build up Factor）。

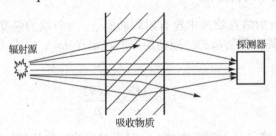

图 6-2　未经准直的宽束 γ 射线通过吸收物质的减弱示意图

6.1.3 累积因子

由于散射的影响，对宽束 γ 射线而言，相对于窄束射线，考察点上接收到的光子数量会有所增加，而累积因子就是描述散射 γ 射线对衰减影响的物理量，累积因子可表示为在吸收物质中所考虑的那一点的总 γ 射线强度与未经碰撞的 γ 射线强度之比，即

$$B = \frac{N}{N_{\text{nocol}}} \tag{6.6}$$

式中，N_{nocol} 为在吸收物质中所考虑的那一点的未经碰撞的 γ 射线强度；N 为在吸收物质中所考虑的那一点的 γ 射线总强度。若用 N_s 表示在吸收物质中所考虑的那一点上由散射而来的 γ 射线的强度，则 $N = N_s + N_{\text{nocol}}$，于是式（6.6）可以进一步写为

$$B = \frac{N_s + N_{\text{nocol}}}{N_{\text{nocol}}} = 1 + \frac{N_s}{N_{\text{nocol}}}$$

累积因子的大小反映了在吸收物质中所考虑的那一点上，来自于散射的 γ 射线对总 γ 射线的贡献。从上式可以看出，累积因子 B 总是大于 1 的，只有在理想的窄束情况下，才有 $N_s = 0$，$B = 1$。

1．不同辐射量的累积因子

由定义式（6.6）可知，累积因子可用来描写不同的辐射量，相应地也就有了不同的累积因子。常用的累积因子有γ光子数累积因子、能量累积因子、吸收剂量累积因子、照射量累积因子等。

γ光子数累积因子，也叫注量率累积因子，表示在吸收物质中所考虑的那一点 γ 射线的总注量率与未经碰撞的 γ 射线的注量率之比。

能量累积因子，也叫能量注量累积因子，表示在吸收物质中所考虑的那一点γ射线的总能量注量率与未经碰撞的γ射线的能量注量率之比。

吸收剂量累积因子，表示在吸收物质中所考虑的那一点γ射线的总吸收剂量率与未经碰撞的γ射线的吸收剂量率之比。

照射量累积因子，表示在空气中所考虑的那一点γ射线的总照射量率与未经碰撞的γ射线产生的照射量率之比。

累积因子的大小与γ射线的能量、吸收物质的原子序数、吸收物质的厚度、吸收物质的几何条件、γ源和吸收物质与所考虑点之间的相对位置等因素有关。高能γ射线穿过较厚的高原子序数屏蔽层时，由次级电子产生的韧致辐射对累积因子会有显著影响，在防护工作中应值得特别注意。γ射线的能量越低，吸收介质的原子序数越低，散射越严重，累积因子越大。例如，点状γ源发出光子能量为 0.5MeV 的γ射线，在水中穿过 10 个平均自由程时，照射量累积因子为 78，当能量为 0.255MeV 时，在水中穿过 10 个平均自由程时，照射量累积因子可高达166。如果在防护设计中，不考虑累积因子，算出的屏蔽厚度将远低于实际需要的厚度，这将使屏蔽后的剂量率有可能远高于容许剂量水平，达不到屏蔽要求。

2．累积因子的估算

计算累积因子时，根据γ射线的入射情况和吸收介质的均匀程度，所遇到的主要有以下几种典型情况：①单向平面源垂直入射或斜向入射均匀介质情况；②各向同性点源在无限均匀介质中的情况；③在非均匀介质中的情况。均匀介质指的是：介质中各点组成的不均匀部分的线度或粒度比所考虑的γ射线在该物质中的平均自由程小很多，在平均自由程尺度上可视为均匀的情况。无限均匀介质是指所考虑的点到边界的距离足够大，以致边界之外有无介质存在，对该点的散射影响都可以忽略不计。

（1）利用数据表计算累积因子

为了方便使用，对一些典型材料在不同能量下的累积因子，人们都做了一些较为系统的计算，并将计算结果列成数据表格。表格中最常见的是以平均自由程为厚度单位的，是在不同平均自由程下列出对应的照射量累积因子。由已知γ射线的能量就可由相应的核数据表查得某种材料的 μ 值，再由 μ 与该材料的厚度 d 之积 μd 得出平均自由程数。如果 μd 不是整数或 E_γ 介于表中两个给定值之间时，可采用内插法或比值法求出 B 值。

计算结果的列表中，数据有各向同性点源照射量累积因子表和单向平面源照射量累积因子表之分。表 6-2 给出了几种材料在不同照射能量下的累积因子，表中的数据是按 μd 计算的，对每个 μd 值，数据分为两列，左列为各向同性的点源的计算结果，右侧则对应于面源。对于混凝土材料，表中只给出了各向同性的点源的计算结果。

表 6-2　水、铅、混凝土的 γ 射线累积因子 B

介质	E_γ/MeV	μd									
		2		4		7		10		15	
水	0.5	5.14	4.29	14.3	9.05	38.8	20.0	77.6	35.9	178.0	74.9
	1	3.71	3.39	7.68	6.27	16.2	11.5	27.1	18.0	50.4	30.8
	2	2.77	2.63	4.88	4.28	8.46	9.96	12.4	9.87	19.5	14.4
	3	2.42	2.31	3.91	3.57	6.23	5.51	8.63	7.48	12.8	10.8
	4	2.17	2.10	3.34	3.12	5.13	4.63	6.94	6.19	9.97	8.54
	8	1.74	1.69	2.40	2.30	3.34	3.16	4.25	4.00	5.66	5.47
铅	0.5	1.38	1.39	1.61	1.63	1.88	1.87	2.09	2.08	2.36	
	1	1.67	1.68	2.19	2.18	2.89	2.80	3.51	3.40	4.43	4.20
	2	1.77	1.76	2.54	2.41	3.75	3.36	5.05	4.35	7.39	5.94
	3	1.68	1.71	2.44	2.42	3.79	3.55	5.41	4.82	8.71	7.18
	4	1.57	1.56	2.27	2.18	3.61	3.29	5.38	4.69	9.45	7.70
	8	1.30	1.30	1.74	1.69	2.79	2.61	4.61	4.18	11.0	9.08
混凝土	0.5	4.04		9.00		20.2		36.4		75.5	
	1	3.24		6.43		12.7		20.7		37.1	
	2	3.62		4.56		7.88		11.6		18.3	
	3	2.30		3.73		6.03		8.45		12.7	
	4	2.10		3.26		5.07		6.94		10.2	
	8	1.68		2.35		3.37		4.40		6.16	

给出计算的各向同性点源照射量累积因子时，表格中的数据是在无限大均匀介质（图 6-3(a)）的条件下给出的，而在防护设计中，经常遇到的是有限厚均匀介质（图 6-3(c)）。对于有限厚均匀介质，所考虑点受散射影响要比无限大均匀介质和半无限大均匀介质（图 6-3(b)）中受到的散射影响小。因此，采用无限大均匀介质的累积因子做计算对屏蔽设计是偏安全的。

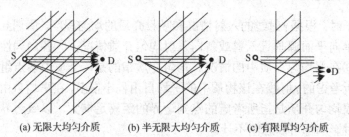

　　(a) 无限大均匀介质　　　(b) 半无限大均匀介质　　　(c) 有限厚均匀介质

图 6-3　累积因子计算中均匀介质的三种典型分布

（2）利用经验公式计算累积因子

在屏蔽设计中，为了计算累积因子，人们也常使用一些经验公式，如泰勒（Taylor）公式：

$$B = A_1 e^{-\alpha_1 \mu d} + A_2 e^{-\alpha_2 \mu d} \tag{6.7}$$

式中，常数 $A_1 + A_2 = 1$；d 为屏蔽层厚度，单位为 cm；μ 为屏蔽材料的线吸收系数，单位为 cm^{-1}；常数 A_1、A_2、α_1、α_2 是光子能量 E_γ 的函数，用泰勒公式计算各向同性点源照射量累积因子时，公式中各参数的取值可由表 6-3 查得。需要注意的是，α_1 为负值，α_2 的取值有正有负。

博格（Berger）公式：

$$B = 1 + a\mu d e^{b\mu d} \tag{6.8}$$

式中，μ 为屏蔽材料的线吸收系数，单位为 cm^{-1}；d 为屏蔽层厚度，单位为 cm；常数 a、b

是 E_γ 的函数。用博格公式计算各向同性点源、无限介质照射量累积因子时，公式中的各参数可从表 6-4 查出。注意：a 都是正值，b 的取值有正有负。

表 6-3　泰勒公式计算各向同性点源、无限介质照射量累积因子的有关参数

材　料	E_γ /MeV	A_1	$-\alpha_1$	α_2
水	0.5	100.845	0.12687	−0.10925
	1.0	19.601	0.09037	−0.02522
	2.0	12.612	0.05320	0.01932
	3.0	11.110	0.03550	0.03206
	4.0	11.163	0.02543	0.03025
	6.0	8.385	0.01820	0.04164
	8.0	4.635	0.02633	0.07097
	10.0	3.545	0.02991	0.08717
混凝土	0.5	38.225	0.14824	−0.10579
	1.0	25.507	0.07230	−0.01843
	2.0	18.089	0.04250	0.00849
	3.0	13.640	0.03200	0.02022
	4.0	11.460	0.02600	0.02450
	6.0	10.781	0.01520	0.02925
	8.0	8.972	0.01300	0.02979
	10.0	4.015	0.02880	0.06844
铝	0.5	38.911	0.10015	−0.06312
	1.0	28.782	0.06820	−0.02973
	2.0	16.981	0.04588	0.00271
	3.0	10.583	0.04066	0.02514
	4.0	7.526	0.03973	0.03860
	6.0	5.713	0.03934	0.04347
	8.0	4.716	0.03837	0.04431
	10.0	3.999	0.03970	0.04130
铁	0.5	31.379	0.06842	−0.03742
	1.0	21.957	0.06086	−0.02463
	2.0	17.622	0.04627	−0.00526
	3.0	13.218	0.04431	−0.00087
	4.0	9.624	0.04698	0.00175
	6.0	5.876	0.06150	−0.00186
	8.0	3.243	0.07500	0.02123
	10.0	1.747	0.09900	0.06627
铅	0.5	1.677	0.03084	0.30941
	1.0	2.984	0.03503	0.13486
	1.25	3.593	0.03498	0.11209
	2.0	5.421	0.03482	0.04379
	3.0	5.580	0.05422	0.00611
	4.0	3.897	0.08468	−0.02383
	6.0	0.926	0.17860	−0.04635
	8.0	0.368	0.23691	−0.05864
	10.0	0.311	0.24024	−0.02783

【例6.1】　计算能量 $E_\gamma = 3\text{MeV}$ 的各向同性点状源在水中穿过两个平均自由程的照射量累积因子。

解：利用查表方法，当 $E_\gamma = 3\text{MeV}$，$\mu d = 2$ 时，由表 6-2 可查出 $B = 2.42$，如果利用经验公式计算，查泰勒公式的相关参数，由表 6-3 可知：$A_1 = 11.11$，$A_2 = 1 - A_1 = -10.11$，$-\alpha_1 = 0.03550$，$\alpha_2 = 0.03206$ 及 $\mu d = 2.00$，代入式（6.7）可得：

$$B = 11.11 \times e^{0.0355 \times 2} - 10.11 \times e^{-0.03206 \times 2} = 11.927 - 9.482 = 2.45$$

　　如果利用博格公式，相关参数由表 6-4 可得：$a = 0.6913$，$b = 0.0105$ 及 $\mu d = 2.00$，代入式（6.8）则有：

$$B = 1 + 0.6913 \times 2 \times e^{0.0105 \times 2} = 2.41$$

表 6-4　博格公式计算各向同性点源、无限介质照射量累积因子的有关参数

材　料	E_γ /MeV	a	b
水	0.255	2.2887	0.2035
	0.5	1.4386	0.1772
	1.0	1.1046	0.0907
	2.0	0.8229	0.0346
	3.0	0.6913	0.0105
	4.0	0.5801	0.0024
	6.0	0.4633	−0.0109
	8.0	0.3819	−0.0174
	10.0	0.3298	−0.0208
铝	0.5	1.2874	0.1121
	1.0	0.9886	0.0751
	2.0	0.7417	0.0410
	3.0	0.6345	0.0197
	4.0	0.5273	0.0113
	6.0	0.4165	0.0072
	8.0	0.3363	0.0060
	10.0	0.2739	0.0072
铁	0.5	0.9214	0.0698
	1.0	0.8359	0.0619
	2.0	0.6976	0.0342
	3.0	0.5378	0.0346
	4.0	0.4390	0.0337
	6.0	0.3294	0.0430
	8.0	0.2564	0.0463
	10.0	0.1882	0.0581
铅	0.5	0.2425	−0.0696
	1.0	0.3701	−0.0326
	2.0	0.3836	−0.0607
	3.0	0.3193	0.0283
	4.0	0.2520	0.0562
	6.0	0.1603	0.1060
	8.0	0.1181	0.1200
	10.0	0.0915	0.1264

6.2　γ点源的屏蔽计算

　　对点源的屏蔽计算是对其他形状的辐射源的屏蔽设计的基础。点源的屏蔽计算可采用的方法有以下 4 种，具体采用哪种方法，可根据实际情况和具体需求而定。

1. 利用减弱倍数计算

由式（6.5）可知，γ 射线穿过屏蔽物质，其强度（或 γ 光子数）按指数规律衰减，由照射量、剂量当量及粒子注量等的定义，也可以用 X、H 或 φ 来取代（6.5）式中的 N，即式（6.5）可以更一般地写为

$$Y = Y_0 B e^{-\mu d} \qquad (6.9)$$

式中，Y 可以是照射量 X、剂量当量 H 或粒子注量 φ 等辐射量，而 Y_0 则是 γ 射线穿过厚度为 d 的吸收物质前相应量的取值。

值得注意的是，式（6.9）并不能直接应用于点源，对于点源，即使其活度 A 不变，在无吸收物质的情况下，空间各点的照射量或剂量当量也随着与点源所在位置的距离按平方反比规律下降，正如式（3.3）所给出的那样。这样，对于点源，考虑距离的影响，式（6.9）应写为

$$Y = \frac{1}{R^2} Y_0 B e^{-\mu d} \qquad (6.10)$$

式中，Y_0 是辐射量 Y 在与点源相距 1m 处的取值，虽然式（6.10）中，Y_0 / R^2 就是无吸收物质时，所关心的点上 Y 的取值，有时为了方便，在式（6.10）中，也经常将 Y_0 / R^2 记为 Y_0，但应注意其含义的变化。

对于光子能量为 E_γ 的宽束 γ 射线，通过厚度为 d 的屏蔽层后照射量或吸收剂量的减弱倍数用 K 表示，则有

$$K = \frac{X_0}{X} = \frac{e^{\mu d}}{B} \qquad (6.11)$$

表 6-5、表 6-6、表 6-7、表 6-8 给出了不同能量下各向同性 γ 射线点源照射量或吸收剂量达到减弱倍数 K 时，所需的水、混凝土、铁、铅、铅玻璃等屏蔽材料的厚度 d。表格中的数据是针对单能宽束 γ 射线计算的，已包括了累积因子 B 的影响。因此只要得到了所需的减弱倍数，就可方便地从表中查出需要的所用屏蔽材料的厚度。

【例 6.2】 欲建造一个 ^{60}Co 辐照室，源的活度为 1877Ci，源距墙外表距离为 3m，墙外容许照射量率为 0.25mR/h，若用混凝土筑墙并考虑 2 倍的安全系数，求墙体的厚度。

解：$A = 1877\text{Ci}$，$\Gamma = 1.32\text{Rm}^2/\text{h}\cdot\text{Ci}$，$\dot{X} = 0.25\text{mR/h}$，$R = 3\text{m}$，由式（3.3）得无屏蔽时墙外表的照射率 $\dot{X}_0$ 为

$$\dot{X}_0 = \frac{A\Gamma}{R^2} = 1877 \times 1.32 / 3^2 \approx 2.75 \times 10^2 \text{R/h} = 2.75 \times 10^5 \text{mR/h}$$

若取 2 倍的安全系数，则减弱倍数 K 应取为

$$K = \frac{2\dot{X}_0}{\dot{X}} = 2 \times 2.75 \times 10^5 / 0.25 = 2.2 \times 10^6$$

^{60}Co 的 γ 射线能量有两种：1.17MeV 和 1.33MeV，近似地取其平均能量 $E_\gamma = 1.25\text{MeV}$，通过查表 6-6 并使用内插法，可求出所需混凝土墙体厚度 $d \approx 125\text{cm}$。

^{60}Co 的能谱相对来说是简单的，对具有复杂能谱的 γ 核素，如 ^{226}Ra，为简化计算，可将能量相近的谱线分组，按衰变分支比，计算每组谱线对剂量的贡献，再分别按单能 γ 射线计算方法求出屏蔽层的厚度，最后比较、选择、确定最合适的屏蔽层厚度。

表 6-5　各向同性点源 γ 射线线减弱倍数 K 所需要的水厚度（cm），水的密度 ρ = 1 g/cm³

E/MeV \ K	0.25	0.5	0.662	1.0	1.25	1.5	1.75	2.0	2.5	3.0	4.0	5.0	6.0	8.0	10.0
1.5	22.7	20.2	19.3	19.0	19.2	20.6	20.1	20.4	21.0	21.8	23.5	23.9	24.5	25.0	26.2
2.0	27.7	26.9	26.7	27.5	28.3	29.3	30.3	31.0	32.4	34.0	36.5	38.4	39.8	42.1	40.6
5.0	40.8	43.6	45.3	49.0	51.7	54.9	57.0	59.3	63.3	67.3	74.2	79.5	83.3	90.5	95.4
8.0	46.8	51.1	53.6	58.7	62.3	65.8	69.3	72.3	77.6	82.9	92.0	99.2	105.0	114.2	120.8
10	49.5	54.5	57.3	63.1	67.1	71.7	74.9	78.2	84.2	90.1	100.2	108.2	114.8	125.2	132.6
20	57.5	64.6	68.5	76.3	81.6	86.8	91.8	96.2	104.1	111.9	125.1	135.8	144.7	158.8	158.9
30	62.1	70.4	74.9	83.8	89.8	95.7	101.3	106.4	115.4	124.2	139.4	151.6	161.8	178.1	189.8
40	65.2	74.3	79.3	89.0	95.5	101.9	108.0	113.5	123.3	132.9	149.3	162.7	173.8	191.8	204.5
50	67.7	77.4	82.7	92.9	99.9	106.7	113.2	119.0	129.4	139.7	157.0	171.2	183.1	202.1	215.9
60	69.6	79.8	85.4	96.2	103.5	110.6	117.3	123.4	134.4	145.0	163.3	178.8	190.7	210.6	225.1
80	72.7	83.7	89.7	101.2	109.0	116.6	123.9	130.4	142.1	153.5	173.1	189.5	202.5	224.0	239.7
1.0×10^{2}	75.0	86.7	93.0	105.1	113.0	121.3	128.9	135.7	148.1	160.0	180.6	197.5	211.8	234.3	250.9
2.0×10^{2}	82.2	95.7	103.2	117.0	126.5	135.6	144.3	152.2	166.4	180.1	203.9	223.4	239.8	266.1	285.6
5.0×10^{2}	91.5	107.5	116.5	132.5	143.5	154.2	164.4	173.6	190.3	206.6	234.2	257.8	276.6	307.8	330.9
1.0×10^{3}	98.5	116.2	125.7	144.0	156.2	168.5	179.3	189.6	208.1	225.9	256.9	282.5	304.2	339.0	365.0
2.0×10^{3}	105.3	124.8	135.3	155.3	168.8	181.8	194.2	205.4	225.8	245.3	279.4	307.6	331.5	370.0	398.8
5.0×10^{3}	114.2	136.0	147.8	170.2	185.3	199.7	213.6	226.1	248.9	270.7	308.9	340.6	367.5	410.8	443.3
1.0×10^{4}	120.8	144.4	157.4	181.3	197.6	213.2	228.1	241.7	266.3	289.9	331.1	365.3	394.5	441.4	476.7
2.0×10^{4}	127.4	152.7	166.5	192.4	209.9	226.6	242.6	257.2	283.6	308.9	353.7	390.0	421.4	472.0	510.1
5.0×10^{4}	136.0	163.6	178.3	206.9	225.9	244.6	261.6	277.5	306.3	333.9	382.2	422.4	456.7	512.7	554.0
1.0×10^{5}	142.5	171.8	187.8	217.8	238.0	257.4	275.9	292.7	323.4	352.7	404.0	446.9	483.4	542.4	587.1
2.0×10^{5}	149.0	180.0	196.8	228.6	250.0	270.5	290.1	307.9	340.4	371.4	425.8	471.3	510.0	572.6	620.1
5.0×10^{5}	157.3	190.7	208.8	242.9	265.8	287.8	308.8	328.0	362.8	396.1	454.8	503.4	545.0	612.5	663.7
1.0×10^{6}		198.7	217.7	250.6	277.7	300.8	322.9	343.0	379.6	414.7	476.2	527.6	571.5	642.5	696.5
2.0×10^{6}		206.7	226.7	264.2	289.6	313.7	336.9	358.1	396.5	433.8	497.8	551.8	597.9	672.6	729.4
5.0×10^{6}			238.4	278.2	305.2	330.8	355.4	377.9	418.6	457.6	526.2	583.6	632.7	712.2	772.6
1.0×10^{7}			247.3		317.0	340.7	369.3	392.9	435.3	476.6	547.7	607.7	659.0	742.4	805.3
2.0×10^{7}			256.4		328.8	356.4			452.0	494.4	569.1	631.7	685.2	771.9	837.8
5.0×10^{7}			267.8		344.4	373.3				518.6	597.4	663.3	719.7	811.3	880.9

表 6-6　各向同性点源 γ 射线减弱 K 倍所需要的混凝土厚度（cm），混凝土的密度 $\rho=2.35\ \text{g/cm}^3$

K ＼ E/MeV	0.25	0.5	0.662	1.0	1.25	1.5	1.75	2.0	2.5	3.0	4.0	5.0	6.0	8.0	10.0
1.5	7.7	8.2	8.3	8.6	8.8	9.1	9.4	9.6	9.8	10.2	10.6	10.8	10.9*	11.0	11.0
2.0	10.0	11.3	11.7	12.6	13.2	13.8	14.3	14.7	15.4	16.1	17.0	17.6	17.9	18.3	18.4
5.0	16.0	19.3	20.6	23.1	247.7	26.1	27.5	28.7	30.6	32.5	35.3	37.1	38.5	40.2	41.0
8.0	18.7	22.9	24.9	27.9	29.9	31.9	33.6	35.2	37.8	46.2	43.9	46.5	48.4	50.9	52.1
10	20.0	24.6	23.5	30.1	32.3	34.5	36.4	38.1	41.0	43.7	47.9	50.8	53.0	56.0	57.4
20	23.8	29.5	32.1	36.7	39.6	42.4	44.9	47.1	51.0	54.5	60.1	64.1	67.1	71.2	73.4
30	25.9	32.4	35.2	40.4	43.7	46.8	49.7	52.2	56.6	60.6	67.0	71.6	75.2	80.0	82.6
40	27.5	34.3	37.4	43.0	46.6	50.0	50.1	55.8	60.6	64.9	71.9	77.0	80.9	86.2	89.1
50	28.6	35.8	39.1	45.0	48.8	52.4	55.6	58.6	63.6	68.2	75.6	81.0	85.2	91.0	94.2
60	29.5	37.9	40.5	46.6	50.6	54.3	57.7	60.8	66.1	70.9	78.7	84.4	88.8	94.9	98.3
80	31.0	39.0	42.6	49.2	53.4	57.3	61.0	64.3	69.9	75.1	83.4	89.6	94.4	101.0	104.7
1.0×10^2	32.1	40.4	44.3	51.1	55.6	59.7	63.5	67.0	72.9	78.4	87.1	93.6	98.7	105.7	109.7
2.0×10^2	35.6	44.9	49.3	57.1	62.2	66.9	71.3	75.2	82.0	88.3	98.5	106.0	111.9	120.2	125.0
5.0×10^2	40.1	50.8	55.8	64.9	70.8	76.2	81.4	85.9	93.9	101.3	113.2	122.2	129.3	139.2	145.1
1.0×10^3	43.4	55.1	60.7	70.7	77.1	83.2	88.9	93.9	102.8	111.0	124.3	134.3	142.2	153.5	160.2
2.0×10^3	46.7	59.04	65.5	76.4	83.5	90.1	96.3	101.9	111.6	120.6	135.2	146.3	155.1	167.6	175.2
5.0×10^3	51.0	65.0	71.7	83.8	91.7	99.1	106.0	112.2	123.2	133.2	149.6	162.1	172.0	186.2	194.9
1.0×10^4	54.2	69.2	76.4	89.4	97.9	105.9	113.3	120.0	131.8	142.6	160.4	174.0	184.7	200.2	209.7
2.0×10^4	57.4	73.3	81.1	95.0	104.1	112.9	120.6	127.8	140.4	152.0	171.1	185.8	197.4	214.1	224.5
5.0×10^4	61.6	78.8	87.2	102.3	112.2	121.4	130.1	138.0	151.7	164.4	185.3	201.3	214.0	232.5	243.9
1.0×10^5	64.8	82.9	91.8	107.8	118.3	128.1	137.3	145.6	160.3	173.7	195.9	213.0	226.6	246.3	258.6
2.0×10^5	67.9	86.9	96.3	113.2	124.3	134.7	144.4	153.2	168.7	183.0	206.5	224.6	239.1	260.1	273.2
5.0×10^5	72.0	92.3	102.3	120.4	132.3	143.4	153.8	163.3	179.9	195.2	220.5	239.9	255.5	278.2	292.4
1.0×10^6	75.1	96.3	106.8	125.8	138.2	149.9	160.9	170.8	188.3	204.4	231.0	251.5	288.0	291.9	307.0
2.0×10^6	78.2	100.3	111.3	131.1	144.2	156.4	167.9	178.3	196.7	213.5	241.5	263.1	280.4	305.6	321.5
5.0×10^6			117.2	138.2	152.1	165.0	177.2	188.3	207.7	225.6	255.8	278.3	296.7	323.6	340.8
1.0×10^7					158.0	171.5	184.2	195.7	216.1	234.8	265.8	288.8	369.1	337.2	355.1
2.0×10^7					163.9				224.4	243.8	276.2	301.2	321.4	359.8	369.5
5.0×10^7					171.7									368.6	388.5

表 6-7 各向同性点源 γ 射线减弱倍数 K 所需的铁厚度（cm），铁的密度 ρ=7.8g/cm³

K \ E/MeV	0.25	0.5	0.662	1.0	1.25	1.5	1.75	2.0	2.5	3.0	4.0	5.0	6.0	8.0	10.0
1.5	1.20	1.84	2.00	2.22	2.36	2.47	2.55	2.60	2.63	2.66	2.62	2.55	2.46	2.30	2.16
2.0	1.73	2.66	2.94	3.36	3.60	3.80	3.96	4.08	4.20	4.29	4.31	4.24	4.12	3.90	3.58
5.0	3.16	4.86	5.46	6.41	6.96	7.44	7.84	8.17	8.60	8.92	9.20	9.28	9.17	8.85	8.46
8.0	3.84	5.89	6.64	7.82	8.52	9.13	9.66	10.1	10.7	11.1	11.6	11.7	11.7	11.3	10.9
10	4.15	6.36	7.18	8.47	9.24	9.91	10.5	11.0	11.6	12.1	12.7	12.9	12.8	12.5	12.0
20	5.09	7.79	8.80	10.4	11.4	12.3	13.0	13.6	14.5	15.2	16.0	16.4	16.4	16.1	15.5
30	5.63	8.59	9.72	11.5	12.6	13.6	14.4	15.1	16.2	17.0	18.0	18.4	18.4	18.1	17.6
40	6.01	9.16	10.4	12.3	13.5	14.5	15.4	16.2	17.3	18.2	19.3	19.8	19.7	19.6	19.0
50	6.30	9.59	10.9	12.9	14.1	15.2	16.2	17.0	18.2	19.2	20.3	20.9	21.0	20.7	20.2
60	6.54	9.94	11.3	13.4	14.7	15.8	16.8	17.7	18.9	19.9	21.2	21.7	21.9	21.6	21.1
80	6.91	10.5	11.9	14.1	15.5	16.7	17.8	18.7	20.1	21.1	22.5	23.1	23.3	23.1	22.5
1.0×10^2	7.20	10.9	12.4	14.7	16.2	17.4	18.6	19.5	20.9	22.1	23.5	24.2	24.4	24.2	23.6
2.0×10^2	8.08	12.2	13.8	16.5	18.1	19.6	20.9	22.0	23.6	24.9	26.6	27.5	27.8	27.6	27.4
5.0×10^2	9.21	13.9	15.8	18.8	20.7	22.4	23.9	25.1	27.1	28.6	30.7	31.7	32.2	32.2	31.6
1.0×10^3	10.1	15.1	17.2	20.5	22.6	24.5	26.1	27.5	29.7	31.4	33.7	34.9	35.5	35.5	34.9
2.0×10^3	10.9	16.4	18.6	22.2	24.5	26.5	28.3	29.9	32.3	34.2	36.7	38.1	38.7	38.9	38.3
5.0×10^3	12.0	18.0	20.4	24.5	27.0	29.2	31.2	32.9	35.6	37.8	40.7	42.3	43.0	43.3	42.3
1.0×10^4	12.9	19.2	21.8	26.1	28.8	31.2	33.4	35.3	38.2	40.5	43.6	45.4	46.2	46.6	46.1
2.0×10^4	13.7	20.4	23.2	27.8	30.7	33.6	35.6	37.6	40.7	43.2	46.6	48.5	49.5	49.9	49.4
5.0×10^4	14.8	22.0	25.0	30.0	33.1	35.9	38.4	40.6	44.0	46.7	50.4	52.6	53.7	54.3	53.8
1.0×10^5	15.6	23.2	26.3	31.6	34.9	37.9	40.5	42.8	46.5	49.4	53.6	55.7	56.9	57.6	57.1
2.0×10^5	16.4	24.4	27.7	33.2	36.7	39.9	42.7	45.1	48.9	52.0	56.3	58.7	60.0	60.8	60.4
5.0×10^5	17.5	25.9	29.5	35.4	39.1	42.5	45.5	48.1	52.2	55.5	60.1	62.8	64.2	65.1	64.7
1.0×10^6	18.3	27.1	30.8	37.0	40.9	44.4	47.6	52.3	54.7	58.2	63.0	65.8	67.3	68.4	68.0
2.0×10^6	19.1	28.3	32.1	38.6	42.7	46.4	49.7	52.6	57.1	60.8	65.8	68.8	70.5	71.6	71.3
5.0×10^6	20.1	29.8	33.9	40.7	45.1	48.9	52.5	55.5	60.3	64.2	69.6	72.8	74.6	75.9	75.6
1.0×10^7	20.9	31.0	35.2	42.3	46.8	50.9	51.5	57.7	62.8	66.8	72.5	75.9	77.7	79.1	78.8
2.0×10^7	21.7	32.1	36.5	43.9	48.6	52.8	56.6	59.9	65.2	69.4	75.2	78.9	80.8	82.3	82.1
5.0×10^7	22.8	33.7	38.2	46.0	50.9	55.4	59.4	62.8	68.4	72.8	79.1	82.8	84.9	86.5	86.3

表 6-8　各向同性点源 γ 射线减弱倍数 K 所需的铅厚度（cm），铅的密度 $\rho=11.3\text{g/cm}^3$

K \ E/MeV	0.25	0.5	0.662	1.0	1.25	1.5	1.75	2.0	2.5	3.0	4.0	5.0	6.0	8.0	10.0
1.5	0.07	0.30	0.47	0.79	0.97	1.11	1.20	1.23	1.25	1.23	1.15	1.06	1.00	0.89	0.82
2.0	0.11	0.50	0.78	1.28	1.58	1.80	1.96	2.03	2.07	2.06	1.95	1.81	1.70	1.53	1.40
5.0	0.26	1.10	1.68	2.74	3.36	3.84	4.19	4.38	4.54	4.58	4.42	4.16	3.94	3.56	3.28
8.0	0.33	1.40	2.13	3.45	4.22	4.83	5.27	5.52	5.76	5.82	5.66	5.35	5.08	4.61	4.25
10	0.37	1.54	2.34	3.78	4.62	5.29	5.78	6.05	6.32	6.40	6.25	5.92	5.63	5.11	4.71
20	0.48	1.97	2.98	4.80	5.85	6.70	7.32	7.68	8.05	8.19	8.04	7.66	7.31	6.67	6.16
30	0.54	2.22	3.35	5.38	6.56	7.51	8.08	8.62	9.05	9.22	9.08	8.67	8.29	7.58	7.01
40	0.59	2.40	3.61	5.79	7.06	8.08	8.71	9.28	9.76	9.94	9.81	9.39	8.99	8.23	7.62
50	0.62	2.54	3.81	6.11	7.45	8.51	9.31	9.78	10.3	10.5	10.4	9.95	9.53	8.73	8.09
60	0.65	2.65	3.98	6.37	7.76	8.87	9.71	10.2	10.7	11.0	10.8	10.4	9.97	9.15	8.48
80	0.69	2.82	4.23	6.77	8.25	9.43	10.3	10.9	11.4	11.7	11.6	11.1	10.7	9.81	9.09
1.0×10^2	0.73	2.96	4.43	7.09	8.63	9.87	10.8	11.4	12.0	12.2	12.1	11.7	11.2	10.3	9.56
2.0×10^2	0.83	3.38	5.05	8.06	9.81	11.2	12.3	12.9	13.6	13.9	13.9	13.4	12.9	11.9	11.1
5.0×10^2	0.98	3.93	5.86	9.33	11.3	13.0	14.2	14.9	15.8	16.2	16.1	15.6	15.1	14.0	13.1
1.0×10^3	1.08	4.34	6.48	10.3	12.5	14.3	15.6	16.4	17.4	17.8	17.9	17.3	16.8	15.6	14.6
2.0×10^3	1.19	4.75	7.08	11.2	13.6	15.6	17.0	17.9	19.0	19.5	19.6	19.0	18.4	17.2	16.1
5.0×10^3	1.33	5.30	7.88	12.5	15.1	17.3	18.9	19.9	21.1	21.7	21.8	21.2	20.6	19.3	18.2
1.0×10^4	1.44	5.71	8.49	13.4	16.3	18.6	20.3	21.4	22.7	23.3	23.5	22.9	22.3	20.9	19.7
2.0×10^4	1.54	6.12	9.09	14.3	17.4	19.8	21.7	22.9	24.3	25.0	25.1	24.6	23.9	22.5	21.3
5.0×10^4	1.68	6.66	9.88	15.8	18.9	21.5	23.6	24.8	26.3	27.1	27.3	26.8	26.1	24.7	23.4
1.0×10^5	1.79	7.07	10.5	16.5	20.0	22.8	25.0	26.3	27.9	28.7	29.0	28.4	27.7	26.3	25.0
2.0×10^5	1.89	7.48	11.1	17.4	21.1	24.1	26.3	27.8	29.5	30.3	30.8	30.1	29.4	27.9	26.5
5.0×10^5	2.03	8.01	11.9	18.7	22.6	25.7	28.2	29.7	31.5	32.5	32.8	32.3	31.6	30.0	28.6
1.0×10^6	2.14	8.42	12.5	19.6	23.7	27.0	29.6	31.2	33.1	34.1	34.5	33.9	33.2	31.6	30.2
2.0×10^6	2.24	8.83	13.1	20.5	24.8	28.3	30.9	32.6	34.6	35.7	36.1	35.5	34.8	33.3	31.8
5.0×10^6	2.38	9.37	13.8	21.7	26.3	29.9	32.7	34.5	36.7	37.8	38.3	37.7	37.0	35.4	34.0
1.0×10^7	2.49	9.77	14.4	22.6	27.4	31.2	34.1	36.0	38.2	39.4	39.9	39.3	38.6	37.0	35.6
2.0×10^7	2.60	10.2	15.0	23.6	28.5	32.4	35.5	37.4	39.7	40.9	41.5	41.0	40.2	38.6	37.2
5.0×10^7	2.73	10.7	15.8	24.8	30.0	34.1	37.3	39.3	41.7	43.0	43.7	43.1	42.4	40.7	39.3

2. 利用半减弱厚度计算

半减弱厚度 $d_{1/2}$ 就是将 γ 射线的照射量率、剂量率或注量率等减弱一半所需的屏蔽层厚度。通常，屏蔽材料的厚度 d 都要比半减弱厚度 $d_{1/2}$ 大，二者的比值 $n = d / d_{1/2}$ 称为半减弱层的数目。半减弱层数目 n 与剂量减弱倍数 K 的关系为 $K = 2^n$。表 6-9 列出了 K-n 的整数倍率关系。将 $K = 2^n$ 两端取对数，可得 $n = \lg K / \lg 2$。如果求出了所需的半减弱层数目及半减弱厚度，它们的乘积就是所需要的屏蔽厚度 d：

$$d = n \cdot d_{1/2} \tag{6.12}$$

根据定义，表 6-10 列出了在不同能量的 γ 射线照射下，几种材料的半减弱层厚度值。知道了半减弱层的厚度，只要已知或计算出了所需的减弱倍数 K，就可粗略算出使用材料（如水、混凝土、钢、铅等）的应取的屏蔽厚度。

表 6-9　剂量减弱倍数与半减弱层数目的关系

半减弱层数目 n	1	2	3	4	5	6	7	8	9	10	11	12
剂量减弱倍数 K	2	4	8	16	32	64	128	256	512	1024	2048	4096

表 6-10　γ 射线的半减弱层厚度　　　　　　　　　　　　　cm

E_γ /MeV	水	混凝土	钢	铅
0.5	7.4	3.7	1.1	0.4
0.6	8.0	3.9	1.2	0.49
0.7	8.6	4.2	1.3	0.59
0.8	9.2	4.5	1.4	0.70
0.9	9.7	4.7	1.4	0.80
1.0	10.3	5.0	1.5	0.90
1.1	10.5	5.2	1.6	0.97
1.2	11.0	5.5	1.6	1.03
1.3	11.5	5.7	1.7	1.1
1.4	11.9	6.0	1.8	1.2
1.5	12.3	6.3	1.9	1.2
1.6	12.6	6.5	2.0	1.3
1.7	13.0	6.9	2.0	1.3
1.8	13.4	7.2	2.1	1.4
1.9	13.9	7.4	2.2	1.4
2.0	14.2	7.5	2.3	1.5
2.2	14.9	7.9	2.4	1.5
2.4	15.7	8.2	2.5	1.6
2.6	16.4	8.5	2.6	1.6
2.8	17.0	8.8	2.8	1.6
3.0	17.8	9.1	2.9	1.6
^{60}Co	(在铀中) 0.7	6.2	2.1	1.2
^{137}Cs	(在铀中) 0.3	4.8	1.6	0.65
^{192}Ir	(在铀中) 0.4	4.1	1.3	0.6
^{226}Ra	—	7.0	2.2	1.66

【例 6.3】 γ 射线的能量为 1MeV，用铅作屏蔽材料，若要将 γ 射线束的强度减弱到初始强度的 1/16，需要几个半减弱层厚度？需要多厚的铅作屏蔽物？

解 1： 查表 1-2 可知铅的质量衰减系数 $\left(\dfrac{\mu}{\rho}\right)_{\text{Pb}} = 0.07103\,\text{cm}^2 \cdot \text{g}^{-1}$，由于铅的密度为 $\rho_{\text{Pb}} = 11.3\,\text{g} \cdot \text{cm}^{-3}$，于是有

$$\mu = 0.07103 \times 11.3 = 0.8026 \text{cm}^{-1}$$

$$d_{1/2} = \frac{\ln 2}{\mu} = 0.8634$$

由 $K = \dfrac{I_0}{I} = 16 = 2^4$，得 $n = \dfrac{\ln 16}{\ln 2} = 4$，

$$d = n \cdot d_{1/2} = 4 \times 0.8634 = 3.45 \text{cm}$$

解 2：查表 6-10，得 $d_{1/2} = 0.9$，

$$d = n \cdot d_{1/2} = 4 \times 0.9 = 3.6 \text{cm}$$

【例 6.4】 如果要使 ^{60}Co 产生的 γ 射线的剂量减弱 2000 倍，用铁或铅作防护层，所需材料的厚度是多少？

解：$K = 2 \times 10^3$，$n = \lg K / \lg 2 = 11$，通过查表 $d_{1/2\text{Fe}} = 2.1$，$d_{1/2\text{Pb}} = 1.2$，

$$d_{\text{Fe}} = n \cdot d_{1/2\text{Fe}} = 11 \times 2.1 = 23.1 \text{cm}$$

$$d_{\text{Pb}} = n \cdot d_{1/2\text{Pb}} = 11 \times 1.2 = 13.2 \text{cm}$$

3．利用泰勒公式或博格公式直接计算

由照射量率 $\dot{X}$ 和吸收剂量率 $\dot{D}$ 的定义可知，二者的衰减规律也符合式（6.5），因此由泰勒公式或博格公式直接计算，可求解出所需屏蔽物质的厚度。

【例 6.5】 活度为 3129 居里的 ^{60}Co 辐射源安放在水井之下，已知射线的 f 值（f 值的含义见式（2.52））为 $f = 9.5 \times 10^{-3}$Sv/R，如果要求水井表面的 γ 射线剂量当量率为 2.5×10^{-2}mSv/h，按国家要求取 2 倍的安全系数，求水井的深度。

解：由已知

$$A = 3129 \text{Ci}$$

从表 3-1 可以查出

$$\Gamma = 1.32 \text{R} \cdot \text{m}^2 \cdot \text{h}^{-1} \cdot \text{Ci}^{-1} = 13.2 \text{R} \cdot \text{cm}^2 \cdot \text{h}^{-1} \cdot \text{mCi}^{-1}$$

假设井深为 d，用 $\dot{H}$、$\dot{H}_0$ 分别表示所考虑的点在井中有水屏蔽和无水屏蔽时的剂量当量率：

$$\dot{H}_0 = f \frac{A\Gamma}{d^2} = 9.5 \times 10^{-3} \times 3129 \times 10^3 \times 13.2 \times 10^3 \cdot \frac{1}{d^2} = 3.92 \times 10^8 \frac{1}{d^2} \cdot \text{mSv/h}$$

而 $\dot{H} = 2.5 \times 10^{-2}$mSv/h，因此

$$\frac{\dot{H}}{\dot{H}_0} = 6.37 \times 10^{-11} d^2 \tag{1}$$

取 ^{60}Co 发射的 γ 射线能量为 $E_\gamma = 1.25$MeV，表 6-4 中给出了能量为 1.0MeV 和 2.0MeV 时，博格公式（6.8）中的参数值，利用线性内插，可以算出 $E_\gamma = 1.25$MeV 时的参数值为

$$a = 1.0342$$
$$b = 0.0767$$

由博格公式有

$$B = 1 + a\mu d \text{e}^{b\mu d} = 1 + 1.0342 \mu d \text{e}^{0.0767\mu d} \tag{2}$$

用 $\dot{H}$、$\dot{H}_0$ 取代式（6.5）中的 N、N_0，有

$$\dot{H} = \dot{H}_0 \cdot B \mathrm{e}^{-\mu d} \tag{3}$$

考虑到 2 倍安全系数的要求，则有

$$\frac{\dot{H}}{\dot{H}_0} = \frac{1}{2} \cdot 6.37 \times 10^{-11} d^2 \tag{4}$$

联立式（2）、式（3）、式（4）得

$$6.37 \times 10^{-11} d^2 = 2(1 + 1.0343 \mu d \mathrm{e}^{0.0767 \mu d}) \mathrm{e}^{-\mu d}$$

这是一个超越方程，可采用数值解法或图解法求解（坐标的横轴为 μd，$\mu = 0.0630 \mathrm{cm}^{-1}$）。

采用图解法，即在同一坐标系中，分别作出 $y_1 = 3.185 \times 10^{11} d^2 = 8.025 \times 10^{-9} (\mu d)^2$ 和 $y_2 = (1 + 1.0343 \mu d$ $\mathrm{e}^{0.0767 \mu d}) \mathrm{e}^{-\mu d}$ 的曲线，二者交点的横坐标即为所求解。

作图可得

$$\mu d \approx 17.2$$

即

$$d = 17.2 \div 0.0630 = 273 \mathrm{cm}$$

即水井中水的深度至少应在 2.73m。

4. 利用曲线图计算

前面三种计算方法都是利用剂量的减弱倍数（$K = X_0 / X$ 或 D_0 / D）的定义完成的，为了描述材料对 γ 射线的屏蔽作用，还可以定义一个物理量：$f_D = X / X_D$ 或 $f_D = D / D_0$，f_D 称为剂量减弱系数，其物理意义与剂量减弱倍数类似，二者互为倒数，即 $K \cdot f_D = 1$。

由照射量（照射量率）的定义及式（6.5）可知，剂量减弱系数可表示为

$$f_D = \frac{\dot{X}}{\dot{X}_0} = B \mathrm{e}^{-\mu d} \tag{6.13}$$

两端取对数有

$$\ln f_D = \ln B - \mu d \tag{6.14}$$

f_D 的对数与屏蔽厚度 d 具有线性关系。只要求出 f_D，就可从相应屏蔽材料的 $\ln f_D$-d 曲线上查到所用屏蔽材料的厚度 d（cm）。

【例 6.6】利用砖墙厚为 24cm 的原有建筑，安装活度为 20Ci 的 ^{137}Cs γ 辐射源，源与墙外表距离为 200cm 和 300cm，墙外控制剂量当量为 2.5×10^{-2} mSv/h，计算墙内还需衬多厚的混凝土。

解：A=20Ci，由表 3-1 可查出 $\Gamma = 0.328 \mathrm{R \cdot m^2/Ci \cdot h}$，对 γ 射线，有：

当 $R = 2\mathrm{m}$ 时，$\dot{H}_2 = f A \Gamma Q N / R^2 = 9.5 \times 10^{-3} \times 20 \times 0.328 \times 1 \times 1 / 2^2 = 15.6 \mathrm{mSv/h}$

当 $R = 3\mathrm{m}$ 时，$\dot{H}_3 = f A \Gamma Q N / R^2 = 9.5 \times 10^{-3} \times 20 \times 0.328 \times 1 \times 1 / 3^2 = 6.92 \mathrm{mSv/h}$

若墙外控制剂量当量率 $\dot{H} = 2.5 \times 10^{-2} \mathrm{mSv}$，可求出剂量减弱系数分别为：

$$f_{D2} = \frac{\dot{H}}{\dot{H}_2} = 1.6 \times 10^{-3}$$

$$f_{D3} = \frac{\dot{H}}{\dot{H}_3} = 3.16 \times 10^{-3}$$

从混凝土材料的 $\ln f_D$-d 曲线可查得远、近墙处的混凝土厚度分别为 $d_2 = 52 \mathrm{cm}$，$d_3 = 47 \mathrm{cm}$（没给出此曲

线）。混凝土的密度 $\rho_c = 2.35\text{g/cm}^3$，砖密度取为 $\rho_b = 1.7\text{g/cm}^3$（砖的密度范围一般为 $1.65 \sim 2.05\text{g/cm}^3$），由

$$\rho_c d_c = \rho_b d_b$$

可求出 24cm 砖墙折算成的混凝土墙厚度

$$d_c = \frac{\rho_b d_b}{\rho_c} = \frac{1.7 \times 24}{2.35} = 17.4\text{cm}$$

所以远墙处需内衬 $47 - 17.4 = 29.6\text{cm}$ 混凝土墙，近墙处应内衬 $52 - 17.4 = 34.6\text{cm}$ 混凝土墙。

　　非点源的辐射减弱函数（剂量减弱倍数或减弱系数）与源的形状和尺寸有关，对体源还要考虑源本身的自吸收和多次散射。非点源的屏蔽计算，要以点源的减弱方程为基础，根据具体条件（源的形状、尺寸、强度、辐射组分等）建立方程。

　　剂量减弱系数（f_D）是剂量减弱倍数的倒数，ICRP 第 15、21 号出版物和《γ 射线屏蔽参数手册》中给出了 50 多种放射性核素对混凝土、钢铁、铅的厚度-减弱系数曲线，为减少屏蔽体的几何尺寸，也可用更重的材料如贫化铀、钨等，来屏蔽强 γ 射线。图 6-4 所示为贫化铀对 ^{137}Cs、^{60}Co、^{24}Na 等放射性核素的 γ 射线的透射率。

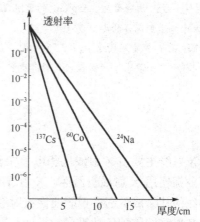

图 6-4　几种放射性物质辐射的 γ 射线穿过贫化铀时透射率与贫化铀厚度的关系曲线

　　贫化铀是铀同位素的混合物经分离或在反应堆"烧过"以后的产物，贫化铀（简称贫铀）与天然铀的差别仅在于 ^{235}U 的含量较低。铀的原子序数为 92，原子量为 238.03，属钢系，为天然放射性元素。天然铀是 ^{234}U、^{235}U 和 ^{238}U 的混合物，按重量百分比，分别为 0.006%、0.720% 和 99.274%。铀的熔点为 $1130 \pm 1^\circ\text{C}$，20°C 时密度为 19.0g/cm^3。铀有 α、β、γ 三种相结构。铀的化学性质活泼，除惰性气体外，它能和所有的非金属起作用，并可与许多金属生成金属间化合物。固态金属铀的新鲜表面呈银白色，但受空气氧化会变暗。金属铀在水和蒸气中腐蚀后生成铀的氧化物或氢化物。所以用作水冷反应堆燃料的铀都需包覆耐水腐蚀的包壳。铀粉在空气中易燃烧，在氧中能自燃。在反应堆中，^{235}U 发生裂变并可产生自持、链式反应，释放出巨大的能量；^{238}U 俘获中子后经两次 β 衰变生成 ^{239}Pu。^{235}U 和 ^{239}Pu 均为原子弹的装料材料。含 ^{235}U 90% 以上的高浓缩铀主要用作核武器装料；含 ^{235}U 90% 以下的各种浓缩铀及天然铀可用作各类反应堆燃料；含 ^{235}U 0.2% $\sim$ 0.3% 的贫化铀可以用作核武器的反射层材料、快中子堆再生成的燃料、铀合金元素及 γ 射线防护屏蔽材料等。

　　【例 6.7】 若要使 ^{137}Cs 点源的剂量减弱倍数达到 $K = 2000$，用贫化铀作屏蔽材料，采用减弱系数法求所需的贫化铀材料的屏蔽防护厚度。

　　解：因为减弱系数与减弱倍数互为倒数关系，所以 $f_D = K^{-1} = 5 \times 10^{-4}$。在透射率的关系图 6-4 的纵轴上找出透射率为 5×10^{-4} 的点，由该点作横轴的平行线，再从平行线与 ^{137}Cs 曲线的交点向横轴作一垂线，垂线与横轴的交点刻度即为所求，约 3.6cm。

　　在 γ 屏蔽计算时，常常应用质量减弱系数来简化计算。若 γ 射线的能量在 $1 \sim 3\text{MeV}$ 范围内，γ 射线在不同物质中的质量减弱系数 μ_m 随 γ 射线的能量变化不大，因此线性度相同的屏蔽体，其屏蔽能力仅由屏蔽物质的密度决定。若以 μd 或 $\mu_m \rho d$ 来描述屏蔽效果，当 A、B 两种

屏蔽体具有相同的屏蔽效果时，则有

$$(\mu_{\mathrm{m}}\rho d)_{\mathrm{A}} = (\mu_{\mathrm{m}}\rho d)_{\mathrm{B}}$$

式中，μ_{m}、ρ、d 为屏蔽物质的质量减弱（或吸收）系数、密度和厚度，线减弱（或吸收）系数 μ 与质量减弱系数 μ_{m} 的关系为 $\mu = \rho \cdot \mu_{\mathrm{m}}$ 或 $\mu / \rho = \mu_{\mathrm{m}}$。若 E_{γ} 为 1～3MeV，则γ射线在物质中的质量减弱系数变化不大，近似相等，因此上式可改写为

$$(\rho d)_{\mathrm{A}} = (\rho d)_{\mathrm{B}}$$

或

$$\rho_{\mathrm{A}} d_{\mathrm{A}} = \rho_{\mathrm{B}} d_{\mathrm{B}}$$

【例 6.8】 用密度为 3.55g/cm^3 的重水泥屏蔽某 γ 源，需要材料的厚度为 100cm，若用轻水泥屏蔽时，需要多厚才能达到同样的安全要求？

解： 已知重水泥密度 $\rho_{\mathrm{A}} = 3.55\mathrm{g/cm}^3$，屏蔽厚度 $d_{\mathrm{A}} = 100\mathrm{cm}$，并查得轻水泥的密度 $\rho_{\mathrm{B}} = 2.35\mathrm{g/cm}^3$，为达到同样的安全要求，所需轻水泥的厚度 $d_{\mathrm{B}} = 3.55 \times 100/2.35 = 151\mathrm{cm}$。

6.3　X 射线的防护

X 射线主要由 X 射线机和电子加速器产生。X 射线机按用途可分为诊断治疗用 X 射线机和工业探伤用 X 射线机两类。X 射线在医疗、工业和科研方面有广泛的应用，事实上，接触 X 射线的社会成员远多于职业性放射性工作人员，因此对 X 射线的防护具有广泛的社会意义。

X 射线的防护包括机房的设计、屏蔽设计、室内布局、人员防护等。

6.3.1　X 射线的屏蔽计算

1. 屏蔽计算中几个常用的修正参数

（1）工作负荷 W，工作负荷也称为工作量，它用来反映 X 射线机的使用频率程度，是衡量输出量多少的标志，通常分为周工作负荷和月工作负荷。周工作负荷是指每周的工作负担，单位为毫安·分/周（mA·min/w），在数值上等于 X 射线机每周的工作时间 t（单位为分钟）与管电流 I（单位为毫安）的乘积，$W = It$。也可将 mA·min/w 换算成以雷姆·米^2/周（rem·m^2/w）为单位来表示。

（2）停留因子 T，也叫存在因子或居留因子，用来表示工作人员在 X 射线辐照室周围停留的概率，是用以修正有关区域的居留程度和类型的因子。T 可按下列三种情况取值。

全停留，$T = 1$。包括控制区的控制室、实验室、诊室、办公室和候诊室等经常有人在的地方，非控制区的办公室、居住区等。

部分停留，$T = 1/4$。包括公共走廊、休息室、电梯、公共房间、娱乐室等有人在的地方。

偶然停留，$T = 1/16$。包括厕所、浴室、行人和车辆通过的外部区域。

（3）使用因子 U，也叫束定向因子，是表示有用 X 射线束被利用程度的因子，它与有用射线束朝某方向照射的概率有关。在数值上可能等于 1，也可能小于 1，即 $U \leq 1$。在深部 X 射线放射治疗时，有用射线束多朝下照，取 $U = 1$；在固定方向水平照射时，取 $U = 1$；在侧向照射时，取 $U = 1/10$。

（4）剂量当量指数 $H_{I,\gamma}$，某一点处的剂量当量指数 $H_{I,\gamma}$ 是以该点为中心，由密度为 $1\mathrm{g \cdot cm^{-3}}$ 的软组织等效材料组成的直径为 30cm 的球体中直径为 28cm 的中心部位的最大剂量当量。这是次级限值用于外照射的深部剂量当量指数。

（5）透射比 B_{xt} 或 η_x，也叫 X 射线的屏蔽透射比，它是辐射场某点处设置屏蔽体后的剂量当量指数率 $\dot{H}_{I,\gamma(\alpha)}$ 与设置屏蔽体以前的剂量当量指数率 $\dot{H}_{I,\gamma}$ 之比。透射比相当于剂量减弱系数，它与剂量减弱倍数是互为倒数的关系。

2．对初级 X 射线的屏蔽

（1）X 射线机产生的 X 射线

当 X 射线机管电压、管电流确定后，就可准确确定 X 射线机的输出额。由于 X 射线具有连续谱，很难用准确的公式来计算 X 射线在物质中的减弱。通常是通过实验测量 X 射线在各种屏蔽材料中的减弱曲线，并通过这些曲线来求出所需屏蔽材料的厚度。屏蔽厚度的计算包括防护有用射线束（初级射线束）的主屏蔽层、防护泄漏辐射和散射辐射的次屏蔽层及天棚、门窗的屏蔽层。

在一定时间间隔（如一周）内，离 X 射线机焦点为 d 的某一点处的吸收剂量的大小和工作负荷成正比。对于给定的管电流、管电压，X 射线机在离焦点 1m 处产生的吸收剂量率用 $\dot{D}_{10}$ 表示，则周最大允许剂量当量率 $\dot{H}_M$ 可表示为

$$\dot{H}_M = \frac{B_{xt} \cdot \dot{D}_{10} UT}{d^2} \tag{6.15}$$

式中，$\dot{H}_M$ 为最大允许剂量率（单位为 mrem/h）；B_{xt} 为对 X 射线的屏蔽透射比，相当于剂量减弱系数；d 为离焦点的距离，单位为 m；T 为停留因子；U 为使用因子。

如果用 $\dot{H}_{wt}$ 表示周控制剂量当量率，则应有 $\dot{H}_{wt} \leqslant \dot{H}_M$，于是有

$$B_{xt} \geqslant \dot{H}_{wt} \frac{d^2}{WUT} \tag{6.16}$$

式中，$\dot{H}_{wt}$ 的单位为 rem/w，对职业照射，取 $\dot{H}_{wt} = 0.1\mathrm{rem/w}$，对临近工作人员及居民，取 $\dot{H}_{wt} = 0.01\mathrm{rem/w}$。式（6.16）中，已经用工作负荷 W 取代离 X 射线源 1m 处的吸收剂量率，单位为拉德·米²/分（$\mathrm{rad \cdot m^2/min}$），与管电压、管电流、靶材料及 X 射线角分布有关。

根据式（6.16）计算出 X 射线的屏蔽透射比，就可以从防护 X 射线的各种材料的屏蔽透射比曲线上查得所需混凝土主屏蔽墙的厚度。也可通过查表求出屏蔽墙的厚度，表 6-11 给出了离焦点不同距离处屏蔽有用 X 射线束所需材料的厚度。

表 6-11　离焦点不同距离处屏蔽有用 X 射线束所需材料的厚度

峰值电压/kV	铅/mm				混凝土/mm			
	2m	3m	4m	6m	2m	3m	4m	6m
150	3.3	3.0	2.8	2.4	28	25	23	21
200	5.0	4.5	4.2	3.7	35	32	30	27
250	9	8	7	6	40	37	35	32
300	17	15	13	12	45	42	40	36
400	30	27	25	22	52	49	47	43

屏蔽 X 射线所需的材料厚度还可以利用半减弱厚度（HVT，Half Value of Thickness）和 1/10 减弱层厚度（TVT，Tenth Value of Thickness）进行计算，几种材料在不同峰值电压下的 HVT 和 TVT 值如表 6-12 所示。

表 6-12　强衰减的宽束 X 射线的近似 HVT 和 TVT

峰值电压/kV	半减弱层厚度 $d_{1/2}$/cm		1/10 减弱层厚度 $T_{1/10}$/cm	
	铅	混凝土	铅	混凝土
50	0.006	0.43	0.017	1.5
70	0.017	0.84	0.052	2.8
100	0.027	1.6	0.088	5.3
125	0.028	2.0	0.093	6.6
150	0.030	2.24	0.099	7.4
200	0.052	2.5	0.17	8.4
250	0.088	2.8	0.29	9.4
300	0.147	3.1	0.48	10.4
400	0.250	3.3	0.83	10.9
500	0.360	3.6	1.19	11.7
1000	0.790	4.4	2.6	14.7
2000	1.25	6.4	4.2	21
3000	1.45	7.4	4.85	24.5
4000	1.60	8.8	5.3	29.2
6000	1.69	10.4	5.6	34.5
8×10^3	1.69	11.4	5.6	37.8
10×10^3	1.66	11.9	5.5	39.6
20×10^3	1.63	13.7	5.4	45.7
30×10^3	1.57	13.7	5.2	45.7
38×10^3	—	13.7	—	45.7

【例 6.9】 X 射线治疗机的管电压为 250kV，管电流为 15mA，每周工作 5 天，每天工作 6 小时，求在离 X 射线管焦点 4m 处，防护有用射线束所需的屏蔽墙厚度（主屏蔽墙采用混凝土）。

解： $W = It = 15 \times 5 \times 6 \times 60 = 27000 \text{mA} \cdot \text{min/w}$，$U = 1$，$d = 4\text{m}$，$\dot{H}_{wt} = 0.1 \text{rem/w}$，则有

$$B_{xt} = \frac{\dot{H}_{wt} d^2}{WUT} = \frac{0.1 \times 4^2}{27000} = 5.9 \times 10^{-5} \text{rem} \cdot \text{mA}^{-1} \cdot \text{min}^{-1}$$

已知 $B_{xt} = 5.9 \times 10^{-5} \text{rem/mA} \cdot \text{min}$ 时所需混凝土主屏蔽墙的厚度约为 39cm，考虑到 2 倍的安全系数，再加一个半减弱层厚度 2.8cm（表 6-12），采用 $39 + 2.8 \approx 42\text{cm}$ 厚的混凝土主屏蔽墙。

对于各种用途的符合安全质量标准的 X 射线机机头，其屏蔽防护要求有所不同，如表 6-13 所示。

表 6-13　X 射线机机头的屏蔽防护要求

X 射线机的用途	管电压/keV	距焦点 1m 处泄漏辐射的最大容许照射率
诊断用		0.1R/h
治疗用	<100	0.1R/h
治疗用（只限于接触及腔内治疗）	<50	0.1R/h（距机头或附件表面 5cm 处）
治疗用	>100	1R/h（距机头或附件表面 5cm 处可达 30R/h）

（2）电子加速器产生的 X 射线

电子加速器中被加速的电子轰击靶材料可产生高能、高发射率的 X 射线，X 射线的最大能量等于被加速电子的最大能量，可达几到几十兆电子伏。

假定 $\dot{H}_{1d}$ 为屏蔽后所考虑的点（距 X 射线源距离为 d）的剂量当量率，$\dot{D}_{10}$ 为离 X 射线（点）源 1m 处的吸收剂量率（拉德·米^2·分$^{-1}$），则有

$$\dot{H}_{1d} \leqslant \dot{H}_{M} = \frac{\dot{D}_{10} B_{xt} T}{1.67 \times 10^{-5} d^2} \tag{6.17}$$

$$B_{xt} = \frac{1.67 \times 10^{-5} \dot{H}_{M} d^2}{\dot{D}_{10} T} \tag{6.18}$$

式中，$\dot{H}_{M}$ 为最大允许剂量当量率（mrem/h）；B_{xt} 为 X 射线的屏蔽透射比，相当于剂量减弱系数；d 为 X 射线（点）源与所考虑点的距离（m）；T 为停留因子；$\dot{D}_{10}$ 为离 X 射线（点）源 1m 处的吸收剂量率（拉德·米^2/分），它与入射电子的能量、束流（mA）、靶材料、X 射线的角分布有关。对 X 射线，$Q=1$，$N=1$；

常数 1.67×10^{-5} 是拉德/分转换为毫雷姆/小时的转换系数，$1\text{mrem/h} = 10^{-3}/60 = 1.67 \times 10^{-5} \text{rad/min}$。

从 X 射线的发射率（$\dot{D}_{10} \cdot I^{-1}$）与入射电子能量的关系曲线上可以查出对应电子能量的 X 射线发射率，再乘以束流（I）就可得出 $\dot{D}_{10}$，从而可由式（6.18）计算出 B_{xt}，再从各种材料对 X 射线的屏蔽透射比曲线查出所用屏蔽材料的厚度。

屏蔽厚度也可采用 1/10 减弱厚度法计算，即将所需达到的屏蔽透射比转化为需要的 1/10 减弱层的数目 n，再求厚度 d。令 $B_{xt} = (1/10)^n$，取对数可得

$$n = -\lg B_{xt} \tag{6.19}$$

$$d = T_1 + (n-1) T_e \tag{6.20}$$

式中，T_1 是靠近辐射源的第一个剂量当量指数的 1/10 减弱层厚度；T_e 是第一个 1/10 减弱层之后的剂量当量指数的 1/10 减弱层厚度，称作平衡 1/10 厚度，其值近似为常数。屏蔽材料的 HVT 和 TVT 并不是常数，随着 K 的增大或 B_{xt} 的减小，尤其在衰减第一个 10 倍或 1/10 值厚度时，HVT 和 TVT 变化明显，随后变化就不明显了。

被加速的电子轰击低原子序数厚靶时，从 X 射线的发射率与入射电子能量的关系曲线上查出的发射率还需乘以一个修正因子（表 6-14）。

表 6-14　电子轰击低原子序数厚靶时 X 射线发射率的修正因子

电子能量/MeV	靶材料	原子序数	0°方向修正系数	90°方向修正系数
≤10	铜，铁	26，29	0.7	0.5
	铝，混凝土	13	0.5	0.3
≥10	铜，铁	26，29	0.7	1.0
	铝，混凝土	13	0.5	1.0

【例 6.10】　强度为 2mA、能量为 3MeV 的电子束轰击钨靶，靶与所考虑点在 0°方向的距离为 4m，屏蔽层之外为职业性照射控制区，停留因子 $T=1$，求所需主屏蔽混凝土的厚度。

解： 已知 $\dot{D}_{10}/I=1.1\times10^3$（拉德·米^2·毫安$^{-1}$·分$^{-1}$），所以

$$\dot{D}_{10}=\frac{\dot{D}_{10}}{I}I=1.1\times10^3\times2=2.2\times10^2\,\text{rad}\cdot\text{m}^2\cdot\text{min}^{-1}$$

又有 $d=4\text{m}$，$\dot{H}_{\text{M}}=2.5\text{mrem/h}$，由式（6.17）得

$$B_{\text{xt}}(0°)=1.67\times10^{-5}\cdot2.5\cdot4^2/2.2\times10^3\cdot1=4.7\times10^{-7}$$

对混凝土材料从剂量当量指数 1/10 减弱层厚度与入射电子能量的关系曲线上可查出 $T_1=26\text{cm}$，$T_{\text{e}}=23\text{cm}$，

$$n=-\lg B_{\text{xt}}=6.33$$
$$d=T_1+(n-1)T_{\text{e}}=26+(6.33-1)\times23=149\text{cm}$$

考虑 2 倍的安全系数，就再加上一个半减弱层厚度 7.4cm（表 6-12），所以主屏蔽混凝土的厚度取作 $149+7.4\approx156\text{cm}$。

3．对泄漏辐射的屏蔽

假定离 X 射线（点）源 1m 处每周的泄漏辐射的照射量率或剂量当量率用 W_{L} 表示，X 射线源到所考虑点的距离为 d（m），则未屏蔽时在该点的剂量当量率（$\dot{H}_{\text{d}}$），按剂量的平方反比定律可表示为

$$\dot{H}_{\text{d}}=\frac{W_{\text{L}}}{d^2} \tag{6.21}$$

将 $\dot{H}_{\text{d}}$ 降低到周控制剂量当量率 $\dot{H}_{\text{wt}}$ 时的减弱倍数为

$$K=\frac{(W_{\text{L}}T/d^2)}{\dot{H}_{\text{wt}}} \tag{6.22}$$

屏蔽厚度也可采用 1/10 减弱厚度法计算，辐射剂量减弱 K 倍所需的 1/10 减弱厚度层的数目为

$$n=\lg K=\lg\left(\frac{W_{\text{L}}T}{\dot{H}_{\text{wt}}\cdot d^2}\right) \tag{6.23}$$

【例 6.11】 假设某治疗用 X 射线机的管电压为 3MV，计算防护泄漏辐射所需的屏蔽墙厚。

解： 由表 6-13 可查出，距该治疗用 X 射线机焦点 1m 处，符合防护要求的由泄漏辐射产生的最大容许照射率为 1R/h，每周按 5 天，每天按 6 小时计算，$W_{\text{L}}=1\times5\times6=30\text{R/w}\approx$　30rem/w 对职业性照射，$\dot{H}_{\text{wt}}=0.1\text{rem/w}$，$d=4\text{m}$，$T=1$，则

$$n=\lg(30\times1/0.1\times4^2)=1.3$$

由表 6-12 查出，混凝土的 $T_{l/10}=24.5\text{cm}$，所要求的混凝土屏蔽墙厚为 $1.3\times24.5=31.8\text{cm}$。

按治疗 X 射线卫生防护规定（GBW2—80）要求，距焦点 1m 处泄漏射线照射量率不得大于 $2.58\times10^{-4}\text{C/kg}\cdot\text{h}^{-1}$（$1\text{R}\cdot\text{h}^{-1}$）。在通常工作条件下，X 射线机管头组装体的泄漏射线在离焦点 1m 处的照射量率不超过 $0.1\text{R}\cdot\text{h}^{-1}$。根据实际情况，表 6-15 列出了为屏蔽深部 X 线治疗机管头组装体泄漏射线所需铅或混凝土的厚度。

表 6-15 离焦点不同距离处屏蔽深部 X 射线治疗机泄漏射线所需材料的厚度

峰值电压/kV	Pb/mm				混凝土/mm			
	2m	3m	4m	6m	2m	3m	4m	6m
150	1.6	1.2	1.0	0.6	11.3	8.9	7.1	4.7
200	2.3	1.8	1.4	0.9	13.9	10.9	8.8	5.7
250	4.7	3.7	3.0	1.9	14.6	11.4	9.2	6.0
300	9.2	7.2	5.8	3.8	16.1	12.7	10.1	6.7
400	13.3	10.4	8.3	5.5	16.1	12.7	10.1	6.7

4. 对散射辐射的屏蔽

散射辐射是由有用射线束照射到物体而形成的散射造成的，因此在考虑散射辐射时，可把散射体视为辐射源，如图 6-5 所示。衡量散射辐射的大小，一般采用离散射体 1m 处散射辐射的照射量与入射辐射照射量之比（用符号 S）来表示。散射的角分布与入射束的能量、入射角度、散射体的几何形状及组成有关，可通过实验测定。表 6-16 给出了 X 射线或 γ 射线照射在人体模型上所测得的 S 值，散射辐射的照射量是离表面积为 $400cm^2$ 的人体模型 1m 处测得的；入射辐射的照射量是离源 1m 处没有人体模型时测得的。

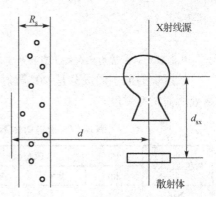

图 6-5 计算散射辐射屏蔽示意图

表 6-16 散射辐射的 S 值与入射线能量的关系

X 射线源/kV	散 射 角					
	30°	45°	60°	90°	120°	135°
50	0.0005	0.0002	0.00025	0.00035	0.0008	0.0010
70	0.00065	0.00035	0.00035	0.0005	0.0010	0.0013
100	0.0015	0.0012	0.0012	0.0013	0.0020	0.0022
125	0.0018	0.0015	0.0015	0.0015	0.0023	0.0025
150	0.0020	0.0016	0.0016	0.0016	0.0024	0.0026
200	0.0024	0.0020	0.0019	0.0019	0.0027	0.0028
250	0.0025	0.0021	0.0019	0.0019	0.0027	0.0028
300	0.0026	0.0022	0.0020	0.0019	0.0026	0.0028
4×10^3	—	0.0027	—	—	—	—
6×10^3	0.007	0.0018	0.0011	0.0006	—	0.0004
^{137}Cs	0.0065	0.0050	0.0041	0.0028	—	0.0019
^{60}Co	0.0060	0.0036	0.0023	0.0009	—	0.0006

假定散射体离 X 射线源的距离为 d_{sx}（m），所观察的点到散射体的距离为 d（m），则散射辐射透过厚度为 R_s 的屏蔽墙的屏蔽透射比（B_{st}）为

$$B_{st} = \frac{\dot{H}_{wt}}{SWT} \cdot d^2 \cdot d_{sx}^2 \cdot \frac{400}{F} \tag{6.24}$$

式中，F 为散射体散射面积，单位为 cm^2；S 为散射面积为 $400cm^2$ 时，离散射体 1m 处的散射

产生的照射量与入射辐射照射量之比；400 为测量 S 时的散射模型的面积，单位为 cm^2；其他符号的意义与前相同。

　　计算出 B_{st} 后，可从防护 X 射线的各种材料的屏蔽透射比曲线上查得防护散射辐射所需混凝土屏蔽墙的厚度。

　　【例 6.12】 在例 6.9 的条件下，若散射面积为 $400cm^2$，$d=4m$，$d_{sx}=1m$，求防护散射辐射所需混凝土屏蔽厚度（散射角按 90°计算）。

　　解：$d=4m$，$d_{sx}=1m$，$F=400cm^2$，$T=1$，$\dot{H}_{wt}=0.1rem/w$，$W=27000mA\times min/w$

　　由上表查出 $S=0.0019$，代入式（6.24）可得

$$B_{st}=\frac{0.1\times 4^2\times 1^2\times 400}{0.0019\times 27000\times 1\times 400}=3.1\times 10^{-2}$$

　　从混凝土屏蔽透射比曲线上查得所需混凝土屏蔽厚度为 14cm。

　　散射辐射的主要成分是 90°散射。表 6-17 列出了屏蔽 90°散射射线时，离散射体不同距离处所需材料厚度。

表 6-17　离散射体不同距离处屏蔽 90°散射射线所需材料的厚度

峰值电压/kV	Pb/mm				混凝土/mm			
	2m	3m	4m	6m	2m	3m	4m	6m
200	2.7	2.3	2.1	1.8	22	20	18	16
250	3.4	3.0	2.8	2.4	26	23	21	20
300	4.0	3.6	3.3	2.7	30	27	25	22
400	6.9	5.9	5.4	4.9	34	30	29	25

　　散射辐射的衰减特性与初级入射束的能量有关。当初级入射束的能量在 0.5MeV 以下时，可认为 90°散射辐射的衰减特性与初级入射束是一样的，当初级束的能量大于 0.5MeV 时，90°散射辐射具有 0.5MeV 初级入射束的衰减特性，可用 0.5MeV 的初级入射束的透射数据来计算散射辐射的屏蔽。但是管电压大于 0.5MV 的 X 射线输出额比管电压为 0.5MV 的输出额大得多，因此在计算高能 X 射线的散射屏蔽时，需对 B_{st} 进行修正：先按管电压为 0.5MV 算出屏蔽透射比，再按不同的管高压乘以修正系数：管高压为 1MV 时，屏蔽透射比要乘以 1/20；管高压为 2MV 时，乘以 1/300；管高压为 3MV 时，乘以 1/700。

　　同时考虑散射辐射和泄漏辐射的混合屏蔽时，如果计算的屏蔽厚度两者相差不到三个半减弱层时，则应在较大值上再加一个半减弱层；如果两者相差大于三个半减弱层时，取较大值。具有足够厚的主屏蔽墙一般足以满足对散射辐射和泄漏辐射的屏蔽要求。

6.3.2　机房的设计

1. 机房的选址与建筑基本要求

　　X 射线机房应设在建筑物底层的一端或一角。X 射线机房的屏蔽厚度要保证在每周预计的最大工作负荷范围内，使屏蔽层以外周围区域的辐射剂量水平小于 $100\mu Sv$。由于诊断 X 射线能量较低，屏蔽有用射线束朝向的墙壁厚度取 2mm 铅当量即可，相当于 15cm 厚的混凝土墙或 25cm 厚的砖墙；其他侧壁和天棚（多层建筑）至少应有 1mm 铅当量的屏蔽厚度。为避免进出通道和观察窗口因散射与泄漏而在机房附近造成较高的剂量区域，为避免对周围环境

和人群的影响，门窗的位置和尺寸也要统筹考虑，要有防护。窗的下缘至少要高出地面 2m。在没有有用射线束朝向时，窗外通常又无人停留的情况下，窗的屏蔽厚度取 0.3mm 铅当量即可。机房门的防护要依具体情况而定。门外没有候诊走廊，有用射线束也不朝向门时，机房门的屏蔽厚度取 0.3mm 铅当量；机房门外是固定候诊区的情况，透视机房门的屏蔽厚度不应小于 0.5mm 铅当量，摄影机房门不应小于 1mm 铅当量。

X 射线机房如果设在楼上，就不能使用空心预制楼房地板，而应采用 15cm 厚混凝土浇注实心楼房地板，以确保楼上、楼下人员的安全。如将旧建筑物改建成 X 机房，而原墙壁防护厚度又不够时，应抹一层 5mm 厚的含钡、铅或铁元素的混凝土防护涂料，约相当于 1mm 铅当量。

铅和铅以外的其他防护材料使空气中的 X 或 γ 射线照射率减至同等程度时，铅以外的某种防护材料层所相当的铅层厚度，称为该防护层的铅当量（Lead Equivalent）。假设 d_i 和 μ_i 为铅以外某种防护材料层的厚度和线衰减系数，d_{Pb} 和 μ_{Pb} 为该防护层所相当的铅层厚度和铅的线衰减系数，则 d_{Pb} 称作这种 d_i 厚度防护材料层的铅当量，即：$d_{Pb} = \mu_i d_i / \mu_{Pb}$。表 6-18 给出了不同材料的铅当量参数。

X 射线机房要有足够的使用面积，布局要合理，通风要良好。

机房内如设有屏蔽墙，即进行阴影屏蔽时，不仅需要屏蔽墙有足够的厚度，而且要有足够的高度，以减小天棚的散射面积和空气的散射体积，可大大降低工作人员停留区域的剂量水平。

2. 墙壁墙体材料的选择

机房的建筑材料以普通砖墙为宜。

墙壁防护的主要作用是对邻近区域工作人员的防护，而机房的四壁对室内工作人员和候诊人员不仅没有防护作用，反而增加了散射辐射。为了减小室内散射，同时又达到邻近区域非放射性工作人员的防护目的，墙壁建筑应选择 X 射线散射小的建筑材料，一般采用砖和混凝土砌成。不宜在室内挂铅皮或涂抹含钡水泥，因为对于管电压在 70kV 以下的 X 射线，铅的散射系数要比砖和混凝土大，特别是在 45kV 以下时，铅的散射系数更大。另外，重晶石混凝土虽然对低能 X 射线的散射系数较小，但其散射系数随管电压的增大而快速增大，因此不适合作高能 X 射线的防护材料。

常用的屏蔽材料有砖、水泥、含钡混凝土、铁、铜、铅、铅橡皮、铅玻璃、钡塑料和铝等。使用什么材料要根据具体情况而定，一般来说，建筑防护材料采用砖和水泥；X 射线管的防护采用铅皮或铁皮；门窗的防护采用钡塑料或铁皮等。

单一材料与复合材料的穿透强度的关系为

$$Al+Pb < Al+Pb \text{ 玻璃} < Pb \text{ 玻璃} < Al+Fe < Fe < Al$$

散射强度的关系为：

$$Al < Al+Fe < Al+Pb < Al+Pb \text{ 玻璃} < Fe < Pb \text{ 玻璃} < Pb$$

从 X 射线防护的角度出发，要求屏蔽材料穿透率越小越好，反向散射越低越好。从以上关系可以看出，依据防穿透力，在单一材料中，铅最好，铝最差；依据防反向散射强度，铝最好，铅最差。复合材料比单一材料好，其中，铝铅最好，其次是铅铁复合材料。

表 6-18　不同屏蔽材料的铅当量

材料及密度 /(g·cm⁻³)	管电压 /kV	铅当量/mm							
		1	2	3	4	6	8	10	15
重晶石 3.2	150	10	21	35	50				
	200	14	30	45	60				
	300	14	27	40	50	70	90	120	
	400	13	24	35	45	65	80	100	140
钡水泥 2.7	150	17	38	65	90				
	200	22	50	75	100				
	300	22	42	60	75	105	135	165	
	400	18	36	50	60	85	110	130	185
混凝土 2.2	150	85	160	230	295				
	200	80	150	210	275				
	300	60	95	125	150	210	260	300	
	400	50	75	100	120	150	185	260	300
红砖 1.9	150	110	200	280	370				
	200	100	190	270	350				
	300	85	140	170	210	280	340	400	
	400	80	110	140	160	210	260	300	400
黄砖 1.6	150	130	240	340					
	200	130	240	340	430				
	300	120	190	240	290	380	460	550	
	400	90	190	160	180	240	290	340	450
熔渣砖 1.2	150	140	250	350					
	200	150	270	380	490				
	300	120	190	240	290	380	460	550	
	400	110	160	200	180	240	290	340	450
铁 7.8	150	11	25	37	50				
	200	12	27	40	55				
	300	12	20	28	35	48	60	75	
	400	11	18	23	28	38	38	55	75

3. 严防缝隙泄漏

　　直接照射的屏蔽层，不允许有直通缝隙。严格施工，防止出现砖缝。如果出于工艺要求需要设计孔道时，应做成圆弧形、螺旋形、梯形、迷宫形等。

6.3.3　对病人的防护

　　社会公众接受的电离辐照中，除了天然电离辐射外，有 90%来自医疗照射。X 射线诊断是一项重要的医学检查手段，而辐照诊治肿瘤则是一项重要的治疗手段。作用于人体的 X 射线除了 X 射线管窗口定向发出的有用直线射束外，还有 X 射线管非定向发出的无用的泄漏辐射，以及以上两种辐射作用于墙壁、四周物体或机体所产生的散射辐射。表 6-19 列出了诊断用 X 射线机产生的平均照射量率与距离的关系。据国内报道，一次胸部透视局部皮肤照射剂量平均为 0.87R，一次钡透检查腰部皮肤照射剂量均值为 8.2R，胸椎、腰椎照相可达 2R 以上，特殊 X 射线检查，如心血管造影可使局部皮肤照射量达 65R。对于医疗照射，受检者都视为受益，而多数人不计较或不知道在医疗照射中所受照射伴随的危害。工业发达国家，公众所受医疗照射约比发展中国家高 10 倍。全世界因医疗诊断受到的 X 射线照射平均每百万人约 400Sv，相当于人均年剂量当量 0.4mSv。随着放射性诊疗技术的不断发展和广泛应用，推行和加强公众的辐射安全防护、降低受照射剂量是很有实际意义的。

表 6-19　诊断用 X 射线机产生的平均照射量率　　　　　*R*/100mA·s

测量点与 X 射线源距离/cm	管电压（峰值）/kV						
	50	60	70	80	90	100	125
30	1.8	2.8	4.2	5.8	8.0	9.8	15.2
46	0.8	1.3	1.8	2.5	3.4	4.2	6.7
61	0.4	0.7	1.1	1.4	1.9	2.3	3.8
100	0.2	0.3	0.4	0.5	0.7	0.9	1.4
137	0.1	0.1	0.2	0.3	0.4	0.5	0.7
183	0.1	0.1	0.1	0.2	0.2	0.3	0.4

1．X 射线诊断的正当化和最优化原则

在临床医学上，电离辐射有两个主要用途：一是用以诊断疾病，二是用以治疗疾病。对公众而言，X 射线已成为一种重要的诊断检查手段，其作用大，应用面广，是医疗照射的防护重点。

X 射线用于诊断应遵循正当化和最优化原则。所谓正当化，就是要权衡 X 射线检查的利弊，应当使受检者在 X 射线诊断中获得纯利益，否则就不应当进行这种检查。而最优化则是使受检者避免一切不必要的照射，也就是在 X 射线诊断中采用最佳的照射条件，既获得满意的影像资料，又尽可能降低照射剂量。

开具 X 射线检查申请单的建议医生和实施检查的放射科医生对贯彻正当化和最优化原则负有重要的责任，必须精通业务，尽职尽责，尽量减少不必要的 X 射线检查。在没有特殊指征的情况下，不应当首先使用 X 射线检查。应减少与疾病无直接关系的 X 射线检查，如减少特定疾病普查中使用的 X 射线检查和用于体格检查的 X 射线照射。还应控制 X 射线检查的频次和每次检查中受检者接受的剂量。

2．减少受检者受照剂量的措施

为减少对受检者的照射剂量，除了对外照射的时间、距离、屏蔽三方面采取措施外，还要对设备、工艺、技术条件和操作人员等采取必要的措施。

（1）配备积分计时器，控制和记录照射时间；

（2）按点源辐照剂量与距离平方成反比关系，控制射线聚焦点与皮肤或与影像感受体（影屏或胶片）之间的距离；

（3）对不该检查的性腺区域、眼晶体及甲状腺体等器官进行屏蔽；

（4）为减少受照面积，减少散射辐射的影响，要控制照射视野，并使用准直射线束，达到切实可行的最小照射视野并准确无误地对准受检部位；

（5）为提高透射比，减小受照剂量并提高影像质量，应采用低原子序数的碳纤维材料制作检查床、滤线栅和胶片盒；

（6）为提高透射比，减小散射辐射的影响，在受检者与感受体之间利用空气间隙取代滤线栅或采用移动缝隙技术；

（7）采用含有稀土、钡、钽等带高效增感屏的 X 线胶片，以减少辐射照射剂量；

（8）为减少没用的低能 X 射线成分以减少皮肤及浅层的吸收剂量，要确保足够的总过滤厚度；

（9）提高操作人员的业务素质和技术水平，减少重复拍片率，使受检者免受二次照射之苦；

（10）确定严格的质量保证计划，以便用最小的代价和使受检者接收最小的辐射剂量来获取最佳的诊断信息。

X 射线具有连续的能谱。X 射线的低能成分（软成分）不能透过人体，几乎全部被肌体的浅层所吸收，对较深部分的器官诊断不起作用。采取适当的过滤片，滤掉 X 射线的软成分，对降低受照剂量很重要。管电压波动过大也会使 X 射线的软成分增多，因此要求管电压稳定。对于一定的管电压有一个最佳的过滤范围。表 6-20 列出了 ICRP 建议的管电压与相应的过滤要求。为了过滤掉 X 射线的软成分，减小表层皮肤的吸收剂量，X 射线机机头窗口必须安装符合要求的永久性的过滤片。每台 X 射线机应设有更换附加过滤板的装置，每个 X 射线管头应配备 0.5mm、1.0mm、2.0mm 铝当量的过滤板各一块。

表 6-20　ICRP 建议的管电压与相应的过滤要求

检 查 类 型	管电压（峰值）/kV	总过滤范围
软组织、小骨头的（无屏）研究	50～70	2～3mm Al
头骨研究、碘对比度、低电压、肺技术	60～90	2～4mm Al
妇产科射线照相	90～120	4mm Al～4mm Al+0.2mm Cu
空气或钡对比度、高电压、肺技术	120～150	4mm Al+0.1～0.2mm Cu

X 射线的穿透本领常用辐射品质这一参量来衡量，用 X 射线的半减弱层厚度来表示，它与管电压、管电压波形、过滤等因素有关。通过过滤可改善 X 射线的质量。随着过滤板厚度的增加，X 射线机的输出功率减小，但有效能量增大，这不但可以提高有用 X 射线的硬度，还可以滤掉对人体有害的软成分。我国医用诊断 X 射线卫生防护规定：X 射线机管头窗口必须装有适当的铝过滤板（表 6-21），透视用 X 射线机的有用射线束进入被检查者皮肤处的空气照射量率不得大于 5 伦/分。摄影用 X 射线机的固有过滤铝当量不得小于规定值。

表 6-21　X 射线机固有过滤片的厚度

管电压/kV	50	50～70	70～100	≥100
铝当量/mm	0.5	1.5	2.0	2.5

3．对 X 射线机的防护

机房内的 X 射线机是发射 X 射线的装置，质量优良的 X 射线机能定向窄束发射有用 X 射线，并尽量减少不必要的泄漏辐射和散射辐射。对 X 射线机的防护同样也是对医患人员的防护，通常采取以下措施。

（1）管套：X 射线管一般为玻璃外壳，外加金属管套，不仅可以保护 X 射线管，还可起定向发射作用，限制向空间其他方向发射。管套要有足够的防护厚度，对于管电压低于 100kV 的诊断机，管套可用 2mm Pb 板和 1mm Fe 板复合制成。

（2）遮光器：遮光器的开关要灵活，光圈开到最大时，射野应在荧光屏范围内，其四周还应留有 1～2cm 宽的无光区。铅门厚度应小于 2mm，最好是多叶式结构，在任何工作位置都应与管球焦点、限光筒、屏中心保持在同一直线上。

（3）限光筒：限光筒起准直和定向发射作用，一般可用 0.5～1mm 铅皮与 1mm 铝板复合制成，末端有用射线束直径不得超过 70mm。

（4）过滤板：过滤板包括永久性过滤片和附加过滤片。通过过滤，减少无用的低能成分，以利于选用合适的辐射品质，并降低皮肤及浅层的吸收剂量。

（5）荧光屏：荧光屏应使用高效磷光材料的增感屏，并应有足够的铅当量。

习　题　6

1. 填空题

（1）累积因子是描述（　　）对衰减影响的物理量。

（2）γ射线的能量越低，吸收介质原子序数越低，散射越（　　），累积因子越（　　）。

（3）在防护设计中，如不考虑累积因子，算出的屏蔽厚度将（　　）实际需要的厚度。

（4）X 射线诊断或治疗的患者除受定向有用射线来照射外，还受（　　）和（　　）的照射。

（5）单一材料中，防穿透性好的材料是（　　），差的是（　　）；防散射好的材料是（　　），差的是（　　）。

（6）剂量减弱倍数 K 和剂量减弱系数 f 具有（　　）的关系。

（7）电子电荷的国际单位为（　　），静电单位为（　　），$\bar{E}_\beta = $（　　）$E_{\beta \max}$。

（8）1MeV =（　　）J =（　　）erg。

（9）1伦琴（R）=（　　）库仑/千克（C/kg）。在空气中，1R=（　　）Gy，在组织中，1R=（　　）Gy。

（10）Γ 常数的单位换算是 $R \cdot m^2 / h \cdot Ci$ =（　　）$R \cdot cm^2 / h \cdot mCi$。

2. 设计一个储存 10mCi 的 ^{137}Cs 源铅容器（俗称铅罐），要求离源 1m 处的照射率为 1mR/h，求铅罐的屏蔽厚度。换成同样活度的 ^{60}Co 源情况会怎样？已知在 10 个平均自由程下，各向同性点源的剂量累积因子分别是 $B_{Cs} = 2.6$，$B_{Co} = 4.1$，铅的线衰减系数分别为 $\mu_{Cs} = 1.28cm^{-1}$，$\mu_{Co} = 0.66cm^{-1}$。

3. 活度为 5000Ci 的 ^{60}Co 辐照室，源距墙外表 3m 处的容许照射率为 1mR/h，按 2 倍的安全系数考虑，用减弱倍数方法和半减弱厚度方法求混凝土墙体的厚度。

4. 通过查表和经验公式计算 ^{60}Co 各向同性点源在铅中穿过 4 个平均自由程的累积因子。

5. 用铅作屏蔽材料，若将 ^{137}Cs γ 射线束的强度减弱到初始强度的 1/128，需要几个半减弱层厚度？需要多厚的铅？

6. 将 ^{137}Cs γ 源所产生的剂量减弱 2048 倍，求所需混凝土、铁和铅的防护层厚度。

7. 活度为 5000Ci 的 ^{60}Co 辐照室，放射源储存在水井之下，要求水井表面剂量当量率为 $1 \times 10^{-2} mSv / h$，按 2 倍的安全系数考虑，求水井的深度。

8. 防 γ 射线的屏蔽计算有哪些方法？

9. 试推导外照射防护三项措施的数学关系式。

10. 为什么电离辐射的随机性效应是不可防止的，而非随机效应是可防止的？

第7章　带电粒子的防护

7.1　β射线的屏蔽防护

7.1.1　β射线防护的特点

（1）β射线比α射线具有更大的穿透能力，仅次于γ射线。β射线容易被组织的表层吸收，从而引起组织表层的损伤。

（2）β射线与物质相互作用时，除了电离激发，还产生轫致辐射。轫致辐射的强度与β射线的能量、屏蔽材料的有效原子序数有关；轫致辐射的最大能量近似等于初级β粒子的最大能量。所以防护β射线虽然较为简单，但必须考虑双层屏蔽。第一层用低原子序数的材料屏蔽β射线，常用材料有烯基塑料、有机玻璃和铝等；第二层用高原子序数的材料屏蔽轫致辐射，常用材料有生铁、钢板和铅板等。

7.1.2　β射线的屏蔽计算

β射线所需的屏蔽厚度一般应等于β射线在物质中的最大射程，β射线在物质中的最大射程通常采用经验公式法和查图法求出。

1. β射线在铝中最大射程的经验公式

在第 1 章中，我们已经讨论过β射线与物质的相互作用及其在物质中的射程问题，进行屏蔽计算时，利用经验公式是常用的方案。对于金属材料铝，β射线的最大射程 R_β（g/cm²）与最大能量 $E_{\beta max}$（MeV）之间的一些经验公式如下。

当 $E_{\beta max} < 0.15\text{MeV}$ 时，能被不到 30cm 的空气所吸收，可不必屏蔽。

当 $E_{\beta max} < 0.2\text{MeV}$ 时，

$$\begin{cases} R_\beta = 0.685 E_{\beta max}^{1.67} \\ E_{\beta max} = 1.253 R_\beta^{0.599} \end{cases} \tag{7.1}$$

当 $0.15\text{MeV} < E_{\beta max} < 0.8\text{MeV}$ 时，

$$\begin{cases} R_\beta = 0.407 E_{\beta max}^{1.38} \\ E_{\beta max} = 1.92 R_\beta^{0.725} \\ 0.03\text{g/cm}^2 < R_\beta < 0.3\text{g/cm}^2 \end{cases} \tag{7.2}$$

当 $0.8\text{MeV} < E_{\beta max} < 3\text{MeV}$ 时，

$$\begin{cases} R_\beta = 0.543 E_{\beta max} - 0.16 \\ E_{\beta max} = 1.84 R_\beta + 0.294 \end{cases} \tag{7.3}$$

以上为经验公式，实际使用中，在β射线最大能量的重叠区域，不同公式得到的结果差别不大。对于最大能量 $E_{\beta max} < 2.5 MeV$ 的β射线，有时也用式（7.4）统一计算：

$$R_\beta = 0.412 E_{\beta max}^{(1.265-0.094 \ln E_{\beta max})} \tag{7.4}$$

对于其他材料，可利用在铝中的最大射程加以换算。不同能量的β射线在铝、组织或水、空气中的射程有专门的数据供查找，如表 7-1 所示。

表 7-1 β粒子的最大射程 $R_{\beta max}$

β粒子的最大能量 $E_{\beta max}$ /MeV	铝		组织或水 $R_{\beta max}$ /mm	空气 $R_{\beta max}$ /cm
	$R_{\beta max}$ /(mg/cm²)	$R_{\beta max}$ /mm		
0.01	0.16	0.0006	0.002	0.13
0.02	0.70	0.0026	0.008	0.52
0.03	1.5	0.056	0.018	1.12
0.04	2.6	0.096	0.030	1.94
0.05	3.9	0.0144	0.046	2.94
0.06	5.4	0.0200	0.063	4.03
0.07	7.1	0.0263	0.083	5.29
0.08	9.3	0.0344	0.109	6.93
0.09	11	0.0407	0.129	8.20
0.1	14	0.0500	0.158	10.1
0.2	42	0.155	0.491	31.3
0.3	76	0.281	0.889	56.7
0.4	115	0.426	1.35	85.7
0.5	160	0.593	1.87	119
0.6	220	0.778	2.46	157
0.7	250	0.926	2.92	186
0.8	310	1.15	3.63	231
0.9	350	1.30	4.10	261
1.0	410	1.52	4.80	306
1.25	540	2.02	6.32	406
1.50	670	2.47	7.80	494
1.75	800	3.01	9.50	610
2.0	950	3.51	11.1	710
2.5	1220	4.52	14.3	910
3.0	1500	5.50	17.4	1100
3.5	1750	6.48	20.4	1300
4.0	2000	7.46	23.6	1500
4.5	2280	8.44	26.7	1700
5	2540	9.42	29.8	1900
6	3080	11.4	36.0	2300
7	3600	13.3	42.2	2700
8	4140	15.3	48.4	3100
9	4650	17.3	54.6	3500
10	5200	19.2	60.8	3900
12	6250	23.2	73.2	4700
14	7300	27.1	85.6	5400
16	8400	31.0	98.0	6200
18	9500	35.0	110	7000
20	10500	39.0	123	7800

　　各种能量的β射线在水、有机玻璃、混凝土、玻璃、铝、铁、铜、铅等材料中的最大射程也可在一些手册中查到，如：Barrall R. C.，Radiation Protection Manual。

2. 射程换算

　　若已知β射线在某材料 b 中的射程 R_b，可根据射程换算关系求出在另一种材料 a 中的射程 R_a：

$$R_a = \frac{\left(\dfrac{Z}{M}\right)_b \rho_b R_b}{\left(\dfrac{Z}{M}\right)_a \cdot \rho_a} \tag{7.5}$$

式中，$(Z/M)_b$ 为已知射程 R_b 的材料 b 的原子序数与其原子量之比；$(Z/M)_a$ 为所求射程 R_a 的材料 a 的原子序数与其原子量之比；ρ_b、ρ_a 分别为材料 b 和 a 的密度。

　　对多数材料，特别是原子序数小的材料，Z/M 大致相等时（约为 1/2），式（7.5）可简化为

$$R_a = \frac{R_b \rho_b}{\rho_a} \tag{7.6}$$

　　对于化合物或混合物，式（7.6）中的原子序数和原子量应采用该材料的有效原子序数和有效原子量进行计算。

　　对于某种混合物（或化合物），如果它与光子的相互作用和具有某一原子序数的单一元素物质与光子的相互作用效果相同，则将该元素的原子序数称为原混合物（或化合物）的有效原子序数。

　　混合物（或化合物）的有效原子序数 Z_{eff} 也可用式（7.7）计算：

$$Z_{eff} = \frac{\sum C_i Z_i^2}{\sum C_i Z_i} \tag{7.7}$$

式中，Z_i 为非单质材料组成中第 i 种元素的原子序数；C_i 为单位体积中非单质材料组成中第 i 种元素的原子数占总原子数的百分数，并有 $\sum C_i = 1$。

　　如果 C_i 用第 i 种元素的电子数占总电子数的百分数，有效原子序数还可用另外一个经验公式表示为

$$Z_{eff} = \left(\sum C_i Z_i^{2.94}\right)^{\frac{1}{2.94}} \tag{7.8}$$

　　如果某种混合物（或化合物）对带电粒子的阻止本领和具有这一原子量的单一元素物质对带电粒子的阻止本领相同，则将这种元素的原子量称为该混合物（或化合物）的有效原子量。

　　混合物（或化合物）的有效原子量 M_{eff}（或 A_{eff}）可按式（7.9）计算：

$$\sqrt{M_{eff}} = \frac{\sum C_i M_i}{\sum C_i \sqrt{M_i}} \quad 或 \quad M_{eff} = \left(\frac{\sum C_i M_i}{\sum C_i \sqrt{M_i}}\right)^2 \tag{7.9}$$

式中，M_i 为非单质材料组成中第 i 种元素的原子量；C_i 为单位体积中非单质材料组成中第 i 种

元素的原子数占总原子数的百分数，并有 $\sum C_i = 1$。

表 7-2 所示为常用防护材料的密度。表 7-3 所示为常见物质的有效原子序数。

表 7-2　β 射线常用防护材料的密度　g/cm³

防护材料	密度	防护材料	密度	防护材料	密度
铝	2.7	铁（钢）	7.1~7.9	铜	8.9
混凝土	2.2~2.35	皮肤	0.85~1	铅	11.34
纸	0.7~1.1	骨	1.8~2.1	玻璃	2.4~2.6
空气	0.001 293	有机玻璃	1.18	石墨	2.3
石英	2.21	橡皮	0.91~0.93	硬橡皮	1.8
塑料	1.4	硅	2.3	铅玻璃	4.77

表 7-3　常见物质的有效原子序数

材料名称	Z_{eff}	材料名称	Z_{eff}
空气	7.36	氩	18
水	6.60	甲烷	4
肌肉	6.25	铍	4
脂肪	5.92	钙	20
骨骼	8.74	普通玻璃	10.6
有机玻璃	6.3	铝	13
聚氯乙烯塑料	11.37	铜	29
聚苯乙烯塑料	5.29	铁	26
聚四氟乙烯	8.25	混凝土	14
碳	6.00	砖	14
蒽	5.47	甲基-异丁烯盐	5.83
乙烷	4.33		

【例 7.1】 对于活度为 $100\ mCi$（$3.7 \times 10^9\ Bq$）的 β 源，其最大能量 $E_{\beta max} = 1.709\ MeV$，如果用有机玻璃（$C_5H_8O_2$）作第一屏蔽层，计算其有效原子序数及有效原子量，并求出其屏蔽厚度。

解：首先计算 β 射线在铝中的射程。根据 β 射线的最大能量 $E_{\beta max} = 1.709\ MeV$，按式（7.3）则得

$$R_{Al} = 0.543 E_{\beta max} - 0.16 = 0.543 \times 1.709 - 0.16 = 0.77\ g/cm2$$

有机玻璃的分子式为 $C_5H_8O_2$，总原子数为 15，由表 7-2 查得 $\rho_o = 1.18 g/cm^3$。由式（7.7）可计算出其等效原子序数 Z_{eff} 为

$$Z_{eff} = \frac{\sum C_i Z_i^2}{\sum C_i Z_i} = \frac{\frac{5}{15} \times 6^2 + \frac{8}{15} \times 1^2 + \frac{2}{15} \cdot 8^2}{\frac{5}{15} \times 6 + \frac{8}{15} \times 1 + \frac{2}{15} \times 8} = 5.85$$

由式（7.9）可计算出其有效原子量 M_{eff}：

$$M_{eff} = \frac{\left(\sum C_i M_i\right)^2}{\left(\sum C_i \sqrt{M_i}\right)^2} = \frac{\left(\frac{5}{15} \times 12 + \frac{8}{15} \times 1 + \frac{2}{15} \times 16\right)^2}{\left(\frac{5}{15} \times \sqrt{12} + \frac{8}{15} \times \sqrt{1} + \frac{2}{15} \times \sqrt{16}\right)^2} = 9$$

对于铝 $\rho_{Al} = 2.7 g/cm^3$，$Z_{Al} = 13.0$，$M_{Al} = 25.98$，代入式（7.5）可求出 β 射线在有机玻璃中的最大射程 R_0：

$$\left(\rho R\right)_0 = \frac{\left(\frac{Z}{M}\right)_{Al}}{\left(\frac{Z}{M}\right)_0} \cdot \left(\rho R\right)_{Al} = \frac{\left(\frac{13}{25.98}\right)}{\left(\frac{5.85}{9}\right)} \cdot 0.77 = 0.59 \text{g/cm}^2$$

式中计算的射程单位为 g/cm²，即质量厚度。换算成线厚度为

$$R_0 = \frac{0.59}{\rho_0} = 0.5 \text{cm}$$

从计算结果可以看出，用 0.5cm 厚的有机玻璃就足以屏蔽掉 1.7 MeV 的 β 射线。

7.1.3 韧致辐射的屏蔽计算

β 射线产生的韧致辐射谱是一种连续分布谱。直接利用韧致辐射谱进行屏蔽计算相当复杂，一般很少采用，常采用偏安全的简单估算方法，足以能满足辐射防护的要求。

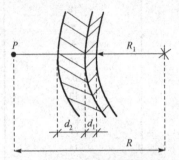

图 7-1　韧致辐射防护示意图

假设 β 源的活度为 A，β 射线穿过厚度为 R_1 的空气层后，被厚度为 d_1 的第一屏蔽层屏蔽，所形成的韧致辐射用厚度为 d_2 的第二屏蔽层加以屏蔽，如图 7-1 所示。对于与点源距离为 R 的 P 点，考虑到由于空气的吸收而引起 β 射线强度的减弱，则在 P 点处韧致辐射的注量率 φ 为

$$\varphi = \frac{A}{4\pi R^2} \cdot F e^{-\mu R_1} \tag{7.10}$$

式中，F 为 β 射线在第一屏蔽层吸收时产生韧致辐射的份额；μ 为 β 射线在空气中的线衰减系数，单位为 cm⁻¹。

β 谱的峰值位于最大能量（$E_{\beta max}$）的 1/3 处，为计算方便取 $E_{\beta max} = 3\bar{E}_\beta$，对于原子序数为 Z 的屏蔽材料韧致辐射的份额 F 可表示为

$$F \approx 3.33 \times 10^{-4} E_{\beta max} Z \approx 10^{-3} \bar{E}_\beta Z \tag{7.11}$$

β 射线的线衰减系数 μ 可表示为

$$\mu = 20\rho / E_{\beta max}^{1.54} \tag{7.12}$$

式中，ρ 为物质的密度，单位为 g/cm³；μ 的单位为 cm⁻¹，$E_{\beta max}$ 的单位为 MeV。该式不仅适用于空气，而且也适用于肌肉组织、水、塑料等组织等效材料。该式的计算值与实验值在 10% 的误差范围内相符合。

韧致辐射的平均能量约等于 $\bar{E}_\beta$，若忽略 β 射线与空气和源自身相互作用产生的韧致辐射，则韧致辐射产生的吸收剂量率 $\dot{D}$ 为

$$\dot{D} = 4.59 \times 10^{-8} AZ (\mu_{en}/\rho)_a (\bar{E}_\beta / R)^2 e^{-\mu R_1} \tag{7.13}$$

式中，$\dot{D}$ 为 β 射线被第一屏蔽层吸收后产生的韧致辐射在离源 R（cm）处的空气中产生的吸收剂量率，单位为毫戈/小时（mGy/h）；$(\mu_{en}/\rho)_a$ 为能量等于 $\bar{E}_\beta$ 的 γ 光子在空气中的质能吸收系数，单位是 cm²/g；A 的单位取 Bq；$\bar{E}_\beta$ 的单位取 MeV；长度单位取 cm。

由式（7.13）求出 P 点的吸收剂量 $\dot{D}$ 之后，再用类似于求 γ 射线屏蔽厚度的方法，就可求出屏蔽韧致辐射第二层所需材料的厚度。

【例 7.2】　放射化学实验室欲设计一个操作β射线的手套箱，如果一次操作量的上限可达 $1.85 \times 10^{11} \mathrm{Bq}$，$E_{\beta\max} = 2.18\,\mathrm{MeV}$，操作时β源与箱外表面距离为 40cm，箱内空气层厚度 $R_1 = 20\,\mathrm{cm}$，若箱体外容许的吸收剂量率为 $\dot{D}_0 = 2.5 \times 10^{-2}\,\mathrm{mGy/h}$，考虑 2 倍的安全系数，应如何设计箱体？所用材料的厚度是多少？

解：箱体用双层屏蔽，内层用有机玻璃吸收β射线，外层用铸铁或铅屏蔽轫致辐射。有机玻璃屏蔽层厚度可参照例 7.1 进行计算，大约为 0.9cm，取作 1cm 厚。

箱外表的轫致辐射剂量率按式（7.13）计算：

$$\overline{E_\beta} = \frac{E_{\beta\max}}{3} = \frac{2.18}{3} = 0.73\,\mathrm{MeV}$$

由式（7.12）计算出空气的线衰减系数：

$$\mu_{\mathrm{a}} = \frac{20 \times 0.001\,293}{2.18^{1.54}} = \frac{0.2586}{3.3206} = 7.788 \times 10^{-3}\,\mathrm{cm}^{-1}$$

$A = 1.85 \times 10^{11}\,\mathrm{Bq}$；　$R_1 = 20\mathrm{cm}$；　$R = 40\mathrm{cm}$；　有机玻璃的有效原子序数 $Z_{\mathrm{eff}} = 6.3$；　查得 $\mu_{\mathrm{en}}/\rho = 2.908 \times 10^{-2}\,\mathrm{cm}^2/\mathrm{g}$（见表 1-2），则有

$$\dot{D} = 4.59 \times 10^{-8} \times 1.85 \times 10^{11} \times 6.3 \times 2.908 \times 10^{-2} \times \left(\frac{0.73}{40}\right)^2 \times \exp(-7.788 \times 10^{-3} \times 20) = 0.45\,\mathrm{mGy/h}$$

计算屏蔽轫致辐射所用材料的厚度，要先计算剂量减弱倍数。箱体外表容许的吸收剂量率为 $\dot{D}_0 = 2.5 \times 10^{-2}\,\mathrm{mGy/h}$，考虑到 2 倍的安全系数，取 $\dot{D}_0 = 1.25 \times 10^{-2}\,\mathrm{mGy/h}$。剂量减弱倍数 $K = \dot{D}/\dot{D}_0 = 0.45/0.0125 = 36$，按此倍数查表，所需铁的屏蔽厚度 $d = 10.5\mathrm{cm}$ 或铅的屏蔽厚度 $d = 4.0\mathrm{cm}$。

7.2　重带电粒子的防护

在辐射防护中，凡是质量大于电子质量的带电粒子统称为重带电粒子，重带电粒子按其来源分为天然的和人工的两大类。

7.2.1　重带电粒子防护的特点

1．天然重带电粒子

非人工方法产生的原子核自发衰变放出的或天然存在的重带电粒子，称作天然重带电粒子，如α放射性核素放出的α粒子，宇宙射线中的π介子、μ子及高能质子等。来自宇宙射线的重带电粒子，其强度很弱，对人体不构成直接危害，来自放射性同位素放出的α粒子对人体的危害不容忽视。重带电粒子辐照主要有以下两个特点。

无外照射危险，但可造成严重的内照射。放射性核素放出的α粒子能量在 3.98MeV（^{232}Th）到 8.08MeV（^{212}Po）之间。因其射程短，可被一张纸或皮肤表层遮挡住，因此不会对机体产生外照射，但是如果通过呼吸系统、消化系统或伤口进入体内，因其比电离大，会造成严重的内照射。

群体反冲现象（Group Recoil Phenomena）。一些放射性核素同时衰变，使子体核聚集在一起，夹带放射性物质从源表面反冲而逸出的现象，称为群体反冲现象。放射性核素发生α衰变时，由于发射的α粒子具有较高的能量，使子体获得一个大小相等、方向相反的反冲动量，发生核反冲。反冲能量的大小与发射的α粒子能量有关：

$$E_{\mathrm{M}} = \frac{m_\alpha E_\alpha}{M}$$

式中，E_{M} 和 E_α 分别代表子体核和发射出的α粒子所具有的动能；M 和 m_α 分别代表子体核和发射出的α粒子的质量。重放射性元素大多数是α衰变体，发射的α粒子能量在 4～8MeV范围内，一些子体核获得很大的反冲动能（约 0.1～0.2MeV），因而，在适当的条件下，获得反冲动能的子体核（也可能具有α放射性）或α放射性核素会挣脱α源表面的束缚，从固体或液体放射源表面群体反冲逸入空间并参与空气分子的热运动。群体反冲的结果使一些放射性物质逸散到空气中而吸附在尘埃上，形成气溶胶；或者降落在实验室的墙壁、仪器设备、台面、地面上造成放射性污染。污染的放射性物质衰变时可能继续发生群体反冲而引起污染继续扩散。^{210}Po、^{239}Pu 等核素都有群体反冲现象，因此，这类放射源必须保存在密闭容器里，操作时必须在密闭的手套箱内进行，并加强对环境和空气中放射性污染的监测。

表 7-4　α粒子在空气、生物组织及铝中的平均射程 R

E_α / MeV	空气 R / cm	生物组织 R / μm	铝 R / μm
4	2.5	31	16
4.5	3.0	37	20
5	3.5	43	23
5.5	4.0	49	26
6	4.6	56	30
6.5	5.2	64	34
7	5.9	72	38
7.5	6.6	81	43
8	7.4	91	48
8.5	8.1	100	53
9	8.9	110	58
9.5	9.8	120	64
10	10.6	130	69

利用放射性核α衰变的反冲现象，可以进行某些核素的分离和制备工作。

2. 人工重带电粒子

利用加速器等设备产生的重带电粒子，称为人工重带电粒子。按粒子的能量可分为低能、中能及高能重带电粒子。动能小于其静能（静能即静止能量，mc^2）的千分之一的粒子称为低能重带电粒子，如 1MeV 以下的质子。动能大于其静能的粒子称为高能重带电粒子，如 1GeV 的质子、100MeV 以上的μ子等。

低能重带电粒子一般是指在低能加速器中被加速的轰击粒子，如氘核。氘核处于密闭的真空加速系统中，所以没有直接外照射的危险；但是氘核在被加速过程中产生的次级电子受到反向加速，打在加速管或引出电极上会产生较强的轫致辐射。被加速的氘核轰击靶时会产生很强的中子。因此，对这类低能重带电粒子的防护主要是次生的 X 射线和中子。

高能重带电粒子主要是在高能加速器中或进行高能核反应过程中产生的。用高能加速器可产生上百 GeV 的质子，进行高能核反应时，除产生高能的质子、中子和 γ 射线外，还能产生强度高、穿透力较强的 π 介子、μ 子等。因此，对高能重带电粒子的防护实际上主要是对高能加速器的防护。

7.2.2　屏蔽防护计算

防护重带电粒子所需的屏蔽层厚度实际上就是重带电粒子在屏蔽材料中的射程。

由于阻止本领是带电粒子通过物质时在单位路程上损失的能量，因此，阻止本领的倒数表示的是带电粒子在物质中损失单位能量所经过的路程。将带电粒子阻止本领的倒数对带电粒子能量积分，就可求出它在物质中的射程。由于不同能量的粒子，能量损失的机制不同，所以用阻止本领计算射程应分段计算或修正：

$$R_0 = \int_{E_1}^{E_0} \left(\frac{\mathrm{d}E}{\mathrm{d}L} \right)^{-1} \mathrm{d}E + R_1(E_1) \tag{7.14}$$

式中，第一项表示带电粒子的能量从最大值 E_0 降低到低能 E_1 时的平均射程，第二项表示带电粒子能量降至 E_1 后在物质中的剩余射程，可通过经验公式进行估算。R_0 称为连续慢化近似射程或平均射程，表 7-5 列出了不同能量的质子在铍、石墨、水、铝、铜、银、铅等材料中的连续慢化近似射程 R_0。表中给出的质子的能量范围很宽，从低能到高能（1～1000MeV）。

表 7-5　质子在不同材料中的连续慢化近似射程 R_0

E/MeV	R_0/(mg/cm²)						
	Be	石墨	水	Al	Cu	Ag	Pb
1.0	0.0029	0.0039	0.0039	0.0042	0.0061	0.0080	0.0116
1.2	0.0039	0.0048	0.0046	0.0054	0.0078	0.0102	0.0149
1.4	0.0049	0.0059	0.0055	0.0068	0.0098	0.0127	0.0185
1.6	0.0061	0.0070	0.0065	0.0082	0.0119	0.0154	0.0224
1.8	0.0075	0.0083	0.0076	0.0099	0.0141	0.0183	0.0265
2.0	0.0089	0.0097	0.0088	0.116	0.0165	0.0213	0.0308
2.2	0.0104	0.0111	0.0101	0.0135	0.0191	0.0246	0.0354
2.4	0.0121	0.0127	0.0114	0.0155	0.0218	0.0280	0.0402
2.6	0.0139	0.0144	0.0129	0.0176	0.0247	0.0316	0.0453
2.8	0.0157	0.0161	0.0144	0.0198	0.0277	0.0353	0.0506
3.0	0.0177	0.0180	0.0160	0.0222	0.0308	0.0392	0.0560
3.2	0.0198	0.0200	0.0177	0.0246	0.0341	0.0433	0.0617
3.4	0.0220	0.0220	0.0195	0.0272	0.0375	0.0475	0.0675
3.6	0.0243	0.0242	0.0213	0.0299	0.0411	0.0519	0.0736
3.8	0.0266	0.0264	0.0233	0.0327	0.0447	0.0564	0.0799
4.0	0.0291	0.0287	0.0253	0.0356	0.0486	0.0611	0.0863

续表

E/MeV	$R_0/$ (mg/cm^2)						
	Be	石墨	水	Al	Cu	Ag	Pb
4.2	0.0317	0.0312	0.0274	0.0386	0.0525	0.0659	0.0929
4.4	0.0344	0.0337	0.0296	0.0418	0.0566	0.0708	0.0993
4.6	0.0372	0.0363	0.0319	0.0450	0.0608	0.0760	0.1068
4.8	0.0401	0.0390	0.0342	0.0483	0.0651	0.0812	0.1139
5.0	0.0431	0.0418	0.0367	0.0518	0.0696	0.0866	0.1213
6	0.0594	0.0570	0.0499	0.0705	0.0937	0.1156	0.1606
7	0.0781	0.0744	0.0650	0.0918	0.1208	0.1481	0.2042
8	0.0991	0.0938	0.0820	0.1155	0.1507	0.1837	0.2517
9	0.1223	0.1153	0.1008	0.1415	0.1835	0.2226	0.3031
10	0.1478	0.1388	0.1213	0.1699	0.2190	0.2645	0.3583
11	0.1753	0.1643	0.1435	0.2006	0.2572	0.3094	0.4172
12	0.2050	0.1916	0.1675	0.2334	0.2980	0.3573	0.4797
13	0.2368	0.2209	0.1931	0.2585	0.3414	0.4081	0.5457
14	0.2707	0.2521	0.2203	0.3058	0.3874	0.4617	0.6151
15	0.3066	0.2852	0.2492	0.3451	0.4358	0.5181	0.6880
16	0.3445	0.3200	0.2798	0.3866	0.4867	0.5773	0.7642
17	0.3844	0.3567	0.3119	0.4302	0.5401	0.06392	0.8437
18	0.4262	0.3952	0.3455	0.4758	0.5968	0.7038	0.9265
19	0.4700	0.4354	0.3808	0.5235	0.6539	0.7710	1.0125
20	0.5158	0.4774	0.4176	0.5731	0.7144	0.8409	1.1016
22	0.0630	0.5666	0.4957	0.6784	0.8423	0.9884	1.2892
24	0.7177	0.6627	0.5799	0.7915	0.3794	1.1460	1.4891
26	0.8298	0.7655	0.6700	0.9123	1.1253	1.3135	1.7011
28	0.9492	0.8749	0.7660	1.0407	1.2800	1.4909	1.9247
30	1.0758	0.9908	0.8677	1.1764	1.4434	1.6778	2.1600
30	1.076	0.991	0.868	1.176	1.443	1.678	2.160
32	1.209	1.113	0.975	1.320	1.615	1.874	2.407
34	1.350	1.242	1.088	1.470	1.795	2.080	2.664
35	1.497	1.377	1.206	1.627	1.984	2.295	2.933
38	1.652	1.518	1.330	1.792	2.180	2.518	3.213
40	1.813	1.665	1.459	1.963	2.385	2.751	3.503
42	1.980	1.818	1.594	2.141	2.598	2.993	3.804
44	2.154	1.977	1.734	2.326	2.818	3.243	4.115
46	2.335	2.143	1.879	2.518	3.046	3.501	4.436
48	2.522	2.314	2.029	2.716	3.281	3.769	4.767
50	2.715	2.490	2.184	2.921	3.524	4.044	5.109
55	3.226	2.957	2.594	3.461	4.165	4.769	6.005
60	3.775	3.458	3.035	4.041	4.850	5.543	6.961
65	4.361	3.993	3.505	4.659	5.580	6.367	7.976
70	4.984	4.561	4.005	5.314	6.352	7.238	9.046
75	5.642	5.161	4.533	6.006	7.16	8.155	10.173

E/MeV	$R_0/(mg/cm^2)$						
	Be	石墨	水	Al	Cu	Ag	Pb
80	6.334	5.793	5.089	6.733	8.022	9.117	11.352
85	7.061	6.456	5.673	7.496	8.917	10.124	12.585
90	7.822	7.149	6.283	8.292	9.852	11.174	13.868
95	8.615	7.872	6.919	9.122	10.825	12.266	15.202
100	9.440	8.624	7.581	9.985	11.835	13.400	16.585
110	11.183	10.213	8.980	11.806	13.965	15.787	19.494
120	13.048	11.911	10.476	13.750	16.236	18.330	22.587
130	15.028	13.715	12.065	15.813	18.642	21.022	25.856
140	17.120	15.620	13.744	17.990	21.179	23.857	29.295
150	19.321	17.623	15.510	20.278	23.841	26.830	32.898
160	21.626	19.721	17.359	22.671	26.624	29.936	36.657
170	24.032	21.910	19.289	25.167	29.524	33.171	40.568
180	26.535	24.187	21.298	27.762	32.537	36.529	44.625
190	29.132	26.550	23.381	30.453	35.658	40.007	48.822
200	31.820	28.996	25.538	33.236	38.885	43.599	53.155
210	34.597	31.521	27.766	36.109	42.213	47.304	57.620
220	37.458	34.123	30.062	39.068	45.640	51.116	62.211
230	40.403	36.801	32.424	42.111	49.161	55.032	66.925
240	43.428	39.551	34.851	45.235	52.775	59.049	71.758
250	46.530	42.371	37.340	48.437	56.478	63.163	76.705
260	49.708	45.260	39.889	51.716	60.267	67.372	81.763
270	52.959	48.215	42.497	55.069	64.139	71.673	86.928
280	56.280	51.234	45.162	58.493	68.093	76.062	92.197
290	59.671	54.315	47.882	61.987	72.125	80.537	97.567
300	63.128	57.457	50.656	65.548	76.234	85.096	103.035
300	63.13	57.46	50.66	65.55	76.23	85.10	103.04
320	70.24	63.91	56.36	72.86	84.67	94.45	114.25
340	77.59	70.59	62.26	80.43	93.38	104.11	125.82
360	85.17	77.48	68.34	88.22	102.36	114.06	137.73
380	92.97	84.57	74.60	96.24	111.59	124.28	149.95
400	100.98	91.84	81.02	104.46	121.04	134.75	162.46
420	109.18	99.29	87.60	112.88	130.72	145.46	175.26
440	117.57	106.90	94.33	121.48	140.61	156.39	188.32
460	126.13	114.68	101.20	130.26	150.69	167.55	201.63
480	134.86	122.60	108.20	139.21	160.96	178.90	215.17
500	143.75	130.67	115.33	148.31	171.41	190.45	228.94
520	152.79	138.88	122.58	157.56	182.02	202.18	242.91
540	161.97	147.21	129.95	166.95	192.80	214.08	257.09
560	171.29	155.66	131.42	176.48	203.72	226.14	271.45
580	180.73	164.23	145.00	186.14	214.79	238.36	285.99
600	190.30	172.91	152.67	195.92	225.99	250.72	300.70

E/MeV	R_0/(mg/cm^2)						
	Be	石墨	水	Al	Cu	Ag	Pb
620	199.98	181.70	160.44	205.81	237.32	263.22	315.57
640	209.77	190.58	168.30	215.81	248.77	275.85	330.59
660	219.67	199.56	176.24	225.92	260.33	288.61	345.76
680	229.67	208.63	184.26	236.13	272.01	301.49	361.06
700	239.77	217.79	192.36	246.43	283.79	314.48	376.49
720	249.95	227.03	200.53	256.82	295.67	327.58	392.04
740	260.23	236.35	208.77	267.29	307.65	340.78	407.71
760	270.59	245.74	217.08	277.85	319.72	354.07	423.49
780	281.02	255.21	225.45	288.49	331.87	367.46	439.37
800	291.53	264.74	233.88	299.20	344.10	380.94	455.35
820	302.12	274.33	242.38	309.98	356.41	394.50	471.43
840	312.77	283.99	250.92	320.83	368.80	408.14	487.60
860	323.49	293.71	259.52	331.74	381.25	421.85	503.85
880	334.27	303.49	268.17	342.71	393.77	435.63	520.18
900	345.12	313.32	276.87	353.74	406.36	449.49	536.59
920	356.02	323.20	285.61	364.83	419.01	463.40	553.07
940	366.97	333.13	294.40	375.97	431.71	477.38	569.62
960	377.98	343.10	303.23	387.16	444.47	491.42	586.24
980	389.03	353.13	312.10	398.40	457.28	505.52	602.92
1000	400.14	363.19	321.01	409.68	470.15	519.66	619.66

注：用在水中的射程代替在肌肉和有机玻璃中的射程，误差在 2%以内。

利用射程的换算关系和质子的连续慢化近似射程可求出其他重带电粒子的射程。

假设重带电粒子的质量为 M、电荷数为 z、速度与质子的速度相同，则其射程 R 与质子的连续慢化近似射程 R_0 的关系为

$$R = \frac{1}{z^2} \cdot \frac{M}{M_p} \cdot R_0 \tag{7.15}$$

式中，R——重带电粒子在材料中的连续慢化近似射程或平均射程；

　　　R_0——与重带电粒子具有相同速度的质子的连续慢化近似射程；

　　　M——重带电粒子的质量；

　　　M_p——质子的质量；

　　　z——重带电粒子的电荷数。

【例 7.3】 计算能量为 100MeV 的 μ 子在水中的射程。

解： 对 μ 子，$z=1$，$M=206.9m_e$，$M_p=1836.12m_e$，$M/M_p=0.112683$，当质子和 100MeV 的 μ 子具有相同速度时，其能量

$$E_p = \frac{E \cdot M_p}{M} = \frac{100}{0.112683} = 887.4 \text{MeV}$$

查表 7-4 可得质子在水中的连续慢化近似射程 $R_0 = 271.39\text{mg/cm}^2$，则 μ 子在水中的射程 R 为

$$R = \frac{1}{z^2} \cdot \frac{M}{M_\text{p}} \cdot R_0 = 1 \times 0.112683 \times 271.39 = 30.58\text{mg/cm}^2$$

习　题　7

1. 一束注量率为 $\varphi_0 = 3 \times 10^8$ 粒子/米$^2\cdot$秒的β射线，通过厚度为 25mg/cm^2 的铝箔后，注量率为 $\varphi = 1 \times 10^8$ 粒子/米$^2\cdot$秒，求β射线的能量（先求线衰减系数）。

2. 操作 3.7×10^9 Bq 的 ^{32}P　β放射源，在离源 30cm 处用 1cm 厚的有机玻璃屏蔽，求它在屏蔽层后面 10cm 处的吸收剂量率。若将 ^{32}P 换成 ^{85}Kr，结果如何？已知 ^{32}P 的 $E_{\beta\text{max}} = 1.72\text{MeV}$，^{85}Kr 的 $E_{\beta\text{max}} = 0.687\text{MeV}$。

3. ^{147}Pm 发射的β射线的最大能量为 $E_{\beta\text{max}} = 0.225\text{MeV}$，求它在空气中的射程和平均比电离。若将 ^{147}Pm 换成 ^{56}Mn（$E_{\beta\text{max}} = 2.86\text{MeV}$），结果如何？

4. ^{239}Pu 放出能量 $E_\alpha = 5.155\text{MeV}$ 的 α 粒子，求它在空气和水中的射程。

5. 用能量为 $E_\pi = 100\text{MeV}$ 的 π 介子进行医疗照射，求它在软组织中的射程及保护临近组织的铅屏蔽厚度。

6. 若 ^{32}P 的活度为 3.7×10^{10}Bq，要求离源 40cm 处的吸收剂量率为 $1.25 \times 10^{-3}\text{mGy/h}$，需加多厚的铅玻璃屏蔽？

7. β射线和重带电粒子的防护各有什么特点？

第8章 中子的防护

8.1 概　　述

8.1.1 中子源

产生中子的设备称为中子源（Neutron Source）。大多数中子源都是利用核反应来产生中子的。根据轰击靶核的入射粒子来区分，产生中子的核反应主要有：(α,n) 反应，(p,n) 反应，(d,n) 反应，以及中子引起的 (n,f) 裂变反应，γ射线引起的 (γ,n) 反应等。

根据所产生的中子束流的状况来分，中子源可分为连续通量中子源和脉冲中子源。

根据所产生的中子能量的品质来划分，中子源可分为单能中子源和白光谱中子源两类。

实际应用的中子源装置种类很多，大体可分为三类。

（1）放射性同位素中子源。这类中子源产生中子的弹核由放射性同位素来提供，这类中子源的寿命取决于放射性同位素的半衰期。这类中子源结构简单，但产生的中子束流强度不能太大。超铀元素自发裂变制成的中子源也属此类源，如锎中子源（$^{252}C_f$）。

（2）加速器中子源。这类中子源产生中子的弹核由加速器提供。这类中子源强度高、能量可变、可在广阔能区内获得单能中子、脉冲中子或连续谱中子。当加速器停止运行时，不再产生中子。

（3）反应堆中子源。这类中子源利用重核裂变，在反应堆内形成链式反应，不断产生大量中子。这类中子源的通量大，且有连续的复杂能谱。

描述中子源性能的主要参量为源的强度（单位时间发射的中子数）和能谱（发射中子的能量分布）。在实际应用中，应根据所需中子束流强度和中子的能区来选用合适的中子源。对某些应用还需了解中子的角分布。

中子源已成为一种多用途的科研和生产工具，广泛用在工业、农业、国防、医疗卫生和科学研究等部门。例如，中子活化分析、中子测井、中子照相、中子湿度计、中子辐射育种、中子治癌及新型半导体材料和器件的生产等，都要利用各种类型的中子源。在原子能科学技术中，新型反应堆的建造、反应堆启动、核武器的研制、核物理和堆工研究、放射性同位素生产、防护设备与生物效应研究，以及核物理仪器刻度和教学实验等领域，也都广泛应用中子源。

8.1.2 中子探测器

中子探测器是一种用于测量中子的某个特征量的探测装置，对中子的探测是利用中子探测器中的灵敏物质与中子相互作用产生的直接电离粒子或裂变碎片来实现的。辐射探测器通过测量这些次级粒子来间接探测中子。

中子探测器的种类很多，大多数带电粒子探测器中加入对中子灵敏的物质都可以做成中子探测器。中子探测器的灵敏物质是根据反冲核法、核反应法和核裂变法来选择的。常用的中子灵敏物质有 H、^{3}He、^{6}Li、^{10}B 等轻质重物质及 ^{233}U、^{235}U、^{238}U、^{239}PU、^{233}Th 等裂变物质和它们的化合物。这些灵敏物质可以是构成探测器本身材料的一种，也可以是外加的一种物质。外加物质可以用气体或液体形式充填在探测器内，也可用固体形式覆盖在探测器的某一部分或掺入探测器内。常用的中子探测器有：裂变室，BF$_3$ 正比计数管，衬硼计数管，含有 ^{6}Li、^{10}B 的半导体探测器，含有 ^{6}Li、^{10}B 或 H 的快、慢中子 ZnS 屏，液体或塑料闪烁探测器，玻璃闪烁探测器，自给能探测器和阈探测器等。

中子源的一个重要指标是通量。中子通量测量是用中子灵敏探测器，确定中子场内某点或某一空间的中子通量密度的大小或随空间位置的分布。通量测量可分为绝对测量和相对测量两种，又可分为在线测量和离线测量。中子通量测量所用探测器有：活化探测器，自给能探测器，固体径迹探测器、电离室、裂变室及 BF$_3$ 正比计数管等。其中，活化探测器最为常用，其特点是对中子场扰动小、空间分辨能力高。

在中子防护设计中，常使用阈探测器测量中子注量率。阈探测器是一种用以测量能量超过某一特定值的中子注量率的中子探测器，也称中子活化阈探测器。中子与物质相互作用产生核反应，一般来说，反应截面随中子能量呈现明显的变化。某些核素的核反应截面，当中子能量超过一定的阈值时可能急剧增加，阈能以下反应截面相对较小可忽略不计。利用这一特性，测量一定数量样品中子引起的核反应数目，便可以确定阈能以上中子的注量率。引起核反应所需能量下限值称为探测器的阈。不同物质与中子起核反应所需能量不同。表 8-1 列出了作为阈探测器材料的几种核素与中子作用的阈能及反应类型。利用一组具有不同阈值的材料作为灵敏物质的中子探测器，还可以得出中子在几个能量区段间的注量率分布。

表 8-1　几种核素的反应能及反应类型

核　素	反应能/MeV	反应类型
^{31}P	2.5	(n,p)
^{32}S	2.9	(n,p)
^{58}Ni	5.0	(n,p)
^{27}Al	5.3	(n,p)
^{28}Si	6.1	(n,p)
^{24}Mg	6.3	(n,p)
^{27}Al	8.6	(n,p)

8.1.3　中子的辐射损伤

中子辐射损伤主要发生在小当量核武器低空、地面爆炸或加速器、反应堆等中子源偶然事故时。中子辐射损伤多伴有不同程度的 γ 射线损伤。

中子辐射损伤也是通过电离和激发的方式把能量传递给体内的生物分子所致，其损伤性质和规律与 X、γ 射线基本一致，但也有一些特点和不同。不同能量中子的致伤作用不完全一样，在相同的吸收剂量情况下，不同能量中子的品质因数不同，使修正后的剂量当量也不同。中子在体内约有 80%～90% 的能量传给氢而产生反冲质子，反冲质子电离密度大，致伤强且集中，中子穿透力强，会使深部组织致伤。中子作用于机体，还可使体内某些元素变成放射性元素（如 ^{32}P、^{24}Na 等），产生感生放射性。

大部分中子源辐射时都伴随有 γ 射线，因此在防护中子的同时，还要注意防护 γ 射线。

8.2　快中子屏蔽计算的方法

中子是一种穿透力很强的间接电离粒子，它在物质中的减弱是一个复杂的物理过程，因此对它的屏蔽计算较为复杂。中子源发射的中子几乎都是快中子，在屏蔽层中通过弹性散射和非弹性散射而损失能量，最后被物质吸收，同时还放出γ射线。对中子的屏蔽也很复杂，除考虑快中子的减弱过程和吸收过程外，还要考虑对γ射线的屏蔽，因此，对中子的屏蔽通常要采用双层或多层屏蔽。

对于反应堆、高能加速器的中子屏蔽，属于较专门化的领域，需要进行较为复杂的精确计算；对于一般小型同位素中子源、中子发生器等，多采用较简单的计算方法，如以实验为基础的分出截面法、张弛长度法、实验曲线法等。

8.2.1　分出截面

能量大于 1MeV 的快中子的通量密度在屏蔽层内是按指数规律衰减的，即：

$$\phi(d) = \phi_0 e^{-\Sigma_R d} \tag{8.1}$$

式中，ϕ_0 为入射快中子的通量密度，$\phi(d)$ 为经过厚度为 d 的屏蔽层后快中子的通量密度，Σ_R 为衰减常数，也称为该屏蔽层材料的分出截面。分出截面是一个综合性的参数，它与屏蔽材料的快中子非弹性散射截面和宽角弹性散射截面有关。

在用阈探测器测量通过含氢屏蔽层后的快中子注量率时，如果由于散射使快中子的能量降低到了阈值以下，则不能被探测到；如果由于散射使快中子偏离了原来的射束，尽管它仍有可能是快中子，但也不能被探测到。这表明有些中子已从能量高于阈值的群体中被分离出去了。分出截面就是表示中子通过单位厚度的材料时，从高于某一阈能的中子群中分出来而进入较低能量的中子群的概率。因此，可用分出截面来衡量中子的衰减，计算快中子在屏蔽层中的减弱。

分出截面可通过实验测量，也可通过理论计算。表 8-1 所示为通过实验测得的一些屏蔽材料和反应堆材料的分出截面，表中的数据可用于同位素中子源的屏蔽计算，表中还同时给出了张弛长度 λ。

表 8-2　中子屏蔽材料及反应堆材料的中子宏观分出截面

材　　料	宏观分出截面 Σ_R / cm^{-1}	张弛长度 λ / cm
水	0.1030	9.7
铁	0.1576	6.34
普通混凝土	0.0942	10.6
波兰特混凝土	0.0945	10.6
石墨	0.0785	12.7

理论计算分出截面是建立在分出截面与中子能量的关系上的，在应用上会更方便一些，也不受实验条件的限制。对能量为 E（单位为 MeV）的快中子在某一特定材料中的宏观分出截面 $\Sigma_R(E)$ 可用式（8.2）近似计算：

$$\Sigma_R(E) = \Sigma_t - \overline{\cos\theta}\,\Sigma_{es} \tag{8.2}$$

式中， $\varSigma_t$ ——能量为 E 的快中子的宏观总截面，单位为 cm^{-1} ；

$\varSigma_{es}$ ——能量为 E 的快中子的宏观弹性散射截面，单位为 cm^{-1} ；

$\overline{\cos\theta}$ ——宏观弹性散射角余弦的平均值，表示弹性散射角分布中向前散射的部分。

表 8-3 一些元素的微观分出截面（1 靶=$10^{-28}m^2$）

元　素	微观分出截面 σ_R /靶	理论计算值/靶（ $E_n \geqslant 1.4MeV$ ）
Li	1.01	1.03
Be	1.07	1.20
B	0.97	1.12
C	0.81	0.95
O	0.74	0.74
Na	1.26	1.47
Mn	1.29	1.35
Al	1.30	1.42
Si	1.37	1.23
K	1.57	1.54
Ti	1.82	1.62
Cl	1.77	1.98
Fe	1.98	1.87
Ni	1.89	1.84
Cu	2.04	2.04
Zr	2.36	2.43
Nb	2.37	2.30
Mo	2.38	2.85
Ba	2.82	3.14
W	3.36	3.94
Po	3.53	2.63
Bi	3.49	2.62

对核素而言，其微观分出截面常用该核素与中子的反应截面计算，表 8-3 给出了一些元素对中子的分出截面，表 8-3 右列为理论计算的微观分出截面。当原子量 M_A >12 时，裂变中子在材料中的微观分出截面可用下面的经验公式计算：

$$\sigma_R(M_A) = 0.011M_A^{2/3} + 0.56M_A^{1/3} - 0.35 \text{（靶）} \tag{8.3}$$

氢的微观分出截面等于其微观总截面的 0.9 倍，即

$$\sigma_R(H) = 0.9\sigma_H \tag{8.4}$$

式中， $\sigma_R(H)$ 、 σ_H 分别表示屏蔽层中氢的微观分出截面和微观总截面， σ_H 可按下面的经验公式计算：

$$\sigma_H = \frac{10.97}{E_0 + 1.66} \text{（靶）} \tag{8.5}$$

式中， E_0 为中子能量，单位为 MeV。该式在中能及高能区域内 $1.5 \sim 20MeV$ ，计算值的准确度为 2%。

宏观分出截面 Σ_R 与微观分出截面 σ_R 的关系为：Σ_R 等于 σ_R 与单位体积原子数 N 之积，（cm^{-1}），即

$$\Sigma_R = N \cdot \sigma_R = 0.602(\rho / M_A)\sigma_R \tag{8.6}$$

式中，M_A 为核素的摩尔质量（g）；ρ 为物质的密度（g/cm^3）；σ_R 的单位取靶。

如果屏蔽层含有多种元素（混合物/化合物），则总的宏观分出截面等于单位体积各核素宏观分出截面之和，即

$$\Sigma_R = \sum_i 0.602\rho C_i \frac{\sigma_{Ri}}{M_{Ai}} \tag{8.7}$$

式中，ρ 为混合物或/和化合物的密度（g/cm^3）；C_i 为第 i 种核素所占的重量百分比，并且 $\sum_i C_i = 1$；σ_{Ri} 为第 i 种核素的微观分出截面（靶）；M_{Ai} 为第 i 种核素的原子量。

8.2.2 快中子屏蔽计算的分出截面法

1. 快中子在含氢介质中的减弱

当快中子屏蔽材料中的含氢材料与其他重组分均匀混合时，各向同性点源的快中子在屏蔽体中的剂量减弱可用式（8.8）计算：

$$\dot{D}(R) = \frac{S}{4\pi r^2} \cdot f_{DH}(R) \cdot \exp\left[-\sum_i \frac{N_A}{M_{Ai}} \rho_i \sigma_{Ri} R\right] \tag{8.8}$$

式中，r——点源到所考虑点的距离（cm）；

$f_{DH}(R)$——快中子在等效体密度纯氢介质中的剂量减弱函数；

S——源的中子发射率或源强（s^{-1}）；

N_A——阿佛伽德罗常数（$6.02 \times 10^{23} / mol$）；

R——源与探测点间屏蔽体的厚度（cm）；

ρ_i——第 i 种核素的体密度（g/cm^3）。

源和探测点之间含氢介质应达到最小的厚度（R_{min}），才能使介质中的中子谱达到平衡。这个最小的屏蔽厚度一般与入射中子能量（E_0）、所探测的中子能量下限（E_c）及起分出作用的材料有关。对裂变谱中子，当探测下限为 $E_c = 0.33MeV$ 时，含氢介质的最小厚度可按氢的质量厚度为 $4.5 \times 6 \ g/cm^2$ 确定；当 $E_c \geqslant 1MeV$ 时，$R_{min} > 3\lambda$，其中 λ 为张弛长度（中子在介质中的注量率或剂量率减弱到 e 分之一所需的厚度称为张弛长度）。

式（8.8）中的 f_{DH}、σ_{Ri} 值可采用实验测量值，也可采用理论计算值，当用理论计算值时，f_{DH} 由式（8.9）计算：

$$f_{DH} = d_H(E)B\exp(-\Sigma_{tH}R) \tag{8.9}$$

式中，$d_H(E)$——中子的注量对剂量的转换因子（西弗/单位注量）；

Σ_{tH}——屏蔽层中能量为 E_0 的中子对氢的宏观总截面（cm^{-1}）；

B——注量累积因子，用以描述由于氢的向前散射作用而形成的散射中子的累积。

中子注量累积因子 B 可用式（8.10）计算：

$$B = 1 + \frac{E_0 - E_c}{E_0} \cdot \Sigma_{tH} R \tag{8.10}$$

汇集以上各量的表达式，对于具有谱分布 $S(E_0)$ 的各向同性点源，在离源 r（$r \geqslant R$）处的剂量当量率 $\dot{H}$ 用式（8.11）计算：

$$\dot{H} = \int_{E_c}^{\infty} \dot{D} dE_0$$

$$= \frac{1}{4\pi r^2} \int_{E_c}^{\infty} S(E_0) d_H(E_0) \left(1 + \frac{E_0 - E_c}{E_0} \Sigma_{tH}(E_0) R\right) \exp(-\Sigma_{tH} R) \exp\left(-\sum \frac{N_A \rho_i}{M_{Ai}} \sigma_{Ri}(E_0) R\right) dE_0 \tag{8.11}$$

式中，总的宏观分出截面 $\sum (N_A \rho_i / M_{Ai}) \sigma_{Ri}(E_0)$ 包括了屏蔽层中所有核素的微观分出截面，但对氢则取微观总截面值。

2. 快中子在不含氢介质中的减弱

氢是最好的慢化剂，但在实际应用中，受工艺结构及使用条件的限制，往往需要采用除氢以外的某些较轻的材料作为中子的慢化剂，如石墨、碳化硼、铝等。对于在不含氢介质作慢化剂介质内的某一点 P 离各向同性单能点源的距离为 r（大于几个自由程）处，能量大于阈能 E_c 的快中子注量率可表示为

$$\varphi(r, E_0) = \frac{S_0 B}{4\pi r^2} \exp[-\Sigma_R(E_0) r] \tag{8.12}$$

式中，$\Sigma_R(E_0)$——快中子在屏蔽层中的宏观分出截面（cm^{-1}）；

S_0——源的中子发射率（s^{-1}）；

B——初始累积因子，表示能量大于阈能的中子由于向前散射而引起的中子注量率的累积。

表 8-4 所示为单能中子在某些材料中的初始累积因子，在缺乏相关数据的情况下，可取 $B = 5$。

表 8-4　能量 $E_0 > 1.5MeV$ 的中子初始累积因子 B

材　　料	中子能量 E_0/MeV						
	2	4	6	8	10	14	14.9
铝		3.5					2.5
水		5.4	4.6	4.2	3.3	2.9	3.0
氢	3.5	3.5	3.5	2.8	2.8	2.8	
石墨		1.4					1.3
铁		4.9					2.7
碳化硼		5.0					1.8
普通玻璃		2.1					2.1
聚乙烯		2.4					2.5
铅		4.0					2.9

式（8.12）的适用条件为：①当屏蔽材料的原子量 $M_A < 27$ 时，快中子的能量下限 $E_c = 1.5MeV$；当 $M_A > 27$ 时，$E_c = 3MeV$；②当离点源的距离 $r > 3\lambda$ 时，$\Sigma_R = 1/\lambda$，这时分出截面法与下面的张弛长度法相同，并且 Σ_R 值不随距离而变化，因而可采用在水介质中的测量值。

对于具有谱分布的点源，可把中子按能量分组，能量相近的作为一组，分别计算每组快中子在介质中的减弱，然后叠加可得出总的注量率：

$$\varphi(r) = \frac{S_0}{4\pi r^2} \sum_j f_j B_j \exp[-\Sigma_{Rj}(E_j)r] \qquad (8.13)$$

式中，f_j——第 j 组中子的份额；

E_j——第 j 组中子的平均能量（MeV）；

$\Sigma_{Rj}(E_j)$——第 j 组中子能量的宏观分出截面（cm^{-1}）；

B_j——第 j 组中子的初始注量率累积因子。

对于单能各向同性点源进行多层组合屏蔽时，快中子注量率可表示为

$$\varphi(r) \approx \frac{S_0}{4\pi r^2} \cdot B \exp\left[-\sum_i \Sigma_{Ri} t_i\right] \qquad (8.14)$$

式中，Σ_{Ri} 和 t_i 分别表示第 i 层屏蔽材料的宏观分出截面和厚度，整个初始注量率累积因子 B 应取轻材料屏蔽层的初始累积因子。

分出截面法所考虑的是阈能以上的中子被分出的情况，并没有考虑到进入低能群的中子的情况。进入低能群的中子在屏蔽层中将继续被慢化和扩散。如果屏蔽层太薄，中能中子没有足够的减速长度，或者屏蔽层中含氢量太少，中能中子最终有可能透过屏蔽层，在所考虑的点造成较高的剂量。因此用分出截面法计算出的屏蔽层厚度是不够安全的。如果屏蔽层足够厚（20～50cm 及以上），并含有足够的氢或以含氢材料作后衬，则进入低能群的中子由于与屏蔽层中的氢发生弹性散射，能很快降低到可被吸收的热能范围。从屏蔽层之外看去，进入低能群的中子等于被吸收了，只有在穿出屏蔽层前尚未被减速到热能的少量中子，才有可能透过屏蔽层到达所考虑的点。由于快中子对剂量的贡献比慢中子要大 40 倍左右，因此这部分中子对剂量的贡献并不是主要的。对于一般的同位素中子源，用分出截面法计算的屏蔽层厚度基本上是安全的。

8.2.3 快中子屏蔽计算的张弛长度法

张弛长度（Relaxation Length）定义为：随距离（或长度）按指数规律减少的物理量减弱到原来值的 1/e 所需的距离或长度，叫张弛长度，用 λ 表示。当核辐射穿过介质时，由于散射辐射的累积效应，厚介质内的通量并不严格按指数规律减弱，但为了简化辐射减弱的计算，有时采用张弛长度粗略估算屏蔽厚度。张弛长度不仅与屏蔽介质的种类有关，而且还与辐射的类型和能量有关。如果屏蔽层的组成是均匀的，张弛长度近似为常数。中子在屏蔽层内的减弱可通过张弛长度，利用注量率的指数变化规律来描述，即

$$\varphi(r, E_0) = \frac{S(E_0)B}{4\pi r^2} \exp\left[-\sum_i \frac{t_{i+1} - t_i}{\lambda_{i+1}(E_0)}\right] \qquad (8.15)$$

式中，$S(E_0)$——各向同性点源的中子发射率（中子/s）；

B——初始注量率累积因子；

r——源到探测点的距离（cm）；

λ_{i+1}——能量为 E_0 的中子在屏蔽层厚度 t 内 t_{i+1} 至 t_i 段内的张弛长度（cm）。

如果在整个屏蔽层内的张弛长度 λ 为常数，则式（8.15）可改写为

$$\varphi(r,E_0)=\frac{S(E_0)B}{4\pi r^2}e^{-t/\lambda} \qquad (8.16)$$

式中，t 为屏蔽层的厚度，单位为厘米（cm）。

表 8-5 和表 8-6 分别列出了裂变谱与反应堆谱中子及单能中子在某些材料中的张弛长度（表中的数据是按质量厚度给出的，即 $\lambda\rho$）。

表 8-5 反应堆谱或裂变谱中子在不同材料中的张弛长度

材料	屏蔽厚度 g/cm²	不同能量（MeV）中子的注量率张弛长度, g/cm²											
		0.7~1.5	0.5~2.5	2~10	>2	2.5~4	3~10	>3	4.10	5~10	>5	7~10	>7
水	10~30	6.7	6.8	7.6	8.1	7.3	8.1	8.1	8.9	9.6	9.2	10.1	11.1
	30~60	8.1	8.55	9.1	9.3	8.55	9.3	9.5	10	10.4	10.5	11.2	11.2
	60~100	9.65	9.75	10.6	10.7	9.8	10.6	10.7	11.1	11.3	11.0	12.6	12.1
	0~100	8.1	8.3	9.0		8.55	9.3		10	10.4		11.3	
钨	0~230	67.5	67	71.5		68.5	73.5		68.5	77.0		81.0	
	40~270	90.4	89.6			80.2		88.4		96.2			
蛭石	0~170	19.5	20.8	21.1		20.3	21.9		23	24		23.6	
氢化锂	0~15	3.55	3.65	3.8		3.65	4.0		4.4	4.6		4.9	
	15~30	4.7	4.7	4.8		4.7	4.95		5.35	5.75		6.4	
	0~30	4.1	4.1	4.25		4.1	4.4	5.7	4.8	5.15		5.6	7.5
	7.5~30	4.19	4.3			4.4						5.42	
石墨	0~50	17.0	17.5	18.9		16.1	20.9		23.0	23.0		20.0	
	50~100	18.4	19.7	20.0		18.7	21.7	24	23.4	24.0		21.7	
	100~150	21.2	21.7	23.0	21.7	21.7	22.4	26.6	24.0	25.4		23.4	27.1
	150~220	24.6	26.0	26.4	24.3	25.4	26.4	26.3	26.4	27.8		25.6	
	0~220	20.4	21.2	22.0		20.5	22.9		24.2	25.2		22.7	
铁	0~510	96.3	65.5	55.4	59	53.9	50.7	51	50.0	49.2	49.5	49.2	49.5
	79~390	68.4	51.8			47.2		47.9		47.9		47.9	44
碳化硼	0~90					20.6	20.6	16.7				21.9	
	11~65	18.6	17.6			20.0							
铅	0~840	170	144	117		119	107		107	109		109	
	11~565	267	181			115		106				98.4	98.2
聚乙烯	0~28	5.20	5.33	5.78		5.70	6.20	6.9	6.57	6.70	7.15	7.35	8.4
	28~55	6.07	6.15	6.67		6.44	6.95	7.6	7.22	7.45	8.20	7.86	8.9
	55~83	6.85	6.85	7.63		6.80	7.81	8.1	7.90	8.09	8.75	8.36	9.9
	0~83	6.07	6.16	6.70		6.34	7.00		7.22	7.45		7.86	
含硼聚乙烯	0~86	7.10	7.25	7.78		7.40	8.02		7.96	8.64		9.12	
含硼与铅的聚乙烯（铅占体积15%）	0~75	14.5	14.5	16.5		16.0	17.5		18.9	20.0		20.3	
	75~150	19.0	19.5	19.6		19.2	20.1		20.9	22.0		22.7	
	150~250	23.0	23.5	23.9		23.1	23.9		24.1	24.7		25.7	
	50~25	19.0	19.2	20.0		19.5	20.5		21.5	22.3		23.0	

当屏蔽层由几种材料的混合物组成时，混合物的张弛长度 λ 可用式（8.17）计算：

$$\lambda=\left(\sum\frac{\rho_i'}{\rho_i}\cdot\frac{1}{\lambda_i}\right)^{-1} \qquad (8.17)$$

式中，λ_i——密度为 ρ_i 的第 i 组成元素的张弛长度；

　　　　ρ_i'——第 i 组成元素在屏蔽层中的密度。

表 8-6　各向同性单能点源和(α,n)点源的中子在不同材料中的张弛长度

材料	源中子能量/MeV	屏蔽厚度 g/cm²	能量为 E（MeV）的中子注量率张弛长度, g/cm²			
			热中子和慢中子的	快中子剂量的（E>0.33）	E>2	E>3
铝	4.0	135			38.1	
	14.9	135			42.6	
	3	35			13.8	
	15	70~85			18.9	
水	2	60		4.5		
	4	90		6.2		
	6	120		9.3		
	8	120		11.2		
	10	120		12.6		
	14	120		14.2		
	14~15	125	14.2	14.5		
	Po-α-B	120		6.3[1]		
	Ra-α-Be	120		9.8[1]		
	Po-α-Be	120		10.3[1]		
	Pu-α-Be	120		10.5[1]		
氢[2]	2.0				0.61[2]	
	4.0				0.92	
	6.0				1.85	
	8.0				1.83	
	10.0				2.02	
	14.0				2.7	
石墨	4.0	118			19	
	14.1	80~110				38.0
	14.9	185			32.9	
铁	4.0	350			59.5	51
	14.9	430			64.2	62.7
碳化硼	3.0	50~60			15.3	
	4.0	8~10 自由程			20	
	14.9	8~10 自由程			28.8	
	15.0	50~60	29			
有机玻璃 $C_5H_8O_2$	4.0	70			7.32	
	14.9	85			17.7	
聚乙烯	4.0	60			5.05	
	14.9	69			12.8	
铅	4.0	565			169	
	14.9	620			173	
普通混凝土 ($\rho=2.35$)	14.0	130~160cm		15cm[3] (14.7cm)		

1) 对无限介质计算的张弛长度；

2) 对无限介质计算的能量 $E \geqslant 1\,MeV$ 的中子张弛长度；

3) 中子能量为 0.25eV～14MeV。

用张弛长度法计算的中子注量率，包括了散射中子和未经散射的中子。初始累积因子表示中

子减弱曲线偏离指数形式的程度。在含氢的非均匀介质中，当屏蔽层厚度 $t \geqslant 3\lambda$ 时，减弱曲线基本上按 $e^{-t/\lambda}$ 变化，这时应取累积因子 $B=1$；当屏蔽层厚度在 3 个平均自由程（$t<3\lambda$）以内时，应考虑累积因子。在非含氢介质情况下，即使在离源较远处也应考虑累积因子（表 8-4）。

8.3　同位素中子源的屏蔽

同位素中子源的屏蔽应根据源的性质、强度、能量及用途进行设计，屏蔽方式一般可分为两类。一类是固定式屏蔽，这种屏蔽比较简单，常用的方法也是既经济又安全的方法，就是将源安装在地下，以沙石、泥土等作屏蔽材料；另一类是移动式的屏蔽容器和专用的辐照设备，屏蔽材料可用饱和硼酸水溶液、含 1.2%硼的石蜡、掺有 B_4C 的丁苯橡胶、聚乙烯、含氢量约为 1%的混凝土等。对具有强 γ 本底的中子源（如 Ra-α-Be 中子源），应采取双层或多层屏蔽，内层用铅吸收 γ 射线，外层用石蜡等屏蔽中子，再外层是具有一定厚度和强度的外壳。

中子源经屏蔽后在工作场所的剂量率不得超过 $1 \times 10^{-2}\,mSv/h$，并按国家规定取 2 倍的安全系数。

8.3.1　常用同位素中子源的种类和特性

目前常用的是镭-铍（Ra-α-Be）中子源、钋-铍（Po-α-Be）中子源、镅-铍（Am-α-Be）中子源。镭-铍源的缺点是 γ 本底强并有放射性氡气产生，防护时，除重点考虑 γ 射线的屏蔽外，还应注意防止氡气泄漏产生内照射的危害。表 8-7 列出了常用同位素中子源及特性。

最理想的同位素中子源应该不产生有害气体、寿命长、产额高、比活度大。近几十年由超钚元素制造的 ^{252}Cf 自发裂变中子源具有很好的特性并获得了广泛的应用。同位素中子源多为（α,n）中子源，是利用放射性核素发射的 α 粒子轰击某些轻元素靶，通过（α,n）反应而获得中子，也是历史上最早应用的中子源。通常将 α 辐射体与靶材料充分混合压制而成，也可制成化合物、合金或烧结成陶瓷体。可供使用的 α 放射性核素有 ^{210}Po、^{226}Ra、^{238}Pu、^{241}Am、^{244}Cm。常用作靶核的轻元素中，以 ^9Be 的（α,n）反应产额最高，应用最广。所有（α,n）源中子都具有连续的复杂能谱。

表 8-7　常用同位素中子源及特性

种类	反应类型	半衰期	中子最大能量/MeV	中子平均能量/MeV	中子产额/（中子/s⁻¹·Ci⁻¹）	特点
镭-铍	（α,n）	1622 年	13.08	3.9	1.5×10^7	γ 本底强，有氡气产生
钋-铍	（α,n）	138.4 天	10.87	4.2	2.5×10^5	γ 本底低，半衰期短
钚-铍	（α,n）	24400 年	10.74	4.5	1.6×10^6	γ 本底低
镅-铍	（α,n）	433 年	10.74	4.5	3.2×10^6	γ 本底低
钠-铍	（γ,n）	14.8 小时	—	0.83	0.13×10^6	γ 本底非常大，单能中子
锑-铍	（γ,n）	60 天	—	0.024	0.19×10^6	γ 本底非常大，单能中子
锎-252	自发裂变	2.659 年	13.0	2.35	2.34×10^{12}	γ 本底较强，裂变中子谱
		（有效半衰期）		（裂变谱）	（每克）	

8.3.2　同位素中子源的屏蔽计算

同位素中子源都是具有连续的复杂能谱。在工程设计和需要精确计算屏蔽时，采用谱积分公式计算是合理的，但计算相当复杂，在一般的应用中，可采用比较简单的经验公式或近似的方法计算。

如果已知各向同性点源在某屏蔽材料中的宏观分出截面 Σ_R，可直接利用式（8.8）进行屏蔽计算。

另一种方法是将各向同性点源发射的中子对氢的平均微观分出截面近似取为 $\sigma_R \approx 1$ 靶，并由式（8.18）计算：

$$\dot{H} = \frac{1.3 \times 10^{-7}}{4\pi R^2} \cdot S \cdot f \ (\text{mSv/h}) \tag{8.18}$$

式中，$\dot{H}$——剂量当量率（mSv/h）；

S—— 源的中子发射率（中子/s）；

R——离源的距离（m）；

f——在屏蔽材料中的中子减弱因子（表 8-8）。

系数 1.3×10^{-7} 为中子注量率–剂量当量率转换因子，即 1 中子/$\text{m}^2 \cdot$ s，相当于 1.3×10^{-7} mSv/h，该系数是根据表 3-5，并将表中换算因子的平均值取为 35×10^{-15} Sv/$\text{n} \cdot \text{m}^2$，再乘以时间 3600s 后得到的。

表 8-8　常用屏蔽材料的中子减弱因子（t 为屏蔽层厚度，单位为厘米）

材　　料	水	混凝土	钢	铅
f	$0.829e^{-0.129t} + 0.108e^{-0.091t}$	$e^{-0.083t}$	$e^{-0.063t}$	$e^{-0.042t}$

如果屏蔽材料中氢原子数的含量超过 40%，则该屏蔽材料的减弱因子直接用水的减弱因子计算，但 e 指数上要乘以该材料每单位体积所含氢原子数与每单位体积水中所含氢原子数之比，表 8-9 所示为一些材料分子中含氢原子的数量。

表 8-9　中子屏蔽材料中的含氢量

材料	化学式	含氢原子数（原子/厘米 ^{3}）
水	H_2O	6.7×10^{22}
石蜡	$(-CH_2-)n$	8.15×10^{22}
聚乙烯	$(-CH_2 \cdot CH_2-)n$	8.3×10^{22}
聚氯乙烯	$(-CH_2CHCl-)n$	4.1×10^{22}
有机玻璃	$(-C_4H_5O_2-)n$	5.1×10^{22}
石膏	$CaSO_4 \cdot 2H_2O$	3.25×10^{22}
高岭土	$Al_2O_3 \cdot 2SiO_2 \cdot 2H_2O$	2.42×10^{22}

【例 8.1】 已知钋–铍源的中子发射率为 3.53×10^7 中子/s，如果用石蜡屏蔽后，在离源 0.5m 处的中子注量率 $\varphi = 9.4 \times 10^4$ 中子/$\text{m}^2 \cdot$ m。求石蜡屏蔽层的厚度 t。

解： 由表 8-7 查出 $E_{nmax} = 10.87\text{MeV}$，$\overline{E}_n = 4.2\text{MeV}$。取能量下限 $E_C = 1.5\text{MeV}$，从表 8-3 查出碳的微观分出截面 $\sigma_{RC} = 0.81$ 靶；从表 8-9 查出石蜡中的含氢量 $N_H = 8.15 \times 10^{22}$ 原子/厘米 ^{3}。由于石蜡中氢原子的数量为碳原子数量的两倍，故碳含量 $N_C = 4.07 \times 10^{22}$ 原子/cm^3。又已知 $R = 0.5$ m，$\varphi = 9.4 \times 10^4$ 中子/$\text{m}^2 \cdot$ s，$S = 3.53 \times 10^7$ 中子/s。为简化计算，用中子谱的平均能量来计算氢的微观总截面 σ_H 和宏观分出截面 Σ_{uH} 及碳的宏观分出截面 Σ_{RC}，由式（8.5）和式（8.6）得：

$$\sigma_H = \frac{10.97}{E_0 + 1.66} = \frac{10.97}{4.2 + 1.66} = 1.87 靶$$

$$\Sigma_{tH} = \sigma_H \cdot N_H = 1.87 \times 10^{-24} \times 8.15 \times 10^{22} = 0.152 cm^{-1} = 15.2 m^{-1}$$

$$\Sigma_{RC} = \sigma_{RC} \cdot N_C = 0.81 \times 10^{-24} \times 4.07 \times 10^{22} = 0.033 cm^{-1} = 3.3 m^{-1}$$

由式（8.10）可得中子注量累积因子 B（屏蔽层厚度 t 的单位取 m）：

$$B = 1 + \frac{E_0 - E_C}{E_0} \cdot \Sigma_{tH} t = 1 + \left(\frac{4.2 - 1.5}{4.2}\right) \times 15.2 t = 1 + 9.77t$$

考虑到散射的累积因子和氢与碳引起的衰减，在离源 R 处的注量可表示为

$$\varphi = \frac{S}{4\pi R^2} B \exp(-\Sigma_{tH} t) \exp(-\Sigma_{RC} t)$$

代入具体数值：

$$9.4 \times 10^4 = \frac{3.53 \times 10^7}{4 \times 3.14 \times 0.5^2} (1 + 9.77t) e^{-15.2t} \cdot e^{-3.3t}$$

即

$$8.36 \times 10^{-3} = (1 + 9.77t) e^{-18.5t}$$

解方程得

$$t \approx 0.34m$$

【例 8.2】 将中子发射率为 5×10^7 中子/s 的镅-铍中子源装入壁厚为 0.25m 的聚乙烯容器中，求离源 0.3m 处的剂量当量率。

解： 已知 $S = 5 \times 10^7$ 中子/s，$R = 0.3$ m，$t = 25$ cm，从表 8-9 聚乙烯的化学式可看出，氢原子数占 2/3，大于 40%，相对于水的含氢比为 $8.3 \times 10^{22} / 6.7 \times 10^{22} = 1.24$。

由式（8.18）及表 8.8 可得离源 0.3 m 处的剂量当量率为

$$\dot{H} = \frac{1.3 \times 10^{-7}}{4\pi R^2} S f = \frac{1.3 \times 10^{-7} \times 5 \times 10^7}{4 \times 3.14 \times 0.3^2} \cdot [0.829 e^{-0.129 \times 1.24 \times 25} + 0.108 e^{-0.091 \times 1.24 \times 25}]$$

$$= 5.75 \times [0.829 \times 0.01833 + 0.108 \times 0.05954]$$

$$= 5.75 \times (0.01519 + 0.00643)$$

$$= 0.124 mSv/h$$

8.4 中子发生器及防护

中子发生器是一种加速器中子源，专门用来产生中子的加速器称为中子发生器。中子发生器是利用加速器加速的各种带电粒子、离子或间接产生的 γ 射线轰击适当的靶（某一种元素），通过 (α,n)、(d,n)、(p,n) 或 (γ,n) 等反应产生中子。与同位素中子源相比，中子发生器的强度可高出几个数量级，且具有产额高、体积小、价格便宜、使用维护方便、停止运行时无强放射性等优点。与反应堆中子源相比，中子发生器可在很宽的能量范围内获得单色中子，可以脉冲使用。中子发生器可用于中子活化分析、中子测井、中子照相、辐照、治疗等，因而在生产、科研、教学、医学等领域获得了广泛的应用。

8.4.1 中子发生器的原理

中子发生器主要是根据 $^3_1\mathrm{H}(\mathrm{d,n})^4_2\mathrm{He}$ 或 $^2_1\mathrm{H}(\mathrm{d,n})^3_2\mathrm{He}$ 等反应的原理设计的，相应的反应式分别为

$$^2_1\mathrm{H} + ^3_1\mathrm{H} \rightarrow ^4_2\mathrm{He} + ^1_0\mathrm{n} + 17.6\mathrm{MeV}$$

$$^2_1\mathrm{H} + ^2_1\mathrm{H} \rightarrow ^3_2\mathrm{He} + ^1_0\mathrm{n} + 3.26\mathrm{MeV}$$

这两种反应都是无阈的放热反应。在反应中放出的能量和入射氘离子的能量全部转化为生成的反冲核（$^4_2\mathrm{He}$ 或 $^3_2\mathrm{He}$）及所产生的中子的动能。产生的中子的能量与入射氘离子的能量及中子的角分布有关。一般来说，产生的中子能量随入射氘离子能量的增加而增加，并且在 0°方向（即入射的氘的方向）发射的中子能量最大。当氘离子能量约为 0.2MeV 时，在 $^3_1\mathrm{H}(\mathrm{d,n})^4_2\mathrm{He}$ 反应中，中子的能量约为 14.1MeV，生成的 α 粒子的能量约为 3.7MeV；在 $^2_1\mathrm{H}(\mathrm{d,n})^3_2\mathrm{He}$ 反应中，中子的能量约为 2.6MeV，生成的核 $^3_2\mathrm{He}$ 的能量约为 0.66MeV。由于中子发生器常用的入射氘离子的能量并不高，约为 0.2～0.3MeV，因此入射氘离子的能量对产生的中子能量影响不大。对 $^3_1\mathrm{H}(\mathrm{d,n})^4_2\mathrm{He}$ 反应，在靶的各个方向发射的中子可近似为单能中子（14.1MeV）。当入射氘离子的能量逐渐提高时，不同方向出射的中子能量的变化也逐渐变大。

这两种反应的截面也都与入射氘离子的能量有关。当入射氘离子的能量为 0.107MeV 时，$^3_1\mathrm{H}(\mathrm{d,n})^4_2\mathrm{He}$ 反应的截面最大，约比同样入射能量的 $^2_1\mathrm{H}(\mathrm{d,n})^3_2\mathrm{He}$ 反应大 100 倍，这就是绝大多数中子发生器采用 $^3_1\mathrm{H}(\mathrm{d,n})^4_2\mathrm{He}$ 反应的原因。当入射氘离子的能量继续增加时，反应截面反而下降，中子产额也随之下降。为了提高中子产额，常用厚靶，在厚靶的情况下，即使入射氘离子的能量大于 0.107MeV，其中子产额也不下降，而是随入射氘离子能量的增加而增加。对于质量厚度为 2.5mg/cm² 的 T−Ti 靶，只有当入射氘离子的能量大于 0.8MeV 时，中子的产额才会下降。因此采用较厚的靶和适当提高入射氘离子的能量，可获得较高的中子产额。

常用的中子发生器主要有密封管型中子发生器和考克饶夫特−瓦尔顿（Cockcroft- Walton）型中子发生器两大类。

1. 密封管型中子发生器

密封管型中子发生器的结构如图 8-1 所示，主要由电源和中子管组成。电源包括离子源电源、负高压电源、气控电源等。中子管由密封在玻璃内的氚靶、离子源、气压调节器等组成，密封中子管的直径为 $\phi 43 \sim 102\mathrm{mm}$，长为 $300 \sim 650\mathrm{mm}$。调节气压调节器，维持管内氘气有一定的压强。在离子源内，使氘分子大量电离。在氚靶和离子源之间的负高压电场作用下，氘核获得 100keV 以上的动能并直接轰击氚靶，通过 $^3_1\mathrm{H}(\mathrm{d,n})^4_2\mathrm{He}$ 反应产生动能约为 14MeV 的单能中子。中子发射率一般为 $10^8 \sim 10^{11}$ 中子/s，最高可达 $6.5 \sim 8 \times 10^{12}$ 中子/s。

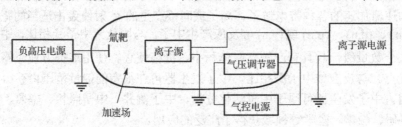

图 8-1 密封中子管结构示意图

密封管型中子发生器按离子源的种类,可分为高频离子源中子发生器、热阴极离子源中子发生器和冷阴极离子源中子发生器。冷阴极离子源中子发生器具有稳定性好、寿命长、中子产额高、体积小、脉冲调制方便等优点,因而使用广泛。

2. 考克饶夫特–瓦尔顿型中子发生器

这类中子发生器主要由离子源、高压电源、加速管、漂移管、靶系统及真空系统等部分组成。在离子源内产生的氚离子在引出电极电场的作用下朝引出管道飞行,离开引出管道的氚离子被间隙透镜聚焦后进入加速管。氚离子在加速管内受系列电极电场逐次加速,离开加速管的氚离子可获得 150keV 或更高的能量,然后穿过漂移管去轰击氘靶。通过 $_1^3H(d,n)_2^4He$ 反应产生动能约 14MeV 的中子,中子发射率最高约为 10^{12} 中子/s。

8.4.2　中子发生器的辐射危害

中子发生器的辐射危害主要来自中子和 X 射线,其次是中子活化感生放射性和氚污染。中子和 X 射线的辐射危害前已提及,下面简单介绍一下其他几种危害。

1. 氚污染

对于密封型中子发生器,只要中子管不破碎,一般是不会发生空气污染的。对考克饶夫特–瓦尔顿型中子发生器,真空泵因氚大量积聚而被污染,检修真空泵时应在通风柜中进行;真空泵启动时,有可能排放出几居里的氚气,真空泵的排气口应接至户外。室内应保持良好的通风条件。

2. 感生放射性

靶周围的材料会因中子活化而感生放射性。表 8-10 所示为在中子发射率为 2.5×10^{11} 中子/s 的情况下,在开机 1h 后离靶材料和设备 10cm 处,某些材料因中子活化产生的预期照射量率。刚停机时的感生放射性较强,但经过一定时间后,短半衰期的感生放射性大部分因衰变而减弱,这时再进入工作场所还是比较安全的。

3. 轫致辐射

被加速的氚离子束流与残余气体相碰撞或打在加速管壁和漂移管壁上,会产生次级电子,这些次级电子被加速电场反向加速并打在加速管壁或引出电极上而产生轫致辐射,其最大能量等于加速电压值,其强度与真空度、被加速的氚离子束的大小有关。当束流大、真空度低时,X 射线的产额较高。在加速区域附近照射率约为 25～100mR/h,在产生中子期间,靶区 X 射线的照射率可高达 750mR/h,在开机而不产生中子时,X 射线的照射率也可能高达 450mR/h。

表 8-10　中子活化产生的感生照射率

核　反　应	半　衰　期	离靶材料和设备 10cm 处的照射率	
		mR/h	μCi/kg·h
$^{27}Al(n,p)^{27}Mg$	9.5min	200	52
$^{27}Al(n,\alpha)^{24}Na$	14.9h	30	7.7
$^{63}Cu(n,2n)^{62}Cu$	9.8min	60	15
$^{65}Cu(n,2n)^{64}Cu$	12.8h	60	15

8.4.3　中子发生器的屏蔽计算

中子的危害比 X 射线的危害大，因此若对中子的屏蔽是安全的，则对 X 射线必然也就更安全。中子发生器的屏蔽计算主要是靶室屏蔽墙及屋顶厚度的计算，最常用的屏蔽材料是混凝土，其次是水和石蜡。屏蔽计算方法除了前面介绍过的分出截面法和张弛长度法之外，还有 1/10 减弱层厚度法、查图法等。

1. 利用 1/10 减弱层厚度法计算屏蔽墙厚度

所谓 1/10 减弱层厚度，就是使中子注量率减少为原来的 1/10 所需的屏蔽厚度，一般记为 $T_{1/10}$，如果满足设计要求的减弱比为 η，而

$$\eta = 10^n \tag{8.19}$$

则称 n 为所需的 1/10 减弱层的数目。

利用 1/10 减弱层厚度和减弱比，可以完成屏蔽计算，具体的计算步骤是先求出减弱比 η，由减弱比计算出 1/10 减弱层的数目 n，再从有关图表查出不同中子能量 E_n 下相关材料（混凝土或水）的 1/10 减弱值 $T_{1/10}$，则 $n \cdot T_{1/10}$ 即为所求。

减弱比 η 定义为：在所考虑的点，实际的中子注量率与最大容许注量率之比。若以 φ_0 表示离靶 1cm 处的中子的实际注量率，φ_m 表示离靶 R（cm）处最大容许的中子注量率，则减弱比可表示为

$$\eta = \frac{\varphi_0}{\varphi_m}\left(\frac{1}{R}\right)^2 \tag{8.20}$$

对点源，φ_0 近似等于离靶 1cm 处以 N 中子/s·单位立体角表示的中子发射率。对非点源，离源的距离应大于源的最大线度的 10 倍，才可以用式（8.20）计算减弱比。最大容许的中子注量率一般取 $\varphi_m = 5$ 中子/s·cm^2。

【例 8.3】 如图 8-2 所示，中子发生器的中子发射率为 1.4×10^{11} 中子/s·单位立体角，其能量 $E_n = 14\text{MeV}$，在混凝土中的 1/10 减弱层厚度值为 $T_{1/10} = 34\text{cm}$，工作人员在离靶的距离为 400cm 处的 P 点最大容许中子注量率为 5.0 中子/s·cm^2，求混凝土屏蔽墙的厚度。

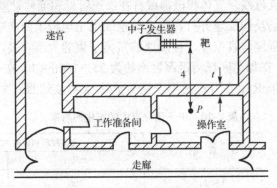

图 8-2　中子发生器平面布局示意图

解：假设靶按点源处理，$\varphi_0 = 1.4 \times 10^{11}$ 中子/s·单位立体角，$\varphi_m = 5.0$ 中子/s·cm^2，$R = 400\text{cm}$，则减弱比为

$$\eta = \frac{1.4 \times 10^{11}}{5.0} \times \left(\frac{1}{400} \right)^2 = 1.8 \times 10^5$$

由已知 14MeV 单能中子在混凝土中的 1/10 减弱厚度值 $T_{1/10} = 34 \mathrm{cm}$ ，所需混凝土屏蔽厚度 t 为

$$t = T_{1/10} \lg \eta = 34 \times \lg(1.8 \times 10^5) = 180 \mathrm{cm}$$

2．利用查图法求屏蔽墙厚度

为了便于进行屏蔽计算，在一些手册和规范上通常会给出一些材料中中子的剂量减弱系数与穿过的材料厚度的关系曲线，利用这些曲线，根据中子的能量，如果知道了所需的剂量减弱系数，就可以从曲线上直接得出所需屏蔽材料的厚度了。

图 8-3 给出了 $E_n = 14 \sim 15 \mathrm{MeV}$ 的单能中子在水和混凝土中的剂量减弱系数 f_D 与屏蔽厚度 t 的关系。只要算出中子的剂量减弱系数 f_D，就可从关系图上直接查出所求的屏蔽厚度。

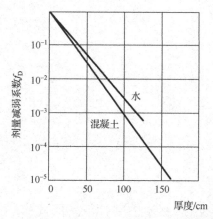

图 8-3　能量为 14～15MeV 的中子在水和混凝土 $(\rho = 2.4)$ 中的剂量减弱系数 f_D 与屏蔽厚度的关系

【例 8.4】　按例 8.3 的条件，用查图法求屏蔽墙厚度。

解： 由图 8-3 可以看出，将剂量减弱系数 f_D 取对数后，与厚度 t 呈正比关系（指数衰减），即

$$\lg f_D = kt$$

由图看出，当 $f_D = 10^{-5}$ 时，$t \approx 160 \mathrm{cm}$

代入上式可得

$$-5 = 160k$$

即

$$k = -\frac{1}{32}$$

又由例 8.3 知，所需减弱比为

$$\eta = 1.8 \times 10^5$$

即

$$f_D = \frac{1}{\eta} = 5.6 \times 10^{-6}$$

于是

$$t = \frac{1}{k} \lg f_D = -32 \times \lg(5.6 \times 10^{-6}) \approx 170 \mathrm{cm}$$

利用指数衰减规律，还可用另一种更直接的方法完成计算，从图 8-3 可以看出，图中的纵坐标最小值 $f_D = 10^{-5}$，可把所求的 f_D 写成 $f_D = 5.6 \times 10^{-6} = 5.6 \times 10^{-1} \times 10^{-5}$。从混凝土的关系曲线上可以查出，相对于 $f_D = 5.6 \times 10^{-1}$ 的厚度 $t_1 = 10 \mathrm{cm}$，相对于 $f_D = 10^{-5}$ 的厚度 $t_2 = 160 \mathrm{cm}$，相加可得需密度 $\rho = 2.4 \, \mathrm{g/cm^3}$ 的混凝土厚为 170cm。

如果所用的混凝土的密度不是 $2.4 \mathrm{g/cm^3}$，而是密度 $\rho = 2.35 \mathrm{g/cm^3}$ 的普通混凝土，利用厚度转换关系 $\rho_1 t_1 = \rho_2 t_2$，可得所需的屏蔽厚度为 174cm。

以上两种方法所得结果基本一致，都是依据实验的经验方法。

中子发生器的屏蔽设计，同 X、γ 辐射室的设计一样，屋顶必须有足够的厚度，应使由天空回散照射在某些地方产生的剂量当量率（或注量率）小于最大容许剂量当量率，以确保相

邻实验室操作人员和附近居民的安全。除了有足够的屏蔽外，还需注意迷道、贯穿性（水、电、气）管道、通风管道、观测窗、门窗、安全联锁等问题。

习　题　8

1. 中子发射率为 2.5×10^7 中子/s 的 Po-Be 中子源，要求离聚乙烯容器 50cm 处的中子剂量当量率为 2.5×10^{-3} mSv/h，求所需聚乙烯的厚度。若用生铁容器，其厚度是多少？

2. 中子发射率为 3.14×10^7 中子/s 的 Am-Be 中子源，装于半径为 25cm 厚的聚乙烯容器中，求离源 50cm 处的剂量当量率是多少。若聚乙烯容器换成混凝土容器，又是多少？

3. 什么是快中子的分出截面和张弛长度？它们之间有什么关系？

第9章 核技术装置的防护

9.1 核辐射装置

核辐射在其传播的空间形成辐射场，核辐射应用的基础就是辐射场对物质作用所产生的各种效应。能提供核辐射的辐射源，是核辐射应用装置的核心部件。核辐射装置的辐射源主要有γ光子源、β射线源及中子射线源等，而γ光子源是应用最为广泛的辐射源。

核辐射装置的组成除了核心部件辐射源外，还包括辐照大厅、控制系统、安全设备、辐照产品中转库房、产品传递、质量监督、剂量监督等配套设备及相应的建筑物。各类核辐射装置在系统的组成上大同小异，具有一定的共通性，只是规模大小不同而已。

本节主要以γ辐照装置为例，介绍其结构形式，设计施工的相关技术和安全要求。

9.1.1 核辐射在工程技术中的应用

核辐射在工业、农业、医疗卫生、环境治理等许多工程领域都有广泛的应用，而且已发展成为一门特殊的加工技术——辐射加工。辐射加工技术具有工艺简单、产品质优、节省能源等优点，有明显的经济效益和社会效益。

1. 辐射育种。辐射育种是核技术在农业中的重要应用领域。利用核辐射照射种子或植株，使其发生遗传变异，再经人工选种和培育，从而得到新的优良品种，这一过程就是辐射育种。这种育种方法可获得全新的优秀品种，缩短育种周期，因而广受人们关注。

2. 辐射不育。辐射不育是利用辐射的生物效应来改变昆虫的遗传本质，使其种群的繁殖能力受到抑制，电离辐射导致昆虫不育可用来防治农业害虫和环境害虫。辐射不育与药剂杀灭、释放天敌等常规方法相比，具有效果持久、不污染环境等优越性。

3. 辐射处理废水。在电离辐射作用下，高浓度、难降解、成分复杂的有机废水可以得到净化，剩下的污泥另做处理。辐射处理废水的优点是：辐射替代催化剂，不存在催化剂本身分解产生的二次污染物；辐射处理可分解某些生物方法难以分解的物质，并可加速其沉淀的析出和凝聚。

4. 辐射处理废气、废物。在工厂和汽车排放的废物、废气中，像 SO_x、NO_x 这样的成分含量极大，它们在电离辐射的作用下，会形成烟雾状气溶胶，便于净化。用辐射处理废气、废物非常适于粉尘多、排烟量大的场合。

5. 辐射处理食品。辐射处理食品在技术上是完全可行的，与常规处理方法相比具有明显的优点：①在适当的照射剂量下，食品的营养成分不发生明显变化，保鲜程度很高；②无菌、无毒、无添加剂，可在包装条件下处理，因而可为宇航员、特殊病员提供特殊无菌食品；③适于各类食品；④节省能源。

联合国粮农组织、国际原子能机构和世界卫生组织（FAO/IAEA/WHO）辐射食品卫生安全性联合专家委员会（JECHI），总结以往大量试验结果并做出如下决定：用于保藏食品的辐照，对任何食品的剂量高至 10kGy（10^6rad）不会引起毒理学上的危害，为此采用本法处理食品不再做毒性试验。而至今约有 95%采用辐射处理食品的剂量远远低于 10kGy。这个权威决定大大减少了人们的疑虑，推动了辐射食品的发展。目前，这方面的应用很多。

（1）辐射抑制发芽

土豆、洋葱、大蒜等蔬菜收获后有一个休眠期，然后就会发芽。在休眠期进行辐射照射，可破坏 DNA 等核酸，从而破坏了细胞的正常代谢，抑制了发芽所需激素的合成反应。抑制发芽，延长储藏期，对保证市场供应、外销出口和减少经济损失具有重要意义。

（2）辐射灭菌

辐射不但能直接破坏微生物细胞核内的 DNA，而且对细菌也有强烈的杀伤作用。很早就用辐射来保藏肉类及其制品。其中，选择性辐射灭菌的目的在于抑制腐败性微生物的生长和繁殖，增加冷冻储藏期限，主要用于鱼、贝类水产品捕捞后的储运上。

（3）辐射杀虫

几戈瑞的辐射剂量足以杀死拟谷盗、杂拟谷盗、锯谷盗、长脚谷盗、黑粉虫、小粉虫等粮食害虫。辐射处理后，在 7℃～35℃ 的室内储藏三年，仍无任何活虫出现。辐射防治粮食害虫可将粮食直接辐照后储藏，也可采用昆虫不育技术。

（4）辐射改进品质

0.5～1Gy 的辐射剂量可消除苕干酒、甘蔗酒的苦味；低剂量处理某些瓜果、蔬菜，可推迟其晚熟期，延长储藏期，保持新鲜状态，效果相当显著；对各种饮料、酱油、醋，利用辐射改进其品质也是很有效的。

6．中成药辐射灭菌。中药材、中成药在储存、运输、销售过程中，由于细菌污染、昆虫危害，会降低疗效甚至危害健康，经济损失很大。传统方法如日晒、熏蒸、通风、化学方法等效果不佳，易改变药性和造成污染。我国在中药材、中成药辐射灭菌方面的研究做了大量工作，并取得显著成绩。

7．医疗用品辐射消毒。随着塑料医疗用品越来越多，传统的高压釜加热法显然不能用，受到挑战，化学消毒法往往会残留有害物质。辐射消毒可做到封装消毒。辐射消毒起步晚，但发展速度快。目前世界上几十个国家拥有专用的钴 60γ 射线医疗用品消毒装置，十几个国家拥有专用的辐射消毒电子加速器。

8．档案图书辐射杀虫。辐射可有效地杀灭图书害虫，辐射处理后，纸张的理化性能、字迹颜色等无显著改变，与传统的通风、日晒、化学药剂方法相比，可减小工作量，不污染环境。

9．高分子材料的辐射聚合。辐射聚合是电离辐射引发单体分子形成自由基、离子或自由基-离子等活性粒子，经链式反应而生成聚合物的过程。

辐射聚合是辐射在高分子材料方面的重要应用之一，与常规的引发剂、催化剂等方法相比，具有以下优点：①所得聚合体的纯度高，不存在引发剂、催化剂带入的杂质；②聚合均匀，避免了聚合过程中的过热现象和不均匀反应；③活化能量低，只有$(8.36～33.44)×10^3 J/mol$，可在低温下进行；④聚合条件可随辐射源和聚合系统的条件在很宽的范围变化，控制分子量分布比较容易；⑤应用面广，不但可用于单体的本体聚合、共聚合，而且也可用于复合材料的制备、涂料的固化等。

辐射共聚合（Radiation Copolymerization）是在两种以上单体进行的，凡是化学引发剂能引起的共聚合都可用辐射引发，目前常用的辐射共聚合方法有乳液聚合和溶液聚合。

辐射聚合制备的聚丙烯酰胺（PAM）是一种性能优异、用途广泛、经济意义很大的高分子材料。它可作为絮凝剂、增稠剂、减阻剂等，广泛应用于石油、煤炭、冶金、造纸、制糖、制药、纺织、舰船等领域，在我国的实际应用效果很好。

辐射法制备复合材料时，辐射不仅可引发单体本身聚合，而且也可产生接枝共聚，使两种材料之间的化学键相互联结，因而其性能有许多优点，得到了迅速的发展和广泛的应用，如塑料-木材、塑料-玻璃纤维、塑料-混凝土、塑料-金属、塑料-无机物粉末等。

10．高分子材料的辐射改性。辐射不但在高分子材料及复合材料的制备中有重要应用，还可用于高分子材料性能的改进与优化。辐射交联（Radiation Crosslinking）是电离辐射使聚合物分子之间产生交联键的过程。辐射交联作用将导致聚合物的分子量、粘度、凝胶量、机械强度和热稳定性提高，伸长率变低。辐射交联可控制交联密度，在固态中形成交联，可不需加催化剂、添加剂和热处理，特别是可以使不含不饱和基团又有化学稳定性的聚合物进行交联。辐射交联技术已广泛应用于电线、电缆绝缘材料的改性、热收缩膜（管）和泡沫聚乙烯的制造工业中。

电子辐照聚乙烯交联后，除提高机械强度和使用温度外，最重要的特性是辐照产品的记忆效应。记忆效应是指结晶型聚合物，在其结晶熔融温度以上具有一定强度而又呈弹性，在其熔点或更高温度条件下施加外力（吹胀或拉伸）使之产生形变，在外力作用下使形变材料冷却、结晶并让形变固定下来；使用时，在无外力作用下加热到熔融温度以上时，试样材料恢复到初始状态，形变消失。利用辐射产品的记忆效应可以制备热收缩膜、热收缩管等，并广泛用作电子元件的包覆材料和电线、电缆接头的护套，具有绝缘、防潮、防腐、美观等优点。

辐射接枝（Radiation Grafting）是在电离辐射作用下单体接到聚合物上的过程。通过控制工艺条件，完全可以控制接枝位置。辐射接枝可改进聚酯纤维的亲水性、阻燃性，聚氯乙烯纤维的热稳定性等。辐射接枝现已能制备上百种有意义的材料，有一些是工业规模的。

辐射裂解（Radiation Degradation）是在电离辐射作用下，使聚合物主链产生断裂的过程，也叫辐射降解。辐射降解将导致聚合物性能劣化，使聚合物分子量、粘度、机械强度和热稳定性降低。辐射处理聚四氟乙烯废料得到的降解产物磨成细粉后，可作高级润滑剂；辐射降解聚氧化乙烯，使分子量降低到一定程度后，可用作造纸工业的增稠剂。

9.1.2 放射性同位素γ射线源

γ射线可通过放射性同位素衰变、轫致辐射、核反应、核裂变等方式产生，γ辐射装置几乎都是采用放射性同位素γ源的。放射性同位素发射的γ射线通常是放射性核衰变时的伴随辐射。

1．γ辐射装置对放射源的要求

不同的应用场合对γ射线源的要求很不一样。在辐射照射的应用中，被照射物品体积大、量大、甚至码堆照射，这就要求照射剂量大、时间长，针对这些特点，辐照γ源应满足以下条件。

（1）γ放射源的寿命要长

在使用过程中应保证辐射强度和吸收剂量率基本不变，否则就要经常补充或更换新源，就要重新计算和调整辐照工艺参数，影响时间的利用率并增大成本。源的寿命通常用半衰期（$T_{1/2}$）来衡量，表 9-1 列出了部分常用γ放射性核素的数据，能满足长寿命要求的核素并不多。

表 9-1   部分γ放射性核素的衰变数据

核素	产生方式	半衰期	衰变类型	γ射线能量/MeV	绝对强度/%
^{24}Na	^{23}Na(n,γ)	15.02h	β$^-$	1.369	100
^{27}S	^{26}S(n,γ)	5.06m	β$^-$	3.103	99.7
^{24}Mn	^{25}Mn(n,2n)	312.5d	ε	0.835	100
^{60}Co	^{59}Co(n,γ)	5.27y	β$^-$	1.173	100
^{137}Cs	裂变产物	30.2y	β$^-$	0.662	85.1
^{133}Ba	^{132}Ba(n,γ)	10.7y	ε	0.081	34
^{173}Tm	^{170}Er(d,p)	8.2h	(n,γ)	0.399	89
^{166}Yb	^{169}Tm(p,4n)	56.7h	ε	0.082	70
^{175}Hf	^{174}Hf(n,γ)	70.0d	ε	0.343	85
^{192}Ir	^{191}Jr(n, γ)	74.02d	(n,γ)	0.316	83.1
^{208}Tl	钍天然放射系	3.77m	β$^-$	2.615	100
^{207}Bi	^{211}Ac 衰变子核	38.0y	ε	0.570	97.7
^{241}Am	镎人工放射系	432y	ε	0.060	35

辐照的生物效应不仅依赖于吸收剂量的大小，而且还依赖于吸收剂量率。因此在实际应用中，希望γ射线的吸收剂量率或源强应严格保持不变。在其他条件完全相同的情况下，吸收剂量率（或照射量率 $\dot{X}$ ）只与源的强度（或活度）A 有关。假设辐照初始时刻（ $t=0$ ）的吸收剂量率为 $\dot{D}_0$ ，照射 t 时间后的吸收剂量率为 $\dot{D}$ 。对于γ放射源，其活度随时间的变化为

$$A = A_0 e^{-\lambda t} \tag{9.1}$$

式中，$\lambda = \dfrac{\ln 2}{T_{1/2}}$ 。

将式（9.1）依次代入式（3.3）和式（2.51）可得

$$\dot{D} = \dot{D}_0 e^{-\lambda t} \tag{9.2}$$

由此可以看出，对于辐射场中给定的空间点和给定的介质，吸收剂量率 $\dot{D}$ 随时间按指数规律衰减，不同时刻衰减率也不相等；半衰期越长，在照射过程中，$\dot{D}$ 变化越小。

吸收剂量率随时间的衰减率 $\mathrm{d}\dot{D}/\mathrm{d}t$ 可将式（9.2）对时间进行微分来求得：

$$\frac{\mathrm{d}\dot{D}}{\mathrm{d}t} = -\lambda \dot{D}_0 e^{-\lambda t} \tag{9.3}$$

表 9-2 所示为半衰期对吸收剂量率 $\dot{D}$ 稳定性的影响，表中 $\dot{D}$ 是在 $t=10d$ （天）时不同半衰期的约化吸收剂量率（ $\dot{D}/\dot{D}_0$ ），由式（9.2）计算得出，$\dot{D}_0$ 不变；吸收剂量率的衰减率由式（9.3）计算得出。可以看出，随半衰期的增加，吸收剂量率的衰减率减小，剂量率趋于稳定。

表 9-2   不同半衰期的放射源经 10 天后的吸收剂量率及其时间变化率

$T_{1/2}$	30d	60d	100d	200d	250d	2.5y	5.27y	30.2y
$\dot{D}/\dot{D}_0$	0.7937	0.8909	0.9330	0.9659	0.9726	0.9924	0.9964	0.9994
$\mathrm{d}\dot{D}/\mathrm{d}t$	1.83×10^{-2}	1.03×10^{-2}	6.47×10^{-3}	3.45×10^{-3}	2.69×10^{-3}	7.53×10^{-4}	3.59×10^{-4}	6.28×10^{-5}

表 9-3 所示为 ^{60}Co γ源吸收剂量率 $\dot{D}$ 随时间的变化情况。^{60}Co 源的半衰期由表 9-1 查得 $T_{1/2}=5.27y$ ，则式（9.3）可变为

$$\mathrm{d}\dot{D}/\mathrm{d}t = -3.6\times10^{-4}\cdot\dot{D}_0\exp[-3.6\times10^{-4}\times t] \tag{9.4}$$

表 9-3　^{60}Co γ 源吸收剂量率随时间的变化情况

t	0.5d	1d	10d	30d	60d	120d	270d	365d
$\dot{D}/\dot{D}_0$	0.9998	0.9996	0.9964	0.9893	0.9786	0.9577	0.9023	0.8768
$\mathrm{d}\dot{D}/\mathrm{d}t(\times 10^{-4})/\dot{D}_0$	3.599^+	3.599^-	3.587	3.561	3.523	3.448	3.266	3.157
$(\dot{D}_0-\dot{D})/\dot{D}_0(\%)$	0.02	0.04	0.36	1.07	2.14	4.23	9.27	12.32

从表中结果计算可以看出，采用 ^{60}Co γ 辐射源，短时间照射时，吸收剂量率实际上是稳定不变的；长时间照射时，吸收剂量率的减少也在允许范围之内，而且衰减率变化也不大。因此，选用半衰期在几年以上的 γ 辐射源，完全能满足辐射工艺的要求。在已发现的近 2000 种放射性核素中，半衰期的时间范围从 10^{-7}s 到 10^{15}y，跨越 29 个数量级。但在放射性同位素 γ 源中，能满足辐射源要求的很少，主要是 ^{60}Co 和 ^{137}Cs。

（2）γ 源的总活度与比活度要高

为了提高辐射装置的处理能力，要求 γ 源的总活度是相当大的，有的高达 MCi 以上。同时要求 γ 源的体积尽量小，比放射性尽量高，自吸收尽量小。这样可使源架结构紧凑，容易得到均匀的辐射场和更高的能量利用率。

由于放射性核素的衰变会使 γ 源总活度逐渐减小，为维持辐射吸收剂量率稳定的要求，应定期补充源的装量，以保持原有的活度。活度的减弱服从指数衰减规律，即满足式（9.1）。年补充量 ΔA 与半衰期有关，半衰期长的，源年补充量就小。

对 ^{60}Co，$T_{1/2}=5.27$y，$t=1$y 时，$A=A_0\mathrm{e}^{-0.132}=0.876A_0$，$\Delta A=A_0-A=0.124A_0$

对 ^{137}Cs，$T_{1/2}=30.2$y，$t=1$y 时，$A=A_0\mathrm{e}^{-0.023}=0.977A_0$，$\Delta A=A_0-A=0.023A_0$

由反应堆或加速器人工生产的放射性核素的比活度不仅与源物质的纯度有关，还与生产过程、设备条件有关。天然钴只有稳定同位素 ^{59}Co，^{60}Co 是反应堆中子照射靶核 ^{59}Co 通过 (n,γ) 反应产生的，^{60}Co 随时间 t 的生长规律可写成

$$A(t)=\sigma N_0\varphi(1-\mathrm{e}^{-t/T_{1/2}}) \tag{9.5}$$

式中，N_0 为靶材料中 ^{59}Co 核的数目；σ 为平均活化截面，约为 36 靶；φ 为辐照的堆中子通量。可以看出：$A(t)$ 随照射时间的增大而增大，并趋于一饱和值 $A_0=\sigma N_0\varphi$，照射时间 $t=(3\sim 5)T_{1/2}$，就可认为 $A(t)$ 达到饱和，由于 $T_{1/2}$ 较长，考虑到反应堆运行情况及经济因素，一般不可能照射几个半衰期。A_0 正比于 φ 和 N_0，因此，高通量的反应堆是生产高比活度放射源的重要设备；靶材料纯度越高，比活度也越大。实际生产的 ^{60}Co 源比活度一般为 $10^{10}\sim 10^{11}$Bq/g。

【例 9.1】 10g ^{59}Co 在 $\varphi=3\times 10^{15}\mathrm{cm}^{-2}\cdot\mathrm{s}^{-1}$ 的中子场中照射一年，求生产的 ^{60}Co 源的总活度和比活度。如果钴材料纯度为 85%，再求在上述条件下的总活度和比活度。

解：^{59}Co 核总数 $N_0=(m/\mathrm{Ar})\cdot N_\mathrm{A}$，式中，$m=10$g，$\mathrm{Ar}=59$，$N_\mathrm{A}=6.022\times 10^{23}/\mathrm{mol}$，$\varphi=3\times 10^{15}\mathrm{cm}^{-2}\cdot\mathrm{s}^{-1}$，$\sigma=36\times 10^{-24}\mathrm{cm}^2$，饱和放射性强度为

$$A_0=\sigma\cdot\frac{mN_\mathrm{A}}{\mathrm{Ar}}\cdot\varphi=\frac{36\times 10^{-24}\times 10\times 6.022\times 10^{23}\times 3\times 10^{15}}{59}=1.102\times 10^{16}\mathrm{Bq}$$

总活度：

$$A=A_0(1-\mathrm{e}^{-t/T_{1/2}})=1.102\times 10^{16}\times(1-\mathrm{e}^{-1/5.27})=1.905\times 10^{15}\mathrm{Bq}$$

比活度：

$$A_{\mathrm{m}} = \frac{A}{m} = 1.905 \times 10^{14} \mathrm{Bq/g}$$

^{59}Co 材料不纯时，上列计算结果乘以纯度即为所求。

（3）γ射线的能量要适当

γ射线的能量也是一个重要参量，有的核素可放射出许多种能量的γ射线，有的放射单一能量的γ射线。^{137}Cs 发射的γ射线是单能的。由于辐射源本身和包壳材料的康普顿散射等因素的影响，源发射出的γ射线的能量并不都等于核素所发射的能量，而是包含有多种能量成分。再加上空气、墙壁、屋顶等物质的散射和被照射物质所吸收的能量，往往使γ射线的能量成分变得非常复杂，这都会给吸收剂量的计算和测量带来相当大的困难。因此，准确测定辐射场空间点的γ射线能量分布，对吸收剂量的计算有十分重要的意义。

γ射线能量测定的最简单方法是利用γ射线的吸收规律，但是这种方法只能测得能量的平均值，不能测量能量分布，而且准确度也很差。对多组分γ能量的分析，普遍采用γ能谱仪，γ能谱仪不仅可以测出各自的γ射线的能量，还可测出它们各自的强度。由于γ射线不是带电粒子，对γ射线的探测是通过γ射线与探测介质相互作用产生的次级电子来进行的，不同的作用过程所产生的次级电子的能量各不相同，因此，即使是单能γ射线，所测得的谱也较复杂，^{137}Cs γ谱就是典型的例子。当入射γ射线有多种能量成分时，所有能量混合在一起，谱形更趋复杂。康普顿连续区可能抬得很高，有使低能γ射线全能峰被淹没的危险；能量相近的全能峰可能重叠而无法区分；还可能出现各种伪峰。为了分析各种复杂γ谱，需采用高分辨率谱仪和计算机解谱技术。

γ射线能量要适当，不是越高越好，过高会产生感应放射性，一般认为最大能量不超过 10MeV，对食品照射不高于 5MeV。

（4）γ源的安全性要高

辐射源的活度一般都相当大，为使γ射线具有一定的穿透能力，还必须保证γ射线有适当的能量。这都使辐射装置的防护设施的重要性变得异常突出，防护设施的结构要求极其庞大复杂。同时还要求源物质的理化性能稳定，源物质应为固体材料，不得与包壳材料发生化学作用，也不得腐蚀包壳材料，以防因泄漏污染环境，也要便于组装和运输。

（5）γ源的来源与价格

由于γ源的来源和生产工艺难易程度的差别，使各种γ源的价格相差甚大。一般来说，辐射装置中放射源的费用约占总投资的一半。选择γ源要从经济上、安全上和供应渠道及补充等方面综合考虑。目前世界上采用最多的是 ^{60}Co，其次是 ^{137}Cs，其他具有γ放射性的核素，受半衰期短等因素的限制，通常很难作为辐射装置的放射源使用。表 9-4 所示为 ^{60}Co 和 ^{137}Cs 两种γ源的一些性能指标。

表 9-4　^{60}Co 和 ^{137}Cs γ源的性能指标

指标	能量 MeV	半衰期 Y	源物质	γ功率 pW/Bq	比活度 TBq/g	自吸收 %	剂量率 Gy/h	年补充量 %
^{60}Co	1.173 1.332	5.27	钴金属	0.397	1.85～3.7	约 10	10^4	12.5
^{137}Cs	0.662	30.2	CsCl 或铯玻璃	0.088	0.888	30～50	10^6	2.3

2. γ辐射源的结构

辐射装置用的γ源是由发射γ射线的源物质元件（简称源元件）和容纳支撑源元件的源架组合而成的。源元件普遍采用双包壳封装的密封结构，其形状国外常采用笔形，而国内则常采用柱形。源架的几何结构常采用线状、环状（单环或双环）和板状（单板或双板）三种形式。由于源架可采用各种不同的几何形状，所以辐射γ源的结构类型很多。源架的几何形状视辐射场剂量分布的要求而定；源管（容纳元件的容器）排列方式和密度由源元件的活度确定。

（1）源元件

辐射装置中γ源元件都采用密封结构，放射性核素主要是 ^{60}Co 和 ^{137}Cs。

对于 ^{60}Co γ源，将稳定的金属钴（^{59}Co）加工成粒状、片状，装于薄壁不锈钢管内并密封，将封装好的 ^{59}Co 放入反应堆中子孔道中辐照。辐照一定时间，待 ^{60}Co 的活度达到规定要求后，取出转运至热室，用稀硝酸、EDTA 溶液、柠檬酸溶液等浸泡或超声波清洗。最后进行第二层包壳封装，完成源元件成品的加工过程。源物质材料一般不用棒材，棒状比片状或粒状自吸收大、比活度小。双包壳封装可避免在热室中直接封装裸露的 ^{60}Co，减小封装的复杂程度，使生产工艺简化。双包壳封装还可以隔离内壳的活化产物和污染物并阻止其扩散，减小 ^{60}Co 泄漏的危险，以满足安全使用和安全储存的要求。各国生产的 ^{60}Co 源外形尺寸各不相同。表 9-5 所示为我国生产的 ^{60}Co γ辐射源的技术规格，CF 系列为工、农业用辐射源，CY 系列为医用源。

表 9-5　国产 ^{60}Co 辐射源的技术规格

型号	CF12/80	CF15/90	CF20/100	CY23.4—1	CY23.4—2	CY26—1	CY26—2
外形尺寸/mm	$\phi12\times80$	$\phi15\times90$	$\phi20\times100$	$\phi23.4\times36.7$	$\phi23.4\times36.7$	$\phi26\times27$	$\phi26\times27$
活性直径/mm	8.6	10.8	15.8	20	20	22	22
活性高度/mm	72	82	90	28	28	20	20
活度/TBq	37	67	130	110	130	110	130

对于 ^{137}Cs γ源，封装结构与 ^{60}Co 类似，只是生产工艺不同。从反应堆燃料元件后处理厂的废液中提取裂变产物 ^{137}Cs，将源材料 CsCl 或铯玻璃加工成一定形状后再封装。由于铯的化学性能活泼，铯盐易溶于水，因而封装较难，要求较高。

为保证密封源的安全性，出厂前应按国际标准进行高温、低温、压力、冲击、振动、穿刺等例行试验，还要进行泄漏检验和包装表面沾污检验。

（2）环状源

环状源容易获得均匀的辐射场。当源的总活度比较小时，可采用线源，线源源架简单。

环状源架的源管（容纳源元件的容器）垂直于底座和支撑环排列，如图 9-1 所示，源管的长短和数量依需要而定。源架在水中储存，其结构材料为不锈钢。源管上端管口呈 V 形，便于源元件的倒装。源管下端底部开有漏水孔。源管内可装多根密封源元件，有时在源元件之间加垫块，用以改善辐射场分布。源架上还应附有升降挂钩、导轨滑轮等附属机构。当源的活度相当大时，可采用双环源架，将两个同轴圆环组合在一起，以减小源架尺寸。

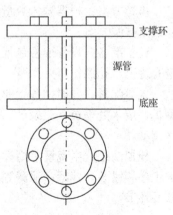

图 9-1　环状源

对于线状源，在垂直于线源轴线正中的平面上，照射率最大，上下两端逐渐减弱。为获得纵向均匀场，每根源管中，上下两端应装比活度高的源棒，中间装比活度低的源棒，也可在源管中加垫块来改善场分布。在源管排列比较密集的情况下，径向同轴柱面上的照射率一般来说是比较均匀的，如果源管数少，就很难得到均匀场。

当所考虑点距源架较远时，环状源可按点源近似处理。

（3）平面板源

平面板源（简称板源）适于中等规模和工业规模的辐射装置。平面板源普遍采用试管架式结构，有单层、双层和多层组合。源管平行排列在一个垂直平面上，如图 9-2 所示，源管的个数、源管的大小和形状取决于装源量（总活度）、产品类型及产量大小、辐照箱尺寸及传输方式、能量利用方式、剂量分布要求等因素。板源结构允许多种辐照方式和多工位照射，因此处理量大；辐射场主要集中在源平面的垂直方向，射线能量利用率高；剂量场分布较均匀；补充新源容易，可按组倒换。

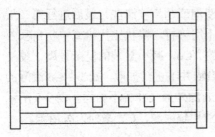

图 9-2　平面板源

板源的排源选择范围大，根据源棒的数量和活度进行组合，排列组合的原则是平面两边排强源，向中心逐渐减弱；每管上下装强源，中间装弱源。排列好以后，选若干有代表性的点进行计算，如果相差较大，需重新排列位置再计算，直到达到要求为止。

9.1.3　辐射源的倒装

辐射源的倒装是在屏蔽条件下，将源棒装入源架中相应源管的过程。辐射源的倒装是辐射装置建造的最后一道工序，是在源架、升降装置、运输、控制、监测等所有设备安装完毕，经检验证明各项性能达到设计要求并进行空白试验之后，方可进行辐射源的倒装。

1. 准备工作

校对文件：到货后应核对订货合同、出厂检验报告单、装箱单、运输许可证等技术文件，详细了解装源铅罐的结构、重量、储源形式、源棒数量及活度等细节。

排源方案：根据源棒数量、活度、设计的源架结构和辐射场分布的设计要求，按理论计算确定排源方案。

设备准备：设备准备包括铅罐运输小车、吊装起重机械、水井操控设备、水上下照明、带有进出水孔的长柄夹具等。

人员配备：各岗位各专业人员应配齐，包括起重运输工、司机、电工、倒装工、剂量监测员、废水处理员、记录员、后勤保障人员及指挥员等。每人分工明确，各司其职，统一指挥调动。

模拟演练：由现场总指挥制定仿真训练方案，用模拟源逐项进行演练，演练内容包括正常工序和错装、掉罐、泄漏等异常情况的处置。这是安全、快捷、准确、顺利倒源所必需的重要环节。

2. 倒装顺序

倒装程序应根据辐射装置的设计和具体情况来制定，程序应合理，环环相扣，逐次进行。一般程序应包括以下内容。

人员到位：检查各项准备工作和器具，佩带所需的防护装备。

卸罐：先检查铅罐表面剂量，从运输车上吊起铅罐并清洗，最后送至井口旁。

下井：旋下铅罐保护盖（法兰盘）螺帽并取下保护盖，抬出井盖，将铅罐吊至井口上方，缓慢放入水井中，直至井底。

取棒：开启水下灯，用长柄夹具取出铅罐防护塞，同时监测井面剂量。取源棒时，如有容器盛装，应检查有无倒掉；如果是散装，应用探针检查罐内是否有剩余源棒。

取罐：确认铅罐内无源棒时，吊起铅罐并监测剂量，铅罐出水，待水流完后盖上铅塞、法兰、旋上螺帽，装上储运车。

装源：按预先设计的排源方案，逐一将源棒放入相应的源管中。装源时不能装错，夹具不能离水面太近。操作时要不间断地监测剂量并确定每人的工作时间。

清场：装源结束后，清点和清理井底器具，检查井面剂量，取水样分析，盖好井盖。记录并整理倒源过程及有关数据，由现场指挥签字后存档。

9.1.4　辐射源的储藏

γ辐射源的储藏方式是辐射安全系统的重要组成部分。由于水井储源的经济性，除了小型和移动辐照装置采用铅罐储存外，γ辐照装置几乎都采用水井储源。

1. 屏蔽水层深度

利用γ射线在水中的减弱规律可以计算出所需的防护水层深度 d，对宽束γ射线，考虑到屏蔽介质的散射作用，引入描述散射作用的物理量累积因子 B，γ射线的衰减规律可表示为

$$I = I_0 B e^{-\mu d} \tag{9.6}$$

累积因子 B 由γ射线能量、介质种类及状态、源结构、几何条件等因素决定，是屏蔽计算中的重要参数。对不同介质（如水、混凝土、铅）在各种γ能量下的累积因子已有精确的系统计算数据供查找。在实际应用中，特别是在未知屏蔽厚度的情况下，可用博格经验公式（6.8）来计算累积因子，也有较系统的计算结果供查找。

假设无水屏蔽和有水屏蔽时，井口的剂量当量率分别为 $\dot{H}_0$ 和 $\dot{H}$，$\dot{H}_0$ 通常可按点源来计算，由式（3.3）、式（6.10）有

$$\dot{H}_0 = f A \Gamma / d^2 \tag{9.7}$$

由于式中把井口到水面的距离考虑成了水面到点源的距离，因此结果是偏安全的。对能量在几百 MeV 到几 GeV 范围的γ光子，在水中的 f 值取为 $f = 9.5 \times 10^{-3} \text{Sv/R}$，是照射量单位伦琴（R）转换为剂量当量单位希伏（Sv）的转换系数（对γ射线，$H=QND=QNfX$，$Q=1$，$N=1$），d 为井深，A 为源活度，Γ 为常数，与射线种类有关。$\dot{H}$ 可由式（6.9）进行计算，按防护要求，通常给定或设定一限值（如 $2.5 \times 10^{-5} \text{Sv/h}$）。由式（6.8）、式（6.9）可得

$$\frac{\dot{H}}{\dot{H}_0} = B e^{-\mu d} = (1 + a\mu d e^{b\mu d}) e^{-\mu d} \tag{9.8}$$

这是一个超越方程，用图解法求解是比较方便的。

【例 9.2】　1000 Ci 的 ^{60}Co 源储存于水井底部，若水面允许剂量当量率为 2.5×10^{-5} Sv/h，求水井的深度。

解：由表 9-4，取 ^{60}Co 的γ射线平均能量为 1.25MeV，由表 3-1 查得 $\Gamma = 1.32\text{R} \cdot \text{m}^2 / (\text{h} \cdot \text{Ci})$，

$\mu = 6.3 \text{m}^{-1}$，$a = 1.0343$，$b = 0.0767$，令式（9.8）左边为 y_1，右边为 y_2，考虑到 2 倍的安全系数，并利用式（9.7），则有

$$y_1 = \frac{\dot{H}}{2\dot{H}_0} = \dot{H}d^2 / 2fA\Gamma$$

$$= \frac{2.5 \times 10^{-5}}{2 \times 9.5 \times 10^{-3} \times 1 \times 10^3 \times 1.32 \times (6.3)^2}(\mu d)^2 = 2.51 \times 10^{-3}(\mu d)^2$$

$$y_2 = (1 + 1.0343\mu d \text{e}^{0.0767\mu d})\text{e}^{-\mu d}$$

y_1、y_2 是 μd 的函数，取 $\mu d = 16$、18、20 各计算三点，在半对数坐标图上，两直线交点 $\mu d = 18.38$，由此求出 $d = 18.38 / 6.3 = 2.92\text{m}$。

验算：由 $\mu d = 18.38$ 分别计算 B、$\dot{H}_0$ 和 $\dot{H}$：

$$B = 1 + a\mu d\text{e}^{b\mu d} = 1 + 1.0343 \times 18.38 \times \text{e}^{0.0767 \times 18.38} = 78.85$$

$$\dot{H}_0 = fA\Gamma / d^2 = 9.5 \times 10^{-3} \times 1 \times 10^3 \times 1.32 / 2.92^2 = 1.47\text{Sv/h}$$

$$H = H_0 B\text{e}^{-\mu d} = 1.47 \times 78.85 \times \text{e}^{-18.38} = 1.21 \times 10^{-6}\text{Sv/h} < 2.5 \times 10^{-5}\text{Sv/h}$$

2. 储源水井的技术要求

（1）水井结构要求

水井可采用圆形、方形、矩形等结构形式，圆形井适于环状源、柱状源储存，矩形井适于板源储存。水井的几何尺寸由源架的尺寸和倒源铅罐的线度决定。源架宽度一般为 1～1.5m，源架不能紧靠井壁，应留散热空间，水井尺寸可考虑 $1.5\text{m} \times 2\text{m} \sim 2\text{m} \times 2\text{m}$。水井深度不仅取决于屏蔽要求，还应考虑源架高度、井底定位余量、井口水面余量、倒源操作高度等，并非越深越好。

水井的设计还应考虑以下问题：① 井口应高出辐照室地面，以防灰尘、脏水进入水井；② 井壁用白瓷砖贴面，可提高倒源时水中亮度和减少井壁中 $CaCO_3$ 沉淀；③ 井壁加水深标识线，便于及时补充水量；④ 应设有换水的排水系统和废水储存池。

（2）水井防渗漏措施

水井的水不应漏失，也不应使地下水渗入井中，施工中的关键是保证水井不漏不渗，为此应采取一些特殊的防渗漏措施：

① 严格选址，保证水文地质条件；

② 采取特殊的混凝土配方和特殊的施工工艺；

③ 加不锈钢内衬和预埋防水钢板。

（3）水质要求

井水质量直接影响源架的使用寿命和操作的安全性。γ 射线会使水温升高。如果水中含有酸式碳酸盐等杂质，将会受热分解成难溶的碳酸盐，如

$$Ca(HCO_3)_2 \rightarrow CaCO_3 + CO_2 + H_2O$$
$$Mg(HCO_3)_2 \rightarrow MgCO_3 + CO_2 + H_2O$$

碳酸盐在源架、源管、源棒上结垢，不仅减小了射线能量的利用率，而且还给补充新源、换源带来困难。如果水中含有腐蚀性杂质，如 Cl^- 离子（氯化物），将会腐蚀源棒、钢丝绳等，则会造成源泄漏、钢丝绳断裂等重大事故。如果水的透光性不好，能见度低，会

给倒源带来困难。纯净蒸馏水是理想用水，但成本太高。经验表明，PH 值为 6～8；电阻率 $>1\times10^5\Omega\cdot cm$ ；Cl^- 的密度 $\leqslant0.01mg/L$ ；Ca^{2+}、Mg^{2+} 的密度 $\leqslant0.1mg/L$ ；SO_4^{2-} 的密度 $\leqslant0.1mg/L$ 就可满足要求。

对强源装置，热效应大，水温升高会影响水质，需进行循环净化处理，其过程大致如下：

井水→离心泵→冷却器→过滤器→阳离子交换柱→阴离子交换柱→回井

9.1.5　辐射源的升降系统

升降系统由吊架、绳轮、导轨、动力机械、定位装置等部件组成，源架的升降通常以电动机为动力，通过钢丝绳和滑轮来完成，如图 9-3 所示。

吊架是连接源架和钢丝绳的部件，钢丝绳通过滑轮与吊架相连接，带动源架提升或下降。图中的滑轮（或滑轮组）起导向和转向的作用，并连到控制室的动力系统。为了使源架在升降过程中不摇摆，确保源架在工作位置的横向定位精度，一般都是通过加设导轨来限制源架的横向位置。导轨的上、下端分别固定在屋顶和井底，导轨最好采用不锈细圆钢。为防止钢丝绳脱槽，滑轮应加限位套盖。

动力系统由电动机、减速器、联轴器、定位器、机座等部分组成。电动机的功率应按满负荷条件和提升速度来决定。减速器应根据电动机转速和提升速度来设计，并保证源架可在任何位置停止和锁紧。为减小电机惯性，在电机输出端应加制动器，在有定位信号发出时，制动器应能立即动作。

升降系统一般有三种方式：定滑轮单向提升、动滑轮单向提升、定滑轮双向传动。

（1）定滑轮单向提升。如图 9-3(a)所示，钢丝绳通过顶部定滑轮牵引源架，使源架沿导轨上升或下降。这种方式结构简单，滑轮用量少，钢丝绳调换方便，安全可靠。

（2）动滑轮单向提升。如图 9-3(b)所示，在吊架上安装一动滑轮，与顶部两个定滑轮组合起来构成动滑轮升降系统的两臂，分别通过电动和手动提升或下降。

（3）定滑轮双向传动。如图 9-3(c)所示，在源架底部增加一组下走向钢丝绳，构成双向传动系统。这种上下设置钢丝绳的方案使横向定位更加准确，而且下走向钢丝绳还可以在发生事故时，作迫降使用。但是，由于下走向钢丝绳和定滑轮在井底，检修相当困难。

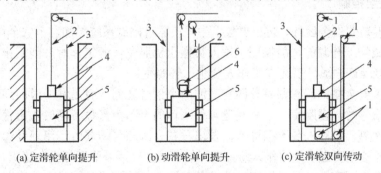

(a) 定滑轮单向提升　　　　(b) 动滑轮单向提升　　　　(c) 定滑轮双向传动

图 9-3　升降系统示意图

1—顶部定滑轮；2—钢丝绳；3—导轨；4—吊架；5—源架；6—动滑轮

9.1.6　控制系统

控制系统用于控制各种运行参数，是保证辐射装置安全运行的重要设施。全部控制系统均集中在处于迷宫外入口一侧的控制室内，作为操作的中枢，控制系统必须功能齐全、准确、安全、可靠。

控制内容包括：升源、定位、计时、降源、停降、样品传送、通风、报警、联锁、观察等。控制方式可分为手动、半自动、自动等多种方式。

1. 升降控制

要求既能反映出源的升降过程，又能保证给定的定位精度。升降过程应给出任何时刻源的位置，以便一旦发生卡源事故时，能准确快速确定排障措施。定位精度是指每次升源工作位置的重复性，好的定位精度可保证每次升源有相同的剂量场分布。

源位指示可通过电信号方法和机械方法来实现。电信号方法是将源升降的相对位置转换成电信号，输入到控制台上的指示仪表并连续显示源升降的高度，到位后通过继电器自动切断电源，从而达到定位目的。机械方法是利用机械计程器来指示源位，到位后通过行程开关切断电源。机械方法定位精度不如电信号方法的精度高，但可靠程度高，所以两种方法最好同时使用。

为克服电机惯性所带来的定位误差，升降系统必须加制动装置。为防止机械故障所造成的失控，最好还要增设手动升降系统。

2. 时间控制

样品辐照通常采用累积剂量的工艺方法，准确给出照射时间是控制辐射产品质量的关键因素之一。时间控制可采用人工计时和自动定时两种方法。

人工计时是最简单的时间控制方法，在升源的同时启动计时器或读表，等到辐照时间结束再通过控制台上的开关降源。这种方法时间误差较大，较难保证辐照质量。

自动定时是通过电子计时装置和逻辑控制电路实现的，时间控制由预置器、计数（时）器和控制器协调完成。首先按辐照时间要求预置好定时时间，启动源的提升开关的同时，给出计时控制信号，启动计数（时）器工作，当显示时间与预置时间相等时，控制电路发出定时结束信号和降源信号，源自动下降。自动定时时间准确。

3. 联锁安全控制

为保证辐射装置安全运行、防止事故发生，还需对控制系统增加若干安全性的制约措施。安全控制必须做到：升源前，能保证工作人员撤出辐照室；源工作时，能阻止人员进入辐照室；降源后，能保证先通风后允许工作人员进入辐照室。

为确保人员安全撤出，在预备升源和升源两个信号之间应有足够的时间间隔。当控制室发出预备升源信号时，辐照室、迷宫及迷宫外入口的全部声光设备同时发出警告信号，通知室内人员立即撤离，室外人员不准进入；发出预备升源信号的同时，闭锁升源电路，即使操作员误操作，升源电路也不能动作。预备时间结束，上述区域照明灯全部熄灭，并开始升源。如果这时辐照室内还有人，可利用室内的求救装置，如按动紧急按钮，迫降源，同时控制台上的辐照室有人指示灯亮，以便操作员采取相应措施。

为确保源工作时阻止人员进入，可采取安全门锁与升降电路联锁的办法，这样就可确保门不关锁时源不能提升；源在工作位置时，门打不开，即使开了门，源也会立即下降。考虑到联锁失灵造成人员误入，迷宫（道）中还应安装报警联锁系统，人员误入时马上报警，控制台上也有相应信号通告操作员，同时源自动下降。

为了及时了解辐射装置的运行情况，控制室还应设有剂量监测系统和观察控制系统。对辐照室的观察可采用闭路电视、潜望镜、水窗等方法。

4．手控系统与自控系统

手控系统至少应设置总电源、预备、升源、计时、降源、报警、通风等电路。通过控制台上的相应按钮由手动操作获得所需要的各种工作状态，并由指示灯显示出来。手动操作必须事先拟定出操作程序，并严格按规定的程序启动和关断各种开关。手动操作不允许操作者有任何差错，否则会造成严重后果。

自控系统依据各种控制要求按顺序自动进行，因而不仅使用方便，还能提高装置的运行效率。自动控制过程操作时，只需接通电源，并预置好辐照时间，启动自控按钮，系统即可在控制系统的统一协调指挥下完成一次控制过程，基本过程如图 9-4 所示。

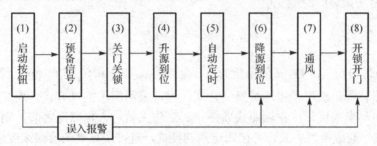

图 9-4　辐射装置自动控制程序

自控系统虽然加有自保护系统，但仍有可能发生故障，这时就应启用手控系统来运行。

9.1.7　辐照室的通风换气

γ 射线与空气相互作用会产生臭氧、氮氢化物等有害气体。当源的强度很大和射线的能量很高时，在有限的空间里，可能会产生浓度过高的有害气体，这将直接影响工作人员的健康。为了降低这些有害气体的浓度，国内、外普遍采用通风换气的方法。由于臭氧的毒性是主要的，通风换气速率的设计应以降低臭氧浓度到安全浓度为依据。按照国家标准，空气中臭氧的浓度为 0.1ppm（1ppm=10^{-6}）。臭氧的产生率 P 可表示为

$$P=1\times10^{-10}gAL \tag{9.9}$$

式中，P——臭氧的产生率，单位取 cm^3/s；

A——γ 辐照源的活度，单位为 Ci；

L——辐照源到屋顶的平均距离，单位取 cm；

g——转换因子，它表示空气每吸收 100eV 能量的 γ 射线所产生的臭氧分子数，变化范围为 12～15，一般在设计计算中常取 $g = 13.8$。为将臭氧的浓度降低到 0.1ppm 以下，由臭氧的产生率可导出通风量 U 为：

$$U\geqslant10^7 P \tag{9.10}$$

【例 9.3】 一个 10000Ci 的 ^{60}Co 辐照室，源架距天棚 2.5m，计算臭氧的生成率 P 和通风量 U。

解： 已知 A=10000Ci，L=250cm，取 g=13.8，由式（9.9）有

$$P =1\times10^{-10} gAL =1\times10^{-10}\times13.8\times10000\times250 = 3.45\times10^{-3}\,cm^3/s$$

利用式（9.10）可得

$$U \geqslant 10^7 P = 3.45 \times 10^4 \, \text{cm}^3/\text{s} = 0.0345 \text{m}^3/\text{s}$$

即通风量 U 不应小于 0.0345m³/s。

由于臭氧是不稳定的物质，生成后 50min 左右就会分解成普通氧，因此臭氧浓度随时间的累积不是线性关系。

1. 通风换气的频次

通风换气的频次很难确定，它与装置的规模有关。国际上，通风换气次数通常按 20～40 次/h 设计，装源量小的取下限，装源量大的取上限。对小型辐照装量在辐照过程中，也可不通风换气，但需在辐照结束时通风换气。如果停止辐照时，臭氧的浓度为 C_s，要使其降低到 $C_m = 0.1$ppm 时所需要的时间 t 为

$$t = \frac{1}{n} \ln \frac{C_s}{C_m} = 10 C_s$$

式中，n 为每小时的换气次数，t 的单位为 h，臭氧的浓度 C_s 和 C_m 均以 ppm 表示。对于大型连续生产的辐照装置，既可采用连续换气方式，也可采用间歇换气方式。连续换气方式可按最大额定风量的一半来进行，在辐照快要停止、工作人员进入辐照室之前，则要开足最大风量进行强制换气。间歇换气方式，可按固定周期换气，也可按臭氧的监测浓度进行通风换气。

2. 通风通道

精心合理地设计风道，可保证辐照室进排风时无死角并防止气流倒流。进风道一般采用迷道的地沟，排风道要根据辐照室的结构而定。风道的选择和设计还要考虑经济成本和施工条件。排风口的位置和进风量与排风量的匹配是防止气流倒流的重要保证。

3. 空气过滤器

为防止进风过程带进灰尘，进风系统中可设置过滤器。对一般的辐照装置，设一级进风过滤器即可，滤除 ϕ20μm 以上的尘粒，就足以满足生产要求。对要求较高的辐照装置，如医疗消毒等，还应增设二级过滤器，至少再滤除 ϕ5μm 的尘粒，最多可增至三、四级过滤。排风系统中也可设过滤器，特别是对开放型放射化学实验等。在排风系统中设置过滤器，可防止放射性污染。

4. 排风烟囱

排风机排出的含臭氧空气，利用烟囱将其排放到大气的高空，通过扩散，使辐照室浓集的臭气得到稀释，进而使接近地面的臭氧浓度降至 0.1ppm 以下。浓集的臭氧在扩散后的稀释浓度与烟囱的高度有关。

假设烟囱高度为 h，由于烟气的初速度，烟气离开烟囱口，还会上冲 Δh 后才会开始向下风方向扩散。因此排风的有效烟囱高度 $H = h + \Delta h$，H 可由气体扩散方程求得。Δh 可按式（9.11）计算：

$$\Delta h \approx 1.5 \frac{\upsilon d}{\mu} \tag{9.11}$$

式中，υ ——烟气出口速度，单位为 m/s；

d——烟囱的内径，单位为 m；

μ——平均风速，单位为 m/s。

一般来说，烟囱的高度至少应比周围最高建筑物高出 3～5m。

9.1.8　封闭式辐射装置的基本结构

绝大多数的辐射装置都采用封闭式结构，主要由辐照室、迷宫（或迷道）和控制系统组成。

1. 辐照室

辐照室是用辐射处理样品（或产品）的辐照场，是以辐射源为中心，以迷宫为进出口的封闭式建筑，内装有放射源、储源水井、源的升降系统和传送辐照样品的机械设备等。

对辐照室的基本要求是室内应具有规定的辐射场分布；室外剂量应符合放射防护规定的要求。

室内辐射场的分布取决于辐射源的结构和辐照室空间的大小。一般来说，辐射室的几何形状不影响辐射场的分布，因此可自由地选择辐照室的几何结构，但是从使用条件、空间利用率、基建投资等因素来考虑，目前 γ 辐射装置通常采用圆形和矩形辐照室。圆形辐照室最适合于柱状源和环状源，其优点是辐射场分布简单、均匀性好，等量线基本上是以源为中心的同心圆。矩形辐照室可适合于多种结构的辐射源，辐射场分布也不复杂，但辐射场的均匀性和剂量误差不如圆形场。

室外剂量取决于防护墙及屋顶的厚度。防护墙材料须用钢筋混凝土结构，混凝土的密度为 2.1～2.4g/cm³。墙体厚度由源的活度、结构和位置决定，可根据 γ 射线的屏蔽防护来计算。

2. 迷宫

辐射装置的出入通道普遍采用弯曲的迷宫或迷道（如图 9-5 所示），而不是直接使用防护门。由于铅防护门很笨重，对于 3000Ci 的 ^{60}Co 源，如果门的面积为 1.2m×2m，则铅防护门重达 3t 以上，因此使用不便，也不安全。另外，如果样品（或产品）采用动态连续辐照的方式，则不允许存在防护门结构。用迷宫取代防护门可以起到安全防护的作用；可以减少事故的发生；可以兼作样品（或产品）传送通道等各种用途。

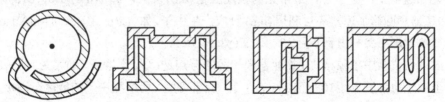

图 9-5　迷宫几何结构示意图

9.2　加速器的防护

9.2.1　加速器概述

加速器（Accelerator）是用人工方法加速带电粒子的一种装置。一般包括离子源（或电子枪）、束流的加速、聚焦和传输系统、控制系统、真空系统和一些附属设备。

1．加速器的分类

目前世界各国运行的加速器是多种多样的。按被加速的粒子种类，可分为电子、质子、重离子加速器；按被加速的粒子能量，可分为低能、中能、高能和超高能加速器；按被加速的粒子轨道形式，可分为直线形、圆形、环形三大类或基本形式的组合；按加速粒子的原理，即按加速电场的特性，可分为三大类：一是高压类，其中有静电、倍压、绝缘芯变压器型、高频高压加速器等；二是感应电场类，如电子感应加速器、直线感应加速器；三是射频电场类，对运动粒子做谐振加速，其中有回旋、同步回旋、同步电子回旋等。用来储存粒子的储存环或兼有双束对撞的对撞机也属加速器范畴。

2．加速器生产放射性核素

利用加速器，特别是回旋加速器加速的带电粒子（如质子、氘核、α粒子等）作为入射粒子，轰击靶核引起相应的核反应生成放射性核素，然后用适当的化学方法进行分离纯化，便可得到所需要的放射性同位素。

用加速器生产的放射性核素与反应堆生产的相比，多半是缺中子的放射性核素，这类核素大多产生 β^+ 衰变或电子俘获。用加速器可得到比活度很高的无载体放射性核素，如 $^{10}B(d,n)^{11}C$ 反应产生的 ^{11}C。有些常用的放射性核素只能用加速器得到，如 ^{67}Ga、^{111}In、^{123}I、^{201}Tl 等。

早期人工放射性核素的发现和生产，大多是在加速器上进行的，现在，加速器和反应堆都是生产放射性同位素的重要工具，两者可以互为补充。但因加速器生产的放射性核素产量低、成本高、靶制备比较复杂、生产的核素寿命较短，所以应用范围受到一定的限制。

3．加速器中子源

用某些加速器加速带电粒子（α粒子、质子、氘核或其他离子）轰击一定的靶核时，可引起发射中子的核反应，通常将这类用于产生中子的加速器称作加速器中子源。通常用作中子源的加速器主要是中子发生器（Neutron Generator）、静电加速器（Electrostatic Accelerator）、回旋加速器（Cyclotron Accelerator）和电子直线加速器（Electron Linear Accelerator）等低能加速器。在加速器上产生中子，最常见的核反应是 (d,n) 反应，如 $T(d,n)^4He$、$D(d,n)^3He$ 反应等。静电加速器和回旋加速器还可利用 (p,n) 反应产生中子，如 $^7Li(p,n)^7Be$、$T(p,n)^3He$ 反应等。电子直线加速器则主要利用轫致辐射，通过 (γ,n) 反应获得中子。

与放射性同位素中子源相比，加速器中子源的特点是：① 强度高，通常为 $10^8 \sim 10^{11} n/s$，强脉冲中子源峰值强度可达 $10^{17} \sim 10^{18} n/s$；② 能量可变，所产生中子的能区范围极广，从几 eV 到几十 MeV；③ 可产生脉冲中子；④ 可产生单色中子；⑤ 可在广阔能区内获得单色或连续谱中子；⑥ 停止运行时没有强放射性存在。

加速器中子源在中子活化分析、中子测井、中子照相、中子辐射育种、中子治癌等方面有着广泛的应用。在核科学技术中，核参数的测量、中子测量与剂量仪表的刻度、堆用材料的屏蔽试验和其他核物理基础研究等工作也都离不开各种类型的加速器中子源。

4．加速器增殖堆

加速器增殖堆是利用中能强流加速器使 ^{232}Th 和 ^{238}U 转变为可裂变的 ^{233}U 和 ^{239}U，供热堆使用的一种核燃料增殖堆。目前已提出的增殖核燃料的方法主要有快中子增殖堆、聚变增殖堆和加速器增殖堆三种。增殖核燃料的物理原理基本相同，都是利用中子使可增殖燃料转变为可裂变的核燃料，只是产生中子的途径不同，分别由裂变、聚变、加速器产生。加速器增殖堆由加速器和靶堆两部分组成。为了产生大量中子，加速器必须具有较高的能量（几百MeV 以上）和很高的平均流强（几百 mA）。靶堆的作用是使加速器输出的粒子在靶上产生大量的中子（如 1GeV 的质子轰击 ^{238}U 靶可产生 50 个左右中子），同时使靶周围的可增殖核燃料吸收这些中子而产生可裂变燃料。

9.2.2　加速器屏蔽防护的特点

加速器是核物理研究领域不断深入扩展的产物，几十年来取得了很大的成就，它已不再是一个物理装置，而是一个具有各种复杂设备的昂贵的综合装置，从最初占地面积几十平方米的大厅发展到有机场面积的庞然大物，近年在欧洲联合核子中心（CERN）运行的大型强子对撞机（LHC），其环形结构的直径达 9km，被加速粒子的最大能量也从几十到几百 keV（X 射线机）发展到几百 GeV（质子加速器）乃至 TeV 的量级，甚至更高。例如，1967 年前苏联投入运转的 70GeV 谢尔普霍夫质子加速器，包括长度 80m 的 100MeV 能量的质子加速器、1.5GeV 的回旋加速器(喷射器)、周长 1500m 的 70GeV 的主回旋加速器、三个长度为 40～200m 的质子传送道、10 多个长度为 50～400m 范围的次级粒子孔道。此后，瑞典和美国都建造了大型加速器，质子能量达到几百 GeV。

设计加速器的辐射屏蔽时，最重要的参数是：被加速带电粒子的种类、粒子的最大能量、束流强度、加速周期和旋转频率、次级辐射源等。

由于加速器的类型、结构和用途的不同，加速器的参数变化范围很大。特别是高能加速器，由于高能粒子与介质相互作用物理过程的多样性，不仅要考虑主辐射源，还要考虑次级辐射源问题。因此设置辐射屏蔽的方法和措施也就多种多样，不像同位素辐照源那样几乎千篇一律。与加速器有关的书籍会充分而全面地叙述加速器屏蔽物理所涉及的各种各样的防护问题，这里就不展开讨论了。

9.2.3　小型加速器的辐射安全防护

加速器的辐射防护设施包括辐射屏蔽、防护设备、运行安全系统、通风系统等。在设计阶段应充分地考虑防护设施的主要内容和具体要求，并对扩容留有余地。防护设施应与主体工程同时设计、同时施工、同时投入使用。

1. 辐射屏蔽

屏蔽方式、屏蔽厚度、屏蔽材料应根据被加速的带电粒子的种类、最大能量、最大束流强度及次级辐射的种类、能量、产额等因素进行综合考虑，按最大输出和 2 倍的安全系数原则进行设计。使相邻区域群众的集体剂量保持在可以合理达到的尽量低的水平，并保证工作人员个人所受剂量不超过国家规定的剂量限值水平。

2. 通风系统

通风系统的作用是排除气载放射性物质（气溶胶）和有害气体，排风速率和频次可根据产生有害气体的数量和工作需要而定。排风通道应从清洁区向污染区，最后由排气口经排气烟筒排出，为避免排出气体污染进气口和邻近室内空气，排气烟筒应高于邻近建筑物。

3．辐射安全系统

（1）加速器厅和靶厅的门需安装安全联锁装置，只有当人员撤出并关门后，才能开机产生辐射。

（2）产生辐射的控制系统应该用开关钥匙控制。

（3）在加速器厅、靶厅内工作人员易达到的地点，在醒目处应设置紧急停机或断束手动开关。

（4）在辐射区出入口、通道上及控制台上应安装工作状态指示灯。

（5）在辐射区应安装辐射监测系统。

（6）配备适当适量的辐射监测装置，如便携式剂量仪、个人剂量计、气体监测仪等。

加速器的安全系统与同位素辐照装置的安全系统基本相似。

加速器的安全运行要求严格遵守职业操作规程，严防误入误照事故的发生。

【例 9.4】 由于没锁门有人进入了电子加速器辐照室，无意中发现加速器正在运行，急忙退出并关机。从进入到退出滞留约 10min，事故后重新开机监测结果为 $E_e = 2\text{MeV}$，$\varphi = 3\times10^{11}/\text{m}^2\cdot\text{s}$，求此人所受剂量当量。

解： 通过查表 3-2 可知，在肌肉中 $E_e = 2\text{MeV}$ 的电子质量阻止本领

$$(S/\rho)_{\text{col}} = 2.936\times10^{-14}\text{J}\cdot\text{m}^2/\text{kg}$$

吸收剂量 D 为：

$$D = \varphi(S/\rho)_{\text{col}}t = 3\times10^{11}\times2.936\times10^{-14}\times10\times60 = 5.285\text{J/kg} = 5.28\text{Gy}$$

对电子，取品质因数 $Q=1$，综合修正因子 $N=1$，所受剂量当量为

$$H = QND = 5.28\text{Sv}$$

9.3　反应堆的防护

9.3.1　反应堆概述

1．反应堆的分类

反应堆可按物理和结构上的特征、核燃料的成分和布置、中子慢化剂和载热剂的种类、用途等加以分类。

（1）按核设计特征分类

① 根据主要引起核燃料裂变的中子能量 E_n 来分，有热中子堆（包括非增殖堆、轻水增殖堆、先进转换堆和熔盐增殖堆），$E_n < 0.2\text{eV}$；中能中子堆，E_n 为 $0.2\sim100\text{keV}$；快中子堆（钠冷和气冷快中子堆），$E_n > 100\text{keV}$。

② 按所用燃料成分和可转换材料来分，有天然铀堆、浓缩铀堆、钚燃料堆、钍堆和混合燃料堆。这些燃料可以是固体、液体和气体。

③ 按转换比 $C.R.$（Covnersion Ratio）来分，有燃烧堆（$C.R. < 1$）、转换堆（$C.R. = 1$）和增殖堆（$C.R. > 1$）。

④ 按燃料和慢化剂布置来分，有均匀堆和非均匀堆。

（2）按工程设计特征分类

① 按燃料形态来分，有固体燃料堆、液体燃料堆和弥散型燃料堆。

② 按慢化剂和冷却剂来分，有石墨水冷堆、石墨气冷堆（包括天然铀气冷堆、改进型低浓铀气冷堆和高温气冷堆）、重水堆、轻水堆（压水堆和沸水堆）、有机慢化剂堆、氢化物慢化剂堆等。

③ 按载热剂类型来分，有水载热剂堆、有机载热剂堆、液态金属载热剂堆、气体载热剂堆、等离子气体载热剂堆。

④ 按结构特征来分，有容器式堆、管道式堆、腔室式堆。

⑤ 按机动特性来分，有固定式堆、可移动式堆、可运输式堆。

（3）按用途分类

① 研究堆：低通量堆、高能量堆、脉冲堆、材料试验和部件考验堆。

② 人工同位素生产堆：产钚堆、产氚堆。

③ 动力堆：发电用堆（核电站）、供热用堆、供电供热两用堆、推进用堆（舰船、飞机、宇航装置用堆）。

④ 两用堆：产钚发电两用堆，供电供热两用堆。

⑤ 辐照堆：材料处理堆、生物医学辐照堆、辐射化学堆、食物辐照堆、同位素生产堆。

⑥ 培训堆：教学用堆。

2. 反应堆（安全）保护系统

反应堆保护系统是一种保护反应堆免受意外事故破坏的自动控制系统，又可分为以下几个分系统：反应堆停堆系统、应急冷却系统、安全壳隔离系统、功率递降系统、降压系统、应急电源、空气过滤系统等。

保护系统中的主要设备一般包括：各种监测仪表，如监测堆芯中子通量密度（中子注量率）的仪表、测温度仪表、测压力仪表等；逻辑电路；驱动安全棒的机构；联锁装置；执行机构等。

保护系统的工作原理：当监测仪表发现有发生意外事故的可能时，如发现堆芯温度过高，或堆芯中子通量密度过高，或外电源断电时，这些信号立即传递给逻辑电路进行判断处理，如果需要停堆时，则立即启动安全棒，快速插入堆芯，或采取其他措施，以达到停堆目的。

保护系统除了要求它的监测仪表灵敏稳定、逻辑电路判断正确、执行机构动作迅速以外，特别要强调保护系统的工作可靠性。决不允许由于设备出故障而使反应堆处于无保护状态。为此，在设计和安装中建立了某些基本原则：

（1）故障安全原则（Fail-Safe），如果某设备发生故障（如断线、电子元件失效等），其后果应是趋向安全的（如使安全棒下降，而不是使安全棒不能下降）；

（2）多重原则（Redundancy），即一套装置失灵，另一套装置还可起作用；

（3）符合原则（Coincidence），这是为了避免由于设备误动作而引起的不必要停堆。

如果只有一台监测仪表发出事故信号，并不停堆，因为这信号可能是假的。只有当两台以上监测仪表同时发出信号时，才立即停堆。根据上述原则，反应堆保护系统中常见的三取二电路，就是同时满足上述（2）、（3）两条原则的一个例子，即三台监测仪表中只要有任何两台仪表同时发出事故信号，就停堆（多重原则），只有一台仪表发出信号时，则不停堆（符合原则），但要报警。

3. 反应堆中子源

各种类型的反应堆都能产生可供利用的大量中子，因此有时把反应堆称为反应堆中子源或堆中子源。

反应堆内中子注量率通常为 $10^{11} \sim 10^{14} n/(s \cdot cm^2)$ ，高通量堆可达 $10^{15} \sim 10^{16} n/(s \cdot cm^2)$ ，从堆内引出的中子束中子注量率一般为 $10^7 \sim 10^9 n/(s \cdot cm^2)$ 。堆中子来自重核裂变，裂变中子有很宽的能量分布，从很低能量直到十几 MeV，峰值位于 0.8MeV 附近，平均能量约 2MeV。不同类型堆的中子能谱不同。根据需要可从堆上获得快中子、共振中子、热中子、冷中子等多种能量的中子。

反应堆中子源经常用于核物理和堆工研究、放射性同位素生产、辐射育种、防护设备与生物效应研究等工作中，同时也是中子活化分析用的最重要中子源，此外，在热中子照相、慢中子俘获治癌等方面也有着很大的潜在应用价值。

4．反应堆生产放射性核素

利用反应堆的中子轰击靶核，靶核俘获中子后引起核反应，便可生成人工放射性核素；或利用中子引起重核裂变，从裂变碎片中提取所需要的放射性核素，这是反应堆生产放射性核素的两种途径。

反应堆生产放射性核素最常用的是中子俘获 (n,γ) 反应。由于在核反应中，靶子物和产物的原子序数没有发生变化，即彼此是同一元素的同位素，一般不能用化学方法将它们分开，因此用这种核反应得到的放射性核素是含有同位素载体的。

中子俘获 (n,γ) 反应后继发 $β^-$ 衰变得到的产物，与靶子物不是同一种元素的同位素，经化学方法进行分离和纯化，可得到无载体放射性同位素。若用较高能量的中子轰击靶核，通过 (n,p) 和 (n,α) 反应则放出带正电的质子和α粒子，如 $^{32}S(n,p)^{32}P$ 、 $^6Li(n,α)^3H$ ，通过这种核反应生成的放射性核素与靶元素的原子序数不同，经化学分离也可得到无载体放射性核素。

多次中子俘获 (n,γ) 反应，常用于生产超铀元素。此外，像 ^{235}U 、 ^{239}Pu 、 ^{233}U 等一些核燃料在中子轰击下，可分裂成中等质量的原子，即通过核裂变产生放射性核素，如 ^{90}Sr 、 ^{137}Cs 、 ^{147}Pm 等。

目前大多数具有实用价值的放射性核素，都是用反应堆生产的，不但产量高，而且成本低。

9.3.2　反应堆屏蔽概述

1．屏蔽设计的基本要素

（1）辐射安全基本规定（容许照射水平、安全准则和标准、各种服务房间的分区和类别）；核电站及邻近的其他辐射源的辐射类型表；

（2）辐射源的特性：视源和屏蔽目的可供选择的有比活度、γ当量、光子或中子强度或通量密度、辐射的有效能谱；

（3）源的物理化学性质：化学成分、密度；

（4）源内活度分布特性资料；

（5）源的几何参数（大小和形状），可能存在的屏蔽辐射的金属壁或其他覆盖物，源至受体的距离，防护屏蔽相对于源的位置（垂直或倾斜）；

（6）屏蔽材料的特性，它的结构形式（平板状、环状、仿形式、可拆卸式、阴影式），关于可能的屏蔽覆面资料；

（7）有关高辐射和高热力负荷条件下屏蔽材料性能及其吸附作用性质的资料；

（8）考虑相邻房间有可能布置源或存在其他类贯穿辐射的工作地点的设计辐射水平的计算结果；

（9）对各房间（隔离间）内活化设备的布置要求也属于屏蔽设计的一般原则，要按活化水平和在检修期间接近设备的方式及利用源本身的结构和材料作防护屏障的程度进行分类设计；

（10）在设计中所采用的屏蔽计算方法和计算程序及其输入的原始数据等。

以上各项屏蔽设计要素，对于大多数电离辐射源或多或少都是共同的，但在设计具体的核技术装置的辐射源（核电站、核燃料后处理厂、加速器、宇航装置等）的屏蔽时，也会有表征某种核物理装置的特殊要求。

2．反应堆的屏蔽要求

反应堆屏蔽应当满足的要求并非对所有的情况都通用而适宜的，而是各有侧重。设置屏蔽在于有条件地保证：

（1）人员进入的房间的容许辐射强度水平（考虑工作人员在相关房间必须停留的平均时间和反应堆功率水平），即执行生物屏蔽功能（对人的防护）；

（2）结构和屏蔽材料的容许辐射损伤水平，即执行防辐射的屏蔽功能；

（3）在结构和屏蔽材料中辐射释能、温度和热应力的容许水平，即执行热屏蔽功能；

（4）结构材料、设备和载热剂受中子照射引起的容许活化水平，即执行防活化的屏蔽功能；

（5）当活化部件从反应堆卸出时，按现有的辐射安全标准达到可接受的辐射状况。

制造和结构方面的要求在于保证必要的清洁度、密度、均匀性、公差、屏蔽材料的亲合性及其在整个反应堆服役期间的工作性能；在于保证屏蔽结构制造和安装时检查的可能性，以及保证这些结构的可维修性。

3．反应堆屏蔽设计的原则

反应堆辐射屏蔽设计包括屏蔽材料选择、屏蔽布置及其结构设计等几个相关的综合的过程，必须对安全、经济和操作的要求进行综合考虑。对反应堆屏蔽内的辐射场进行某种程度的详细而精确的分析，是所有设计阶段不可缺少的组成部分。反应堆屏蔽设计原则显然取决于反应堆的类型及其用途，对不同类型的反应堆，有不同的侧重，一些通用性原则适用于各种反应堆。

（1）反应堆及其屏蔽、载热剂回路和辅助系统在各个阶段要协调设计；

（2）保证屏蔽的完整性，即尽可能保证屏蔽外表面辐射状况的等剂量性；

（3）考虑耐久性和热物理学计算结果的要求；

（4）在屏蔽结构上考虑整个反应堆安全的要求；

（5）保证反应堆装置的经济性：屏蔽费用占总费用的 30%左右，屏蔽与构筑物的协调布置往往决定总成本，有时要保证最低的屏蔽成本，有时要保证最小的屏蔽外形尺寸或最小的屏蔽质量；

（6）屏蔽结构简单可靠，不妨碍反应堆的正常运行和超负荷；

（7）监督屏蔽结构的建造和安装，在建造之后检查和考验屏蔽的有效性。

反应堆屏蔽设计是个复杂的过程，受许多因素影响，完善的屏蔽设计是对质量、成本、操作方便等诸多因素综合权衡的结果。

4．反应堆屏蔽的布置

反应堆屏蔽布置有以下几种类型：

（1）整体屏蔽，围绕反应堆及其所有组成部件的整体屏蔽；

（2）分别屏蔽，将反应堆和载热剂回路设备分开屏蔽；

（3）阴影屏蔽，将反应堆某些地段用防护屏加以屏蔽。

在分别布置的情况下，所有屏蔽分为初级屏蔽和次级屏蔽。反应堆初级屏蔽应完成如下减弱功能：

（1）把反应堆射出的中子通量减小到不使二回路载热剂达到强烈活化程度；

（2）中子通量减小到使载热剂屏蔽内中子俘获伴随的γ辐射最小；

（3）中子通量减小到使结构件和设备中，因中子辐照引起的放射性活度小于容许水平；

（4）停堆后，从活性区射出的剩余γ辐射通量，在人员必须停留的地方，减弱到容许接受的水平。

载热剂回路次级屏蔽的功能是：

（1）使载热剂γ辐射通量和入射到载热剂的中子通量减弱到容许水平；

（2）防止从初级屏蔽薄弱处（如蒸气管道）过多透射出的辐射；

（3）有时作为被放射性气溶胶污染的空气的阻挡层。

5．反应堆安全壳

反应堆安全壳是反应堆正常运行和发生事故时，将释放到控制区以外的放射性物质数量限制在允许范围内的庞大而坚固的封闭建筑物。

水堆核电站的一回路一般均安装在安全壳内。当一回路发生管道破裂这类严重失水事故时，安全壳必须能承受冷却剂汽化所造成的压力和温度，并将放射性物质控制在安全壳内。一般规定：在设计压力下，24h 内安全壳向外的泄漏量不超过安全壳内自由容积的 0.1%～0.2%。因此，穿过安全壳的管道和电缆都要设计特殊的贯穿件，所有管道在事故时必须能自动隔离；设备和人员进出安全壳的闸门也必须有良好的密封。为了降低安全壳内的压力，可在壳内设置喷淋系统，在事故时自动喷淋降压，同时清洗放射性碘；或在壳内设置冰冷凝系统或水池泄压系统，使水汽通过后冷凝降压。

安全壳从结构上可分为单层壳和双层壳两种。单层壳一般为预应力混凝土结构，它由预应力混凝土壳及设在混凝土内表面的薄钢板衬里组合而成。双层壳内层一般为钢壳，外层为钢筋混凝土壳，两层壳间有一环室夹层，保持一定的负压，使核电站在运行或事故时渗漏到环室内的放射性物质经过过滤净化后排放。

安全壳必须是安全的，必须能承受地震和外来飞射物冲击等载荷的作用。

9.4　载人航天飞行器的辐射防护

从外部空间到达地球的高能初级粒子及它们与大气层空气相互作用产生的次级粒子所组成的辐射称为宇宙辐射（Cosmic Radiation）或宇宙射线（Cosmic Ray）。部分宇宙辐射的穿透能力很大，可以透入深水或岩石，称为硬宇宙辐射，另一部分穿透本领较小，称为软宇宙辐射。

9.4.1　宇宙空间的主要电离辐射危险源

宇宙空间主要存在三种天然电离辐射源：地球辐射带、太阳辐射和银河系辐射。根据宇宙飞行条件、飞行计划和飞行器的结构，在飞行期间这三种电离辐射源都能产生较大的辐射作用。

1．地球辐射带

在近地球空间被地球磁场捕俘的带电粒子（主要是质子和电子）流所形成的辐射区域称为地球辐射带。通常把距地面几百 km 至几千 km 的区域称作内辐射带，把距地面几千 km 以上的区域称作外辐射带。

（1）质子流

质子流的通量密度在空间上的分布是不均匀的，与高度有关，与方位有关。在大西洋南部上空存在一个异常区域，在异常中心（南纬33°，东经325°）445 km 高度处高能质子通量密度可达 $1.5×10^3/cm^2·s$（$1.3×10^{12}/m^2·d$），比它的外围高出 100 倍。赤道轨道（轨道平面相对于赤道平面的倾角 θ =0°）完全处于异常区域之外。质子的通量密度在内辐射带中心区域最大，并随高度的增加而减小，也随高度的降低而减小，这是因为随高度增加相同立体角的锥面积增大和随高度降低稀薄气体密度增大之故。表 9-6 列出了圆形轨道质子通量密度的计算值。在赤道平面 2780km 高度处地球辐射带的质子通量密度最大，可达 $1.44×10^{13}m^{-2}·d^{-1}$。圆形轨道上的质子通量密度与距地面高度有强烈依赖关系，受轨道平面与赤道平面的倾角影响较小。

表 9-6　圆形轨道的质子通量密度/（$m^{-2}·d^{-1}$）

轨道高度/km	轨道平面与赤道平面的倾角 θ /度			
	0	30	60	90
445	—	$2.25×10^{10}$	$1.42×10^{10}$	$1.26×10^{10}$
2780	$1.44×10^{13}$	$7.00×10^{12}$	$3.43×10^{12}$	$3.00×10^{12}$
5500	$2.25×10^{12}$	$9.97×10^{11}$	$5.11×10^{11}$	$4.37×10^{11}$
8350	$2.83×10^{11}$	$1.21×10^{11}$	$6.07×10^{10}$	$5.24×10^{10}$
11100	$5.87×10^9$	$2.06×10^9$	$1.11×10^9$	$9.11×10^8$

质子的能量很高，可达几百 MeV。在屏蔽计算时，需要知道质子的能谱。为简化计算，通常假定辐射特征（通量密度、能量和角分布）是各向同性分布的。质子通量密度的计算取能量区间为 300～1000MeV，高能成分较少。对圆形轨道，质子流的能量分布与距地面高度关系不大，在 445～5500km 范围内不同轨道高度的能谱差别甚小，较高轨道的质子能谱似乎是比较软的。质子流的能量分布与轨道倾角关系不大，在 60°～90° 倾角之间的圆形轨道，对屏蔽计算有重要意义的能区内，单位能量区间的质子通量密度实际上相同。

根据已知的地球辐射带质子能谱资料，确定了剂量转换系数 CF（Conversion Factor），即单位剂量的通量值。在轨道高度 445～5500 km 范围内，$\overline{CF}$ 为 $0.5cm^{-2}·s^{-1}/10^{-5}Sv·h^{-1}$[1mrem/$h^{-1}$]，在轨道高度 8350～11100km 范围内，$\overline{CF}$ 约为 $0.4cm^{-2}·s^{-1}/10^{-5}Sv·h^{-1}$[1mrem/$h^{-1}$]。表 9-7 列出了地球辐射带质子有效剂量当量率 $\dot{H}$ 的计算结果，计算中采用了能量大于 30MeV 的质子能谱，$\dot{H}$ 对应于宇宙飞行器的最小屏蔽厚度，约 $1g/cm^2$。在地球辐射带中心区剂量当量率 $\dot{H}$ 可达每昼夜（d）几希沃特（Sv），因此在这个空间区域内的质子辐射危险性非常大，载人飞行器在内地球辐射带中心区飞行不设置专门的屏蔽是不可能的。随着距地面轨道高度降低至445km，地球辐射带质子引起的辐射剂量率急剧减小，当轨道高度降低到 200～300km 时，质子剂量当量率可降低一个数量级。

在南大西洋异常区域，如果认为异常中心部分的大多数质子流的能量小于200MeV，则估计剂量当量率时可取转换系数 $\overline{CF}$ 为 $0.4cm^{-2}·s^{-1}/10^{-5}Sv·h^{-1}$[1mrem/$h^{-1}$]。由此可得到在445km 高处无屏蔽情况下异常中心部分的剂量当量率为 0.025Sv/h[2.5rem/h]。因此，在南大西洋异常区域的高能质子流是在低于地球辐射带的轨道飞行时的主要电离辐射危险源。赤道轨道完全处在异常区域之外，在距地面约 500km 高度以内赤道轨道飞行，电离辐射危险是不大的。在低轨道，异常区域质子最大剂量对应于轨道平面倾角约为 30°，在这一倾角下，宇宙飞行器遭遇异常区域最大质子流作用时间并不长。很显然，近地空间飞行的电离辐射危险与飞行器的航道参数密切相关。

表 9-7　圆形轨道质子有效剂量当量率/（10^{-2}Sv/d[1rem/d]）

轨道高度/km	轨道平面与赤道平面的倾角 θ /度			
	0	30	60	90
445	—	1.4	0.8	0.7
2780	800	390	195	165
5550	125	55	28	24
8350	20	8.3	4.2	3.6
11100	0.41	0.14	0.08	0.06

（2）电子流

电子流通量密度的空间分布存在两个明显的峰值：第 1 个峰值位于内辐射带区，距地面约 3000km；第 2 个峰值位于外辐射带区，距地面约 22000km。表 9-8 列出了在不同轨道倾角下各峰值的电子通量密度。

表 9-8　圆形轨道电子的峰值通量密度/（$cm^{-2} \cdot d^{-1}$）

距地球表面高度/km	轨道平面与赤道平面的倾角 θ /度			
	0	30	60	90
3000（第 1 峰值）	3×10^{12}	1×10^{12}	9×10^{11}	8×10^{11}
22000（第 2 峰值）	2×10^{11}	1.7×10^{11}	9×10^{10}	8×10^{10}

电子流通量密度与轨道高度和轨道倾角的依赖关系不大，不如质子那样强烈。通量密度 Φ 与电子能量 E 具有典型的指数关系：

$$\Phi = 10^{13} e^{-2E}$$

为了确定地球辐射带的电子剂量当量率 $\dot{H}$，在 0.07～7MeV 能量区间确定了剂量转换系数 $\overline{CF}$ 约为 $3.0 cm^{-2} \cdot s^{-1}/10^{-5}$ Sv·h^{-1}[1rem/ h^{-1}]，对应的地球辐射带电子谱的有效能量为 250keV。

表 9-9 列出了两个峰值的地球辐射带电子剂量当量率 $\dot{H}$ 的计算结果。计算中采用了能量大于 0.07MeV 的电子谱，$\dot{H}$ 对应于无屏蔽的情况。

表 9-9　圆形轨道地球辐射带电子剂量当量率/（10^{-2}Sv/d[1rem/d]）

距地球表面高度/km	轨道平面与赤道平面的倾角 θ /度			
	0	30	60	90
3000（第 1 峰值）	2.8×10^5	9.3×10^4	8.4×10^4	7.5×10^4
22000（第 2 峰值）	1.9×10^4	1.6×10^4	8.4×10^3	7.5×10^3

在地球辐射带电子通量密度第 1 峰值附近的剂量当量率高达每昼夜几千希沃特，在第 2 峰值附近的剂量当量率约低一个数量级，亦高达每昼夜几百希沃特。无屏蔽情况下，电子剂量率高是大部分近地空间的辐射特征，电子的辐射危险性非常大。宇航员的太空出舱计划和居住舱室的辐射屏蔽设计都应考虑电子剂量当量率极高的问题。

2．太阳宇宙射线

太阳宇宙射线的主要成分是质子和α粒子，较重的原子核所占的比例不超过 0.1%。太阳爆发的发生时刻、强度及其他特征量具有随机性质，因此射线的通量密度、能量、角分布、粒子成分等不仅随各次激发而变化，也随每次持续激发时间（通常为一昼夜）而变化。

自 1956 年起按序记录的太阳活动周期中，由质子产生的辐射剂量从 0.06Sv 到 53Sv，平均为 2.5Sv。在 1972 年 4 月 8 日的爆发事件特别突出，能量大于 30MeV 的质子注量为 $8×10^9cm^{-2}$，能量大于 10MeV 的质子注量达 $2×10^{10}cm^{-2}$，按转换系数 $\overline{CF}=0.42cm^{-2}\cdot s^{-1}/10^{-5}$ $Sv\cdot h^{-1}$[1mrem/ h^{-1}]估计的剂量当量约大于 50Sv。因此不仅要用辐射剂量来估计太阳宇宙射线的危险性，还要用超剂量的风险概率来估计这种危险性，所以在估计宇宙空间里的辐射危险时，应考虑任何飞行时间内发生太阳宇宙射线爆发的概率。依据太阳周期活动建立的描述原始数据的模型可作为评估宇宙飞行时的辐射危险。表 9-10 估算了宇宙飞船屏蔽厚度为 $1g/cm^2$ 在太阳活动峰值期内在地磁场外飞行 7 天剂量当量超过给定剂量值的概率。

表 9-10　飞行 7 昼夜剂量当量超过给定值的概率 P

H/Sv	0.01	0.02	0.05	0.1	0.15	0.2	0.5	1.0	1.25	2	5	10
P/%	15	14	13.5	12.5	12	11	9	8	7	6	4	3

3．银河系宇宙射线

在超新星爆炸时，会产生银河系宇宙射线。银河系宇宙射线流的主要成分是质子（85%～87%）、α粒子（12%～14%）及较重原子核（1%～2%），较重原子核包括 C、N、O、Ne、Mg、Si、Mn、Fe、Co 等。

在太阳系范围内穿行的银河系宇宙射线中的带电粒子会受到星际间磁场的作用，而这种磁场与太阳的活性水平密切相关。因此太阳系内的银河系宇宙射线的通量密度不仅随时间即太阳的活动周期而变化，还随离开太阳的距离而变化。随着太阳活性的增强，星际磁场增强，太阳系内银河系宇宙射线的通量密度减小，如在 1958 年、1969 年、1980 年达到最小值。星际磁场的屏蔽作用减弱，则银河系宇宙射线的通量密度增大，如在 1964 年、1975 年达到最大值。星际磁场的屏蔽作用对能量小于 1GeV 的带电粒子影响较大；对大于 1GeV 的带电粒子影响较小，在 11 年循环期内总变化为 20%。因此银河系宇宙射线的通量密度及能谱均随太阳的活性而变化，带电粒子能谱形状近似，谱的最大值位于核子能量为 200～300MeV 的能域。在地球附近，银河系宇宙射线的通量密度比星际空间里的小，这是由于地球质量的屏蔽作用和地磁屏蔽作用而引起的，因此银河系宇宙射线造成的剂量也不大。

在宇宙飞行中，应该能够估计和预测各种条件下的银河系宇宙射线的辐射作用，特点是要根据太阳的活动相做出估计。

此外，用作核动力的反应堆，是核火箭发动机的组成部分，或为小牵引力发动机提供电能的核动力装置的组成部分。反应堆的中子和γ辐射也是空间飞行的一种辐射源，这是人为电离辐射源，而不是天然电离辐射源。

9.4.2　宇宙飞行中辐射防护的特点

宇宙飞行情况的辐射防护与地面核技术装置和辐射源的防护有很大的不同，这与宇宙射线的辐射生物效应及有人驾驶的飞行器在宇宙中的飞行条件有关。

1. 宇宙射线成分复杂

宇宙射线的辐射成分很复杂，带电粒子中包括质子、电子、α粒子、锂、铍等原子核。带电粒子能量高、能谱宽，从几百 keV 到几千 GeV。乘员要受到多种辐射和高能照射，而地面核技术装置的操作人员一般只受中性粒子的照射。

2. 带电粒子通量随时空变化剧烈

宇宙空间里带电粒子的通量不是稳定的，在离地面不同高度处通量密度的变化有几万倍，在不同时间内也有很大变化，因此乘员舱内的辐射水平在飞行时可能有很宽的变化范围。舱内辐射水平的不均匀分布及随时间变化的结果使乘员身体不同部位受到不同的照射，因而产生不同的吸收剂量。

3. 辐射生物效应高

高能质子的平均射程与人体线度相当，在人体内的线能量损失大、致伤集中，在同样吸收剂量下，宇宙射线的生物效应比地面标准辐射的生物效应大很多。由于宇宙射线的成分及能谱随空间、时间变化，因而其生物效应也是变化的。在地球磁层外，宇宙射线的生物效应要比近地面空间内大几倍。

4. 屏蔽防护复杂

防护外照射的措施，在太空飞行中只能采用屏蔽的方法。在地面条件下屏蔽包围辐射源，而在宇宙飞行条件下屏蔽包围乘员，乘员活动区仅局限在较小的空间里，这就排除了距离防护的可能性。宇宙飞行器始终受到外电离辐射的照射，这也排除了时间防护的可能性。宇宙飞行器设计的各个阶段都必须仔细考虑屏蔽质量的限制和保证高度可靠的要求。按地面职业照射限值的标准来设计飞行器的屏蔽质量可能达数百吨，这是不可能的，因此对乘员的剂量防护限值应高于地面的限值。为减少屏蔽质量，各舱室的防护性能是不同的，各舱室外表面物质量分布也是不均匀的，因此各舱室辐射水平不同，剂量空间分布也不均匀，而且还随时间变化，这样就必须限制乘员在屏蔽较差的舱室里停留的时间和舱外行走时间。对乘员的辐射剂量的评估须采用统计方法，不仅要考虑辐射的危险，还要考虑超剂量辐射的风险。

9.4.3 宇宙飞行的辐射安全及额定辐射水平

辐射危险程度与飞行器的飞行轨道和持续时间密切相关。在低于地球辐射带的近地空间飞行 1~3 个月，乘员所受辐射剂量与地面核技术装置的职业人员在 1 年内所受的辐射水平相当。这是因为在较低轨道飞行，舱内辐射状况较好，但因在低轨道剩余大气的阻力较大，需不断校正轨道高度，所需燃料较多。当进一步增加飞行时间时，银河系宇宙射线的辐射剂量增加，同时太阳激发照射的危险也会出现，仅靠舱室的合理布置不能为乘员提供必要的保护，需增加屏蔽质量。

屏蔽是宇宙飞行中的主要防护措施。屏蔽质量受发射技术和发射成本的限制，因此不得不在火箭-宇航技术实现可能性方面与在对健康和生命的风险较高的条件下执行飞行任务的人力之间做出折中。由于向宇宙空间发射有效重物成本很高，在目前还不能为乘员提供像地面条件下的核技术装置运行人员的防护。由于辐射源的概率特性和飞行器本身潜在的危险，飞行的辐射状况可能大大偏离平均水平，使得屏蔽防护变得复杂。因此规定的辐射剂量不可能是辐射安全的唯一尺度，还应把不良后果的概率包括进去。

根据前苏联和美国积累的保障宇宙飞行辐射安全的综合经验，前苏联制定了"宇宙飞行辐射安全暂行标准（BHPE—75）"。其基本原则是：载人宇宙飞行属于高风险水平的活动；这种飞行是在包括辐射在内的许多因素有可能产生不良作用的条件下进行的，成功实现宇宙飞行计划取决于使乘员的工作能力保持在给定限度的条件；安全保证体系的职能是保证乘员的健康和生命，并限制不良后果的风险度；考虑到在不久的将来，总的宇宙飞行人员数目会增加，辐射的遗传效应实际上不能消除。暂行标准的主要内容是依据放射生物学和与飞行时间有关的宇宙飞行的额定辐射水平，如表 9-11 所示，也包括辐射防护可靠性的内容，即在所有情况下防护可靠性在可信概率为 0.90 时不得低于 0.99，例如，飞行一年超过额定辐射水平 1.50Sv 的风险度在预定风险度 10%的情况下不应超过 1%。

表 9-11　一次宇宙飞行用的额定辐射水平

T/月	1	2	3	4	5	6	8	10	12
H/Sv	0.5	0.65	0.80	0.90	1.00	1.10	1.25	1.40	1.50

既用辐射剂量，又用不超过该剂量的概率作为衡量标准，这可使宇宙飞行器的设计与制造者能较正确地把有限的物资分配给飞行器的各个系统，并且不仅要考虑到航线上辐射状态的平均特性，也要考虑偏离平均特性的概率。这种方法可使飞行器的物资分布最佳化，并能确定提高辐射屏蔽可靠性而增加其质量的合适程度。所有其他问题的解决办法都归结于有关物资的最佳分布。总之，现代火箭技术、宇航员、宇航医学和技术物理的知识水平，可使乘员的辐射安全问题得到实际解决。目前已实现的长时间宇宙飞行已证明，人类征服近地球宇宙空间的辐射安全是有可靠保证的。在计划的长时间的星际飞行时，要解决一系列与乘员辐射屏蔽有关的复杂的技术问题。

为减轻屏蔽质量，采用电磁场的新型屏蔽方法，可成为屏蔽高能带电粒子的发展方向。

习　题　9

1. 10g^{59}Co 在 $\varphi = 3 \times 10^{12}$ 中子 /cm$^2 \cdot$s 的中子场中辐照一年，所产生的 ^{60}Co γ源的总活度和比活度是多少？若原材料的纯度为 90%，在上述条件下产生的总活度和比活度又是多少？已知钴的热中子截面为 36×10^{-24} cm^2。

2. 若将100Ci 的 ^{60}Co γ 源储于水井底部，要求水井表面 $\dot{H} = 1 \times 10^{-5}$ Sv / h，则水深是多少米？已知钴源 γ射线在水中 $\mu = 6.3$ m^{-1}。

3. 若将 1200Ci 的 ^{60}Co 环形γ源安装在直径为 8m 的圆形辐照室的中央，要求墙外的照射率 $\dot{X} = 1$mR / h，则混凝土墙体的厚度是多少？

4. 操作 ^{210}Bi β 放射性核素，需用多厚的铅板能完全吸收β粒子？转变为轫致辐射的份额是多少？已知 ^{210}Bi 放出的β射线的 $E_{\beta max} = 1.16$MeV。

5. 操作100Ci 的 ^{32}P β 放射源（$E_{\beta max} = 1.72$MeV），采用双层屏蔽，内层用有机玻璃，外层用铅，如将容器外距源100cm 处的剂量当量率控制在 $\dot{H} = 0.1$mSv / h 以下，各需多厚？

6. 辐照装置的通风换气有什么作用？应注意那些问题？

7. 内照射的特点和个人内照射剂量估算的方法是什么？

8. 表述约定剂量（当量）的意义和应用是什么？

9. 选择题

（1）高能电子束是由（放射性核素，加速器，反应堆）产生的。

（2）用加速器生产的放射性核素，多数是缺（中子，质子）的，因而多是（β^+，β^-）衰变。

（3）绝大多数中子发生器采用的是（$T(d, n)^4_2He$，$D(d, n)^3_2He$）反应。

（4）能在广泛能区获得单色中子的中子源是（加速器中子源，反应堆中子源，同位素中子源）。

（5）典型的单能γ射线源是（^{60}Co，^{137}Cs，^{226}Ra），其能量为（1.33MeV，662keV）。

（6）轫致辐射的能量是（连续的，分立的），而特征辐射能是（连续的，分立的）。

（7）剂量减弱倍数 K 与剂量减弱系数 f 是（指数，正比，倒数）关系。

（8）照射量是衡量（中子，β射线，X 或γ射线）对空气电离程度的一个量，仅适用于（空气，组织或其他物质）。

（9）年摄入量限值是限制（内照射，外照射）的依据。

（10）重物质对γ射线的散射截面比轻物质的（低，高）。

10. 填空题

（1）Ra-Be 中子源的缺点是（   ）本底高，并伴有放射性（   ）产生。

（2）X 射线的软成分增大人体（   ）的吸收剂量，可通过（   ）来克服。

（3）计算β射线射程的经验公式是针对（   ）材料得出的，其单位是（   ）。

（4）中子与原子核的相互作用可以分（   ）和（   ）两类。

第10章　内照射及防护

10.1　内　照　射

进入体内或沉积于体内的放射性核素作为辐射源对机体产生的照射称为内照射（Internal Exposure）。引起内照射的放射源可来自母体和摄入的各种天然和人工的放射性核素，也可以是来自受到中子照射后在体内生成的各种感生放射性核素。职业性内照射主要来自操作开放源。

放射性物质被包封在包壳内不与环境介质直接接触时，称为封闭源。封闭源的外照射是受控的、仅限于规定范围内的照射，只对其附近的人员产生外照射的危害。放射性物质不用任何方式包封且能与环境介质相接触时，称为开放源。开放源的特点是易扩散并污染环境介质，进而导致人体放射性污染。因此，开放源不仅对附近人员产生外照射危害，更重要的是，它还将构成一种潜在的内照射危害。

10.1.1　操作开放源的放射化学实验室

放射化学（Radiochemistry）是原子核科学的一个重要组成部分，其研究对象是放射性物质，研究放射性核素、原子核转变产物的行为和化学性质，以及它们的制备、分离、纯化、鉴定及其在各个化学领域中的应用。放射化学最突出的特点是其研究对象是放射性物质，且是开放型的放射性物质。操作开放源不仅要考虑外照射，还要考虑内照射。因此，使用开放源过程中的放射防护比使用封闭源时的放射防护要复杂得多。职业性内照射防护是在操作开放源时对放射性物质污染的防护，包括：对工作场所污染、对环境介质污染和对职业性人员与公众体内外放射性污染的防护。

核医学（Nuclear Medicine）是医学与原子核科学相结合形成的一门新学科，它是研究稳定核素、放射性核素及其标记化合物、核射线、加速器等应用于临床医学、实验医学、预防医学及药学等领域的理论与实践的科学。在示踪技术、显像技术、放射分析等所用的放射性药剂、药物也都是开放型放射源。也用封闭源进行腔内照射和体外照射。

操作开放源过程中，存在于工作场所的放射性危害因素包括外照射、表面放射性污染物和气载放射性污染物。这些污染物可能直接或间接地侵袭人的机体。

1．工作场所外照射

操作开放源会使外照射源分布广泛，难于控制。如带有放射性药品或试剂的分装液、淋洗液、分装后的药品、受污染的器械或器皿、口服或注射放射性药品的病人、放射性废弃物、病人的粪便等，都是外照射源。虽然γ辐射水平不高，但也不能忽视。也不能忽视β辐射源对皮肤的防护。

2．工作场所表面污染

开放源本身易扩散，再加上操作过程中可能会发生撒溅、洒落、溢出、挥发或蒸发等，这就容易使工作场所地面、工作台面、墙壁、工作服、手套和人体皮肤等表面受到程度不同、面积不等的放射性物质污染，这种污染称为表面放射性物质污染。污染物与表面有两种结合状态：一种是松散的物理附着状态（也称非固定性表面污染），另一种是渗透或化学结合状态（固定性表面污染）。随着时间延长，非固定性污染物中可能有一部分成为固定性污染物。非固定性污染物受到气流扰动或机械振动等外力作用，有可能再次飞扬，成为气载污染物。气载污染物与空气中固有的凝聚核结合后体积变大，受自身重力作用又会回落到物体表面上，扩大表面污染。如果工作区与清洁区隔离不当，也会使污染扩散。

人体皮肤表面污染可使局部皮肤受到外照射，可能转移到体内，也可能渗透到体内。

3. 工作场所空气污染

工作场所空气污染，除了由表面放射性污染物转变为气载放射性污染物并成为放射性气溶胶外，在操作开放源过程中由于放射性物质的自然扩散、液体搅动扩散、挥发、蒸发、压力液体雾化等原因，都会使工作场所空气受放射性污染。空气受污染是导致职业性人员体内放射性污染的主要根源。

操作开放源产生的废水、废气和（固体）废物，如果处理、处置不当或管理不严，进入环境中会对环境介质造成放射性污染，危害公众。

10.1.2　产生内照射的途径和放射性核素在体内的代谢

放射性核素进入体内，造成体内放射性污染并产生内照射。对职业性人员及公众，放射性核素进入体内的主要途径是呼吸道、消化道、皮肤及伤口。体内放射性污染的途径或产生内照射的原因有以下几方面。

（1）吸入。吸入被放射性物质污染的空气（放射性物质以气溶胶的形式混于空气中），经呼吸道进入体内。

（2）食入。食入被放射性物质污染的食物和饮用被放射性物质污染的水，经消化道进入体内。

（3）渗入。放射性物质经皮肤或伤口渗透到体内，在核事故或核战争情况下，放射性物质极易经伤口渗透到体内。

（4）感生放射性。人体受到中子照射后，在体内会生成各种感生放射性核素。

此外，对婴儿，内照射源来自母体。对核医疗患者，内照射也来自口服或注射的放射性药物或药剂；也可能来自腔内封闭源的内照射，这种内照射时间短，治疗结束封闭源即撤出。

在一般情况下，放射性物质主要通过呼吸道和消化道进入体内，图 10-1 所示为放射性核素在体内的主要代谢途径。放射性核素被摄入体内后，接着就向细胞外体液（称为转移隔室）扩散，这一阶段属于周身性污染。接着，放射性核素经历多种多样复杂的转移，并决定着放射性核素在体内的分布和排出。有些核素将在体内弥漫分布，即均匀分布，如氚水等；有些核素相对集中在某些器官或组织中，如碘集中在甲状腺内，碱土族核素集中在骨中。属于同族的化学元素在体内的分布在一定程度上是相似的。再以后，有的放射性核素将逐渐被排出体外，有的将永远留在体内。进入体内的放射性物质排除途径有：① 由呼吸系统呼出，进入肺部的污染空气通过呼出可排出一部分，呼出的部分也有被咽下的部分，进入消化系统；② 由消化系统通过粪便排出；③ 由泌尿系统通过尿液排出；④ 由皮肤经汗腺排出；⑤ 由乳汁排出。

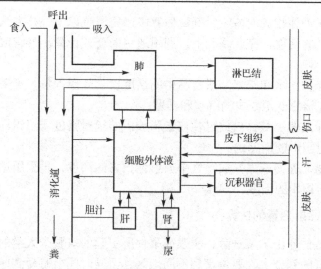

图 10-1 放射性核素在体内代谢途径示意图

放射性核素一旦进入体内，将会连续照射机体，直到衰变完了或被完全排出为止。衰变速率取决于物理半衰期；排出速率取决于核素的理化特性和器官的亲和力，通常用有效衰减常数或有效半减期来定量描述放射性核素从体内排出的速率。

通过口、鼻进入体内的放射性核素的量，称为摄入量，取决于食物的比放射性、空气和水的放射性浓度，单位为贝可或微居里。

被吸收到细胞外体液中的放射性核素的量称为吸收量，单位为贝可或微居里。

存在于所考虑器官中的放射性核素的量称为沉积量，单位为贝可或微居里。

10.1.3 内照射的特点与内照射放射病

内照射的特点是：① 对体内产生无法摆脱的持续照射；② 重带电粒子α辐射体在体内引起的辐射损伤比β和γ辐射体更加严重；③ 对机体的辐射损伤与放射性核素在体内的分布或沉积的部位及方式有关；④ 内照射损伤往往具有局部器官损伤较重、病程长、易转成慢性的特点；⑤ 许多放射性同位素（如砷、铅、汞、铀等），除放射性危害外，还有化学毒性。

内照射放射病是由放射性核素在体内作为辐射源产生的内照射所引起的放射病。多见于意外事故，其病程多迁移，除具有外照射放射病的某些特点（如神经和造血系统症状）外，往往还伴有某些组织和器官的选择性损伤（如镭内照射引起骨损伤，氡内照射引起肺损伤）。

10.1.4 内照射剂量的估算

内照射剂量的估算要比外照射剂量的计算更为复杂。内照射剂量的估算与放射性核素的物理化学性质、进入体内的途径、积存器官及状态、个人代谢特点、所采用的估算模型等因素有关，很难进行精确计算。

内照射剂量的估算，根据目的的不同，可分为个体相关的和源相关的内照射剂量的估算。

1. 个体相关的内照射剂量的估算

个体相关的估算是考虑个体在给定时间内受到的吸收剂量，用于估计内照射对个体健康有害影响的概率。在个体相关的内照射剂量估算中，先通过以下三种方法之一给出某个器官或组织内放射性核素的活度，在此基础上，利用通用的公式计算出器官或组织的吸收剂量或剂量当量。

（1）测量环境介质（水和空气）或食品中的活度以估计摄入量，再采用适当的代谢模型去估计放射性核素在器官或组织内的沉积和滞留；

（2）通过全身计数器测量体内放射性核素释放出的辐射强度或组织样品中核素的活度，来估算有关器官或组织中的活度；

（3）测量排泄物（粪便或尿）或呼气中放射性核素的活度，再采用适当的代谢模型去估算体内有关器官或组织中的活度。

2．源相关的内照射剂量的估算

源相关的估算是估计由于某一源、实践或事件所引起的对整个人类的内照射的影响，它在估算个体受照剂量的基础上，要考虑到不同地区、不同时间所有受到照射人群的情况，采用一定方式加以累计而求得，它用于预计辐射诱发效应出现的数目。

源相关内照射剂量的估算常以集体剂量当量率来表示它的结果，它通过由此源所致的某一剂量当量率与受此剂量照射水平的人数乘积的积分而获得；将此值除以总人口，则求得按人口平均的剂量当量率。

按所考虑的效应不同，源相关的剂量估算还可分为遗传有意义的剂量当量（GSD）和躯体有意义的剂量当量（SSD）两类。

10.2　内照射剂量估算的基本概念和基本参数

10.2.1　有效半减期与生物半排期

进入体内的某种放射性核素，由于生理代谢过程，从体内、器官或组织内排出一半所需要的时间，称为该元素从整个机体或从某一器官或组织的生物半排期，用 T_b 表示。生物半排期与物理半衰期无关，仅决定于该元素的物理化学性质和器官的亲和力。由于各元素在全身的代谢速率与在各器官或组织的代谢速率往往不相同，所以它们的放射性活度从全身减少一半或从某一器官或组织减少一半的时间也不尽相同。如钚从肝脏排出的 $T_b = 40a$，从骨骼中排出的 $T_b = 100a$；氚水从整个机体排出的 $T_b = 10d$。

进入体内的某种放射性核素，由于生理代谢排除作用和放射性自发衰变，在体内的放射性活度减少到初始值的一半所需的时间，称为该核素的有效半减期，以 T_e 表示。有效半减期的大小取决于该核素的物理半衰期和生物半排期，并表示为

$$T_e = \frac{T_p \times T_b}{T_p + T_b} \tag{10.1}$$

式中，T_p 为放射性核素的物理半衰期，T_b 为放射性核素的生物半排期。

进入体内的某种放射性核素，由于物理衰变和生物排除，人体内或某一器官或组织内放射性核素在单位时间内减少的份额称为该核素的有效衰减常数，以 λ_e 表示。各核素的有效衰减常数与其有效半减期的关系为

$$\lambda_{\mathrm{e}} = \frac{\ln 2}{T_{\mathrm{e}}} \qquad (10.2)$$

有效衰减常数还可表示为

$$\lambda_{\mathrm{e}} = \lambda_{\mathrm{p}} + \lambda_{\mathrm{b}} \qquad (10.3)$$

式中，λ_{p} 为该核素的物理衰变常数，$\lambda_{\mathrm{p}} = \ln 2 / T_{\mathrm{p}}$；$\lambda_{\mathrm{b}}$ 为其生物排出常数，$\lambda_{\mathrm{b}} = \ln 2 / T_{\mathrm{b}}$。

【例 10.1】 ^{238}U 进入人体全身，$T_{\mathrm{p}} = 1.6 \times 10^{12}$ 天，$T_{\mathrm{b}} = 100$ 天，则 T_{e} 及 λ_{e} 各为多少？

解：

$$T_{\mathrm{e}} = \frac{1.6 \times 10^{12} \times 100}{1.6 \times 10^{12} + 100} \approx 100 \text{ 天}$$

$$\lambda_{\mathrm{e}} = \frac{0.693}{1.6 \times 10^{12}} + \frac{0.693}{100} \approx 6.93 \times 10^{-3} \text{ 天}$$

由例 10.1 可以看出，当物理半衰期远大于生物半排期时，有效半减期等于生物半排期。一般来说，当物理半衰期与生物半排期两者相差 10 倍以上时，有效半减期由其中较小值决定；而有效衰减常数则由较大值决定。

10.2.2　有效能量和比有效能量

1. 有效能量 ϵ

有效能量是指进入体内的放射性核素及其子体在整个核衰变过程中，各次核衰变发射的某种电离辐射授予组织或器官的能量 E_i，与该种电离辐射的品质因数 Q_i、相对危害因子 N_i（即其他修正系数）及放射性核素衰变链因子（该衰变占总衰变的百分数）F_i 的乘积之和，并表示为：

$$\epsilon = \sum E_i Q_i N_i F_i \text{ (MeV)} \qquad (10.4)$$

式中，E_i 的单位为 MeV。有效能量主要考虑了沉积在器官内的放射性核素，在核衰变过程中所发射的辐射授予该器官的有效能量。

2. 比有效能量 SEE（T←S）

放射性核素进入体内后，含放射性核素显著的器官或组织称为源器官，吸收辐射的器官或组织称为靶器官。源器官和靶器官可以是同一器官，也可以是不同器官，如肺沉积了 γ 放射性核素，则肺是源器官，由肺发出的 γ 射线不但使肺本身受到照射，而且会使临近的器官，如心脏也受到照射，因此肺和心又同是靶器官。

比有效能量是指在源器官（S）内，每次核衰变所发射的某一特定辐射授予每克靶器官（T）的能量（MeV），并用品质因数 Q_i 进行适当修正的值。

任何放射性核素 j 对靶器官 T 和源器官 S 的比有效能量 SEE(T←S)$_j$ 用式（10.5）计算：

$$\text{SEE}(T \leftarrow S)_j = \sum_i \frac{Y_i E_i AF(T \leftarrow S)_i Q_i}{M_{\mathrm{T}}} \qquad (10.5)$$

式中，Y_i——放射性核素 j 每次核衰变时产生辐射 i 的份额；

E_i——辐射 i 的能量或平均能量（MeV）；

$AF(T \leftarrow S)_i$——在源器官 S 中每发射一次辐射 i，靶器官 T 所吸收的辐射能量的份额；

Q_i——相应于辐射 i 的品质因数；

M_T——靶器官的质量（g）。

该式包括了源器官中放射性核素 j 每次核衰变所产生的一切辐射。

比有效能量除考虑沉积于靶器官的放射性核素在核衰变过程中所发射的辐射授予靶器官的有效能量外，还考虑了其他源器官发射的辐射对每克靶器官有效能量的贡献。用比有效能量来计算器官的内照射剂量，比用有效能量计算会更精确些，但计算更为复杂，主要适用于穿透力强的γ辐射。对穿透力弱的α、β射线，一般均可被源器官所吸收，因此，用有效能量和比有效能量对源器官的剂量当量计算结果相差不大。

10.2.3　参考人

参考人（Reference Man）是国际放射防护委员会（ICRP）规定的具有典型解剖和生理特性的一种假想成年人模型。参考人以前的名称叫标准人（Standard Man）。参考人能代表从事辐射工作的一般成年人。在共同的生物学基础上，参考人的参数（表 10-1）是制定辐射防护标准和进行剂量估算的基本资料。最大容许浓度就是根据参考人的数据推算的。

参考人所代表的是普通的标准成年人，没有考虑个体差异。采用参考人的数据估算内照射剂量时，应根据具体人的身体特征，如性别、体重、身高等进行修正。

表 10-1　参考人组织或器官的质量

ICRP publication 30				ICRP publication 2	
源器官	质量/g	靶器官	质量/g	器官	质量/g
卵巢	11	卵巢	11	卵巢	8
睾丸	35	睾丸	35	睾丸	40
肌肉组织	28000	肌肉组织	28000	肌肉组织	30000
红骨髓	1500	红骨髓	1500	除去骨髓的骨骼	7000
肺	1000	肺	1000	红骨髓	1500
				黄骨髓	1500
甲状腺	20	甲状腺	20	肺	1000
胃内容物	250	胃表面	120	甲状腺	20
小肠内容物	400	胃壁	150	胃内容物	250
上部大肠内容物	220	小肠壁	640	小肠内容物	1100
下部大肠内容物	135	上部大肠壁	210	上部大肠内容物	135
肾	310	下部大肠壁	160	下部大肠内容物	150
肝	1800	肾	310	肾	300
胰	100	肝	1800	肝	1700
外层骨	4000	胰	100	皮肤和皮下组织	6100
小梁骨	1000	皮肤	2600	脾	150
皮肤	2600	脾	180	胸腺	10
脾	180	胸腺	20	肾上腺	20
肾上腺	14	子宫	80	膀胱	150
膀胱内容物	200	肾上腺	14	淋巴组织	700
整体	70000	膀胱壁	45	心	300
				胰腺	70

注：单纯皮肤质量为 2000g。

10.2.4　肺模型

国际放射防护委员会 1966 年所提出的描述放射气溶胶在人呼吸道沉积和廓清规律的模式称为肺模型（Lung Model）。

肺模型主要用来估算由空气摄入的放射性核素而产生的体内照射剂量。为了描述放射性核素通过呼吸道转移到体内的动态过程，国际放射防护委员会于 1959 年和 1966 年相继提出了两种肺模型，为区别起见，分别称为旧模型和新模型。

1. 放射性气溶胶及粒度

空气中的放射性核素一般以气溶胶的形式存在，气溶胶就是悬浮在空气中的固体或液体颗粒。气溶胶通过呼吸道吸入到肺内，在肺部的滞留和清除过程中，一方面对肺造成直接的内照射，另一方面通过肺部和胃肠道转移到细胞外体液，从而进入人体内其他器官（图 10-1），并对其他体内器官造成内照射。气溶胶微粒在肺内滞留的时间与粒子的大小、形状、密度、化学形式及呼吸方式等许多因素有关。

气溶胶的粒度，可用大量粒子的某一物理量，如质量 M、粒子数 N、放射性活度 A、计数 C 等，按其直径 D（或等效直径）的分布来描述。气溶胶粒子的密度和形状对它的空气动力学行为有明显的影响，为此，引入空气动力学等效直径 AED，它定义为：当一个气溶胶粒子在空气中沉落时的收尾速度，相当于一个直径为 D 的单位密度（$\rho = 1.0$）的球体在空气中沉落时的收尾速度时，则这个气溶胶粒子的空气动力学直径就认为是 D。通常用平均直径和中值直径来表示气溶胶粒子的大小。在新肺模型中采用中值直径，它按物理量的特征又分以下三种表述方式。

质量中值空气动力学直径 MMAD，它表述粒子直径大于 MMAD 的粒子质量和小于 MMAD 的粒子质量各占粒子总质量的一半。

活性中值空气动力学直径 AMAD，它表述粒子直径大于 AMAD 的粒子活性和小于 AMAD 的粒子活性各占粒子总活性的一半。

计数中值空气动力学直径 CMAD，它表述粒子直径大于 CMAD 的粒子计数和小于 CMAD 的粒子计数各占粒子总计数的一半。

由于气溶胶的粒径分布呈对数正态分布，因此以中值直径表示的样本粒度是以几何标准差（σ_g）来表示粒子大小的分布宽度的。对同一气溶胶样本，以不同术语表示的粒径在对数正态分布谱上的位置是不同的，MMAD > CMAD。

上述各种名称的直径单位均以微米（μm）表示，核工业生产中所产生的放射性气溶胶粒径范围大约为 $10^{-3} \sim 10^{3}\,\mu m$。

2. 1959 年 ICRP 发布的旧肺模型

旧肺模型简单，没有考虑气溶胶粒度分布对滞留的影响，当缺乏有关粒度等数据时，可用于内照射剂量的粗略估算。表 10-2 列出了参考人的旧肺模型数据。

表 10-2　参考人旧肺模型（1959 年）

分　布	转移性化合物/%	非转移性化合物/%
呼出	25	25
沉积在上呼吸道并吞入	50	50（+12.5）
沉积在肺中（下呼吸道）	25（进入体溶中）	25（−12.5）

通过呼吸系统吸入的放射性核素，一大部分沉积在气管和支气管中，剩余部分被立即呼出，呼出部分约占 25%。沉积在上呼吸道的大部分，通过纤毛运动向上移动并随之咽入胃肠道一部分。对转移性化合物，咽入胃肠道的部分约占 50%，沉积肺内的部分约占 25%并完全进入体液中；对非转移性化合物，滞留在肺内的 25%中，有一半在最初 24 小时内从肺排出而咽下，使咽下部分由 50%增加至 62.5%，剩下的一半 12.5%沉积在肺内，并以较慢的速度被吸收和清除，其生物半排期约为 120 天，最后进入体液中。

3. 1966 年 ICRP 发布的新肺模型

在旧模型的基础上，新模型结合有关空气动力学和呼吸生理学等方面的资料，充分考虑了气溶胶粒度分布对滞留、沉积及向器官转移的影响，使估算内照射的剂量精度相对提高了，但估算过程也复杂了。图 10-2 所示为吸入的放射性气溶胶粒子在新肺模型中沉积和清除的过程。

新肺模型将呼吸系统分为三个区域：鼻咽区（N-P）、气管-支气管区（T-B）和肺区（P）。表 10-3 列出了吸收粒子在各区的沉积分数（D_3、D_4、D_5）和廓清途径（a，b，…，j）。D_1 表示吸入的总量（$D=1$），D_2 为呼出的份额，D_3、D_4、D_5 分别为沉积在鼻咽区、气管-支气管区和肺区的分数。吸入的放射性核素在各区的沉积、滞留与气溶胶粒子的大小（AMAD）及物理化学性质有关。沉积在各区中的粒子的清除、吸收和转移过程（a，b，…，j）分叙如下：

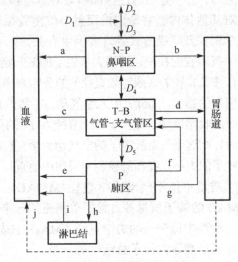

图 10-2　新肺模型示意图

a 表示沉积在鼻咽区的粒子向血液的快速转移；

b 表示通过纤毛、粘液的传送将沉积在鼻咽区的粒子清除到胃肠道的过程；

c 表示沉积在气管-支气管区的粒子向血液转移；

d 表示通过纤毛、粘液的传送将沉积在气管-支气管区的粒子清除到胃肠道；

e 表示沉积在肺区的粒子从肺向血液转移；

f 表示由于巨噬细胞、纤毛和粘液的传送作用，使沉积在肺区的粒子清除较快过程；

g 表示肺区的次清除过程，比 f 过程慢得多，仍依靠内吞作用、纤毛和粘液的传送，使沉积在肺区的粒子经气管、支气管进入胃肠道；

h 表示沉积在肺区的粒子经由淋巴系统的缓慢清除过程；

i 表示经由淋巴系统将放射性粒子清除到血液的次过程；

j 表示经由胃肠道向血液的清除过程。

沉积在呼吸道的吸入物质依其清除的生物半清除期（或半廓清期）T_b 的大小，可分为三类。

D 类（以天计）：$T_b \leqslant 10$ 天（d）；

W 类（以周计）：10 天 $< T_b < 100$ 天；

Y 类（以年计）：$T_b > 100$ 天；

表 10-4 列出了与吸入化合物类型（D、W、Y）有关的清除途径（a，b，…，j）、生物半

清除期（T_b）、清除分数（F）等。可以看出，它们通过各廓清途径的廓清份额（F）和半廓清期时间（T_b）均与吸入物质的化学性质有关。例如，在淋巴结内，Y 类物质的 90% 以 1000 天的生物半清除期清除到血液，剩下的 10% 永久留在肺内，因此 $F=0.9$，$T_b=1000$ 天。

表 10-3　不同大小放射性气溶胶粒子在各区的沉积分数

AMAD 或 MMAD/μm	鼻咽区 D_3	气管-支气管区 D_4	肺区 D_5
0.05	0.002	0.08	0.59
0.10	0.01	0.08	0.50
0.20	0.04	0.08	0.41
0.30	0.07	0.08	0.36
0.40	0.10	0.08	0.32
0.50	0.14	0.08	0.30
0.60	0.18	0.08	0.28
0.70	0.21	0.08	0.26
0.80	0.24	0.08	0.25
0.90	0.27	0.08	0.24
1.0	0.30	0.08	0.23
2.0	0.51	0.08	0.16
3.0	0.64	0.08	0.13
4.0	0.72	0.08	0.11
5.0	0.77	0.08	0.10
6.0	0.81	0.08	0.09
7.0	0.84	0.08	0.08

表 10-4　呼吸道内吸入物质的廓清参数

初始沉积区间	清除途径	吸入物质的类别					
		D		W		Y	
		T_b/天	F	T_b/天	F	T_b/天	F
N–P	a	0.01	0.5	0.01	0.1	0.01	0.01
	b	0.01	0.5	0.40	0.9	0.40	0.99
T–B	c	0.01	0.95	0.01	0.5	0.01	0.01
	d	0.2	0.05	0.2	0.5	0.2	0.99
P	e	0.5	0.8	50	0.15	500	0.05
	f	—	—	1.0	0.4	1.0	0.4
	g	—	—	50	0.4	500	0.4
	h	0.5	0.2	50	0.05	500	0.15
L	i	0.5	1.0	50	1.0	1000	0.9
	j	—	—	—	—	∞	0.1

用新肺模型计算的内照射剂量数据更能接近实际情况，但必须知道吸入粒子的粒度分布，在粒子粒度分布不知或不明的情况下，可假定气溶胶的活性中值空气动力学直径 AMAD ≈ 1。

10.2.5　约定剂量当量

单次摄入放射性物质后，某一器官或组织在此后 50 年受到的累积剂量当量，称为约定剂量当量，并用符号 H_{50} 表示。约定剂量当量的数学表达式为

$$H_{50} = \int_{t_0} \dot{H}(t)\mathrm{d}t$$

式中，$\dot{H}(t)$ 是有关器官或组织的剂量当量率，单位取 Sv/a；t_0 是摄入的时刻，积分的时间间隔为 50 年。

约定剂量当量 H_{50} 是国际放射防护委员会在 1977 年建议书中对于在时间上持续进行的照射所使用的一个量，它是剂量当量负担的一个特例，它在早先称为剂量负担。

剂量当量负担（H_c）是指某一特定群体中平均每人的某一器官或组织因某种长期持续照射的实践而受到的剂量当量率 $\bar{H}(t)$ 在无限长时间内的积分。这个定义最早由联合国原子辐射效应科学委员会（UNSCEAR）提出，当时主要用来评价核试验落下灰对全世界人口产生的平均剂量。后来把这一概念推广应用于落下灰以外的情况，不一定应用于全世界人口，也可以用于小范围的群体，甚至应用于个人。国际放射防护委员会在早年出版物中所称的剂量负担即用于个人摄入放射性物质这一情况。

实际上，约定剂量当量 H_{50} 就是由于单次摄入放射性核素后而对某一器官或组织产生的终身累积剂量。

约定剂量当量用于内照射剂量的估算。在年摄入量限值 ALI 中使用了单位摄入量的约定剂量当量，用符号 $H_{50,\mathrm{T}}$ 表示，是指摄入一个单位活度（1Bq）放射性核素后某一器官或组织 T 受到的约定剂量当量，单位为 $\mathrm{Sv\cdot Bq^{-1}}$。

国际放射防护委员会在 1991 年建议书中用术语待积有效剂量替代了约定剂量当量。

10.2.6 最大容许浓度与年摄入量限值

1. 最大容许浓度 MPC

人体摄取的空气和水中可以容许存在的放射性核素的最大浓度，称为最大容许浓度。人体以标准摄取率经常摄取低于最大容许浓度的空气和水时，所受的照射将不超过最大容许剂量 MPD。

最大容许浓度一词为国际放射防护委员会（ICRP）早年建议书中所采用。在 ICRP 的 1977 年建议书中已不再使用最大容许浓度这一术语，而以年摄入量限值 ALI（ALI, Annual Limit on Intake）和推定空气浓度 DAC 代之。最大容许剂量一词亦被剂量当量限值 DEL 和后来的当量剂量限值 EDL 所取代。

2. 年摄入量限值 ALI

摄入某一活度的放射性核素后，使以参考人所代表的典型人受到的为职业照射所规定的年剂量限值时，该放射性核素的活度即为年摄入量限值。它应取由以下两式求得的各个年摄入量的最小值。

对随机性效应： $\qquad I \cdot \sum W_{\mathrm{T}} \cdot H_{50,\mathrm{T}} \leqslant 0.05\mathrm{Sv}$

对非随机性效应： $\qquad I \cdot H_{50,\mathrm{T}} \leqslant 0.5\mathrm{Sv}$

式中，I 为特定放射性核素的年摄入量，单位为 Bq；W_{T} 为组织 T 的一个权重因子；$H_{50,\mathrm{T}}$ 是摄入单位活度（1Bq）放射性核素后组织 T 受到的约定剂量当量，单位为 $\mathrm{Sv\cdot Bq^{-1}}$。

年摄入量限值属次级限值。

3. 推定空气浓度 DAC

放射性核素的推定空气浓度定义为放射性核素的年摄入量限值 ALI 除以参考人在一个工

作年（2000h）内吸入的空气体积（2400m³）而得的商，即

$$DAC = ALI / (2000 \times 60 \times 0.02) = ALI / 2.4 \times 10^3 = 4.16 \times 10^{-4} ALI \ (Bq \cdot m^{-3})$$

式中，0.02m³ 为参考人在轻体力活动条件下工作时，每分钟吸入的空气体积，60 分为 1 小时，2000 小时为一年，按 250 个工作日、每日工作 8 小时的总工作时间推定空气浓度属推定限值。

ICRP 第 30 号出版物公布了 94 种元素的各种放射性核素的年摄入量限值 ALI 和推定空气浓度 DAC。

10.2.7　最大容许全身负荷量 MPBB

放射性核素进入体内后，在体内的分布是不均匀的。在所考虑的器官，由于放射性核素在体内的沉积而接受的剂量达到适用于该器官的最大容许剂量当量率时，这个积存量称为该器官的最大允许积存量，与此相对应的该核素的全身含量称为最大容许全身负荷量或体内最大积存量，并用符号 q_m 表示。以不同的器官作为考虑对象，相应的 q_m 是不同的，对不同的器官可以求出不同的最大容许全身负荷量值。在控制内照射时，以最低的最大容许全身负荷量值为准，这样就可以保证任何器官所受的剂量不会超过最大容许剂量当量率。

国际放射防护委员会 1959 年的第 2 号出版物（ICRP publication 2）曾建议了大约 240 种放射性核素的最大全身负荷量；1977 年第 26 号出版物建议用年摄入量限值取代最大容许全身负荷量作为限制内照射的根据；1979 年第 30 号出版物公布了 94 种元素的各种放射性核素的年摄入量限值。

应当指出，沉积量和积存量在概念上略有区别。沉积量用来描述放射性核素到达并存在于某一器官的量，不能说全身的沉积量；积存量或负荷量有负担含义，可用于某个器官，也可用于全身，使用负荷量比积存量更贴切。

紧要器官或关键器官是指因辐射而导致人体最大损伤的那些器官。确定紧要器官的标准是：① 放射性核素的浓度累积最大的器官；② 影响到全身健康的器官；③ 放射性核素进入体内途径中最易受损的器官；④ 对放射性最敏感的器官。其中①是最主要的衡量标准。相对而言，四肢为非紧要器官。

紧要器官仅考虑了单个器官受照射对全身健康的影响，而没有考虑多个器官或组织同时受照射的总危险度，因此，通过靶器官当量的加权来估算有效剂量当量更合理。

10.3　内照射防护的基本原则和基本措施

放射性工作人员所受到的照射，随工作条件的不同而异。从事封闭源操作的人员可能仅受外照射，从事开放性操作的人员可能不仅受内照射，同时还受内、外照射。

内照射与外照射相比，显著的特点是：即使停止接触放射性物质以后，已经进入体内的放射性核素仍将产生照射。被污染的机体成为不可摆脱的活放射源，对自己和亲密接触者都有伤害。特别是有效半减期很长的放射性核素，如 ²³⁹Pu 等，在体内排泄极慢，即使摄入量为最大容许积存量的 1/10 左右，其约定剂量当量也是很大的。

内照射防护的基本原则是：采取各种措施，尽可能地隔断放射性物质进入人体内的各种

途径，以减少放射性核素进入机体的机会，使可能进入人体的放射性核素所致各组织器官的剂量不超过辐射防护标准的有关限值，并使之保持在可以合理做到的最低水平。

10.3.1　防止放射性物质经呼吸道进入体内

空气污染是造成放射性物质经呼吸道进入体内的主要途径。放射性粉尘或放射性气体逸入空间都会造成工作场所空气的严重污染。这些工作场所包括铀矿开采、选矿、铀浓缩、铀加工和精制、核燃料元件的制造及后处理、放射源的制备、夜光粉的生产、夜光粉涂料车间、放射化学实验室等。防止被污染的空气进入体内的基本措施包括以下几方面内容。

1. 空气净化

通过过滤、除尘等方法，尽量降低空气中粉尘或放射性气溶胶的浓度。

2. 通风稀释

通过通风不断排除被污染的空气、补充新鲜清洁空气。为防止环境污染，被排出的污染空气一般应经过滤器进行过滤。

3. 密闭包容

将可能成为污染源的放射性物质存放在密封容器中，或在密闭的手套箱或热室中操作，使之与工作场所的空气隔绝。限制可能被污染的体积和表面。防止污染的扩散和转移。

4. 个人防护

穿戴适当的防护衣具。工作人员佩带高效率防护口罩，采用隔绝式或活性炭过滤式防护面具。当空气污染严重时，需穿气衣作业。限制暴露于污染环境中的时间。讲究个人卫生。

5. 妥善处理放射性废物

参见 5.3.3 节关于"特准限值"的介绍和 12.3.3 节的内容。

10.3.2　防止放射性物质经消化道进入体内

食物和水源污染是造成放射性物质经消化道进入体内的主要途径。

食物被放射性物质直接污染的情况较少见，但用污染的水灌溉或在被污染的土地上生长的农作物会受到间接污染。

应特别重视的是防止水源污染。放射性（废）物质如不经过处理，大量排入江河、湖泊或地质条件较差的深井，都可能会造成地表水或地下水源的严重污染。某些水生植物和鱼类能浓集某些放射性核素，经食用而造成人体内放射性核素的沉积。因此，必须严格控制排放到江河湖泊的放射性物质的量，排放前应进行净化处理。我国《放射防护规定》中明确规定：低放射性废水向江河的排放，应避开经济鱼类产卵区和水生物养殖场，根据江河的有效稀释能力，控制放射性废水的排放量和排放浓度，以保证在最不利的条件下，距排放口下游最近取水区水中的放射性物质含量低于露天水源中的限制浓度。在设计和控制排放量时，应取 10 倍的安全系数。

在放射性生产的厂矿区，生活用水与生产用水两系统应分别设置，以免生产用水污染生活用水。

10.3.3　污染监测与管理

污染监测包括表面污染监测、工作场所空气污染监测、生物样品监测与环境监测。

（1）表面污染监测有直接监测法和间接监测法两种。直接监测是用污染仪直接测量表面上的污染；间接监测是通过擦拭方法将表面放射性污染物擦下来，再用仪器测量擦拭物上的放射性。表 10-5 所示为 α、β 放射性物质表面污染的控制水平。

表 10-5　GB18871—2002 规定的放射性物质表面污染的控制水平

受污染的表面类型		α 放射性物质/（Bq·cm^{-2}）		β 放射性物质/（Bq·cm^{-2}）
		极毒组物质	其他组物质	
手、皮肤、内衣、工作袜		$4×10^{-2}$	$4×10^{-2}$	$4×10^{-1}$
工作服、手套、工作鞋	控制区 监督区	$4×10^{-1}$	$4×10^{-1}$	4
工作台、设备、墙面、地面	控制区	4	$4×10$	$4×10$
	监督区	$4×10^{-1}$	4	4

（2）工作场所空气污染监测，通过采样器上的过滤膜（如国产的过氯乙烯超细纤维滤膜）抽取一定体积的空气，然后测定滤膜样品的 α 或 β 放射性，再将测量结果换算成每立方米空气中 α 或 β 放射性物质的活度。这也是测氡气的基本方法。

（3）生物样品监测也称离体监测，凡是能从人体采取的生物样品都可进行放射性测量。可对职业人员、核医疗患者等重点人员的排泄物（如粪便、尿、呼出气体）或毛发、唾液、血液等进行定期或不定期检查其放射性。如果进入体内的放射性物质发射 X 或 γ 射线，还可采用通过参考人模型刻度过的全身计数装置直接探测放射性核素在体内的污染量。

（4）环境监测包括重点地域（如核电站、核废物处理厂、矿区周围等）的空气、水源、有代表性的农牧渔产品进行常规监测，以便及时发现问题和解决问题。

用于环境监测的关键途径法由 ICRP 第 7 号出版物提出。依据放射性废物排放环境的自然条件和当地居民的生产及生活习惯，探明一种或两种主要核素（关键核素），通过主要物质（关键物质）和一种以上的途径（关键途径），使某些居民（关键人群组）受到内照射和外照射，以此推算出关键人群组中的个人所受照射剂量的方法称为关键途径法。例如，英国温斯克尔工厂，每年向爱尔兰海排放含有大量的裂变产物和 α 放射性的低放废水，经调查确定了四个关键途径。其中之一是：排放海水中的 ^{106}Ru（关键核素），被海藻（关键物质）所浓集，海藻加工成紫菜，每天食入（关键途径）超过 65g 紫菜的最高消费者 100 人（关键人群组）受到照射剂量最大，每人每年受照剂量平均为 6mSv。关键途径法可用于制订环境辐射常规监测计划，制定排放标准，以及评价向环境排放的结果。利用关键途径法进行常规监测的优点是既能达到环境监测的目的，又能节省人力、物力和财力。但要准确地确定这几个关键，必须进行大量的、认真的调查研究工作。

开放性实验室是重要的污染源之一。要了解所用核素的放射毒性。GB 8703—88 中对 350 种主要核素按放射毒性划分为四个组：极高放射毒性核素、高放射毒性核素、中等放射毒性核素和低放射毒性核素。对工作单位或工作场所需按操作量及毒性分级管理。工作单位选址要合理，工作场所要适当分区。对开放源要密闭包容，工作场所要通风换气。要安全、稳妥贮运开放源。妥善收集、处理放射性废物。制定安全操作规则，注意个人防护。制定易发事故的防范措施。去除和控制表面污染等。

习　题　10

1. 什么是内照射？内照射和外照射有什么区别？
2. 产生内照射的途径是什么？
3. 内照射的特点是什么？
4. 如何进行个体相关的内照射剂量的估算？
5. 内照射防护的基本原则是什么？
6. 内照射防护的基本措施是什么？

第 11 章　辐射剂量测量仪器

11.1　辐射探测方法概述

辐射是不能由感觉器官直接察觉的，必须采用专门的探测仪器或设备测量与辐射有关的一个或几个量来发现和确定辐射的存在。

辐射探测方法的基础是测量辐射与物质相互作用产生的各种可观测效应。辐射与物质相互作用产生的可观测效应主要包括电学效应、化学效应、热学效应和核反应效应四大类，因此从测量原理上讲，相应地就有四类探测辐射的方法。目前的辐射探测方法中，以电学方法为主，名目繁多的大部分具体方法都可归于电学方法这一大类中。核反应效应方法往往也要结合电学方法才能完成辐射的有关量的测量。化学方法和热学方法，由于它们的测量精度低，目前在辐射探测中用得较少。

辐射测量的电学方法是一种根据辐射与物质相互作用产生的电学效应（如电离和激发等效应）测量辐射的一个或几个有关量的方法，是使用最普遍的一种辐射探测方法。这是因为：① 电离辐射在物质中产生一个激发原子或分子、一个离子对或电子-空穴对所消耗的能量很小，有的仅几 eV（如在半导体中），故电离辐射可在这些物质中产生大量的激发态原子或分子、离子对或电子-空穴对；② 这些初级效应可以用比较简单的方法直接记录或变成电信号来进行分析和记录；③ 观测这些效应的电子仪器具有相应的灵敏度。基于电学方法的辐射探测器有三类：第一类是利用电离效应做成的，如电离室、计数管、半导体探测器、云室、气泡室等；第二类是利用激发效应做成的，如闪烁探测器、热释光探测器、契伦科夫探测器等；第三类是利用放电效应做成的，如火花室、电荷发射探测器、次级发射探测器等。

辐射测量的核效应方法是一种根据辐射与物质相互作用所产生的核反应测量该辐射的一个或几个有关量的方法。它常用于探测中子和高能粒子。利用这种方法的探测器有自给能中子探测器、自给能γ探测器，BF_3 电离室、BF_3 计数管、衬硼电离室、衬硼计数管、反冲质子电离室、衬硼（锂）半导体探测器、中子闪烁探测器等。这种方法常与辐射测量的电学方法结合使用。

辐射测量的化学方法是一种根据辐射与物质相互作用产生的化学效应测量辐射的一个或几个有关量的方法。这种方法中常使用的探测器有核乳胶、固体径迹探测器、染色剂量计等。

辐射测量的热学方法是一种根据辐射与物质相互作用产生的热学效应来测量辐射的能量或强度的方法。这种方法的灵敏度低，仅适用于测量强辐射源。这种方法采用的探测器有中子热偶探测器、γ热偶探测器等。

辐射探测器就是一种根据辐射与物质相互作用的各种效应能够直接或间接给出某种信号或指示，以确定辐射的一个或几个有关量的器件，这种器件可以是组合体，也可以是一种材料。由于辐射的种类和探测方法的不同，辐射探测器的种类很多，其工作原理也各不相同。在各类辐射探测方法中，都有相应的直接获取辐射信息的探测器、实验测量安排、信息获取、记录核信息的电子学设备及数据处理方法等。辐射探测器是辐射探测方法的具体运用，核信息的获取、测量与分析则是核电子学工具的具体运用。

辐射探测器所测量的辐射量（核信息）有：入射辐射的种类、强度、比电离、射程、时间分布与空间分布、照射量与吸收剂量等。其中，吸收剂量是单位质量受照射物质吸收辐射能量多少的一个量。吸收剂量在辐射效应的研究中，特别是生物效应的研究中，是一个很重要的量。因为辐射作用于物体所引起的效应主要取决于该物体吸收的辐射能量，而吸收剂量正是指每单位质量受照射物质吸收的辐射能量。

辐射剂量仪器是核辐射测量仪器仪表的一个分支，是专门用来发现辐射和测量辐射的剂量的辐射仪表。主要用于从事放射性操作的实验室和车间内进行辐射剂量的测量，以避免工作人员受到过量的射线照射而影响健康，在放射性治疗和辐照试验中也得到广泛应用。防护标准的执行情况和防护措施是否安全可靠，都必须通过实际的测量来检验，有效的监测有助于及早发现问题和及时采取措施。因此，在原子能事业和放射性工作中，为确保放射性的安全工作条件，辐射剂量测量和防护监测是十分重要的，这都离不开辐射剂量仪器。辐射剂量测量方法和原理也基于辐射与物质相互作用产生的各种可观测效应，因此离不开各种辐射探测器，常用的探测器有电离室、计数管、闪烁探测器、半导体探测器等。监测的辐射种类有 X 、γ射线、β射线、中子等。

11.2　γ射线剂量的测量

11.2.1　用特种电离室测量γ射线的吸收剂量

电离室是一种由充有一定压力的适当气体的腔室组成的电离探测器，电离室所施加的外电场不足以产生气体放大，但能把探测器的灵敏体积内由电离辐射产生的正离子和电子的电荷收集到电极上。常用电离室来测量γ射线的照射量和吸收剂量。当把电离室引入到测量物质中进行测量时，电离室就像在测量物质中构成一个气体空腔，如图 11-1 所示。在γ射线作用下，在空腔单位体积气体中所产生的电离量与单位体积的周围物质中所吸收的辐射能量是具有相关性的。

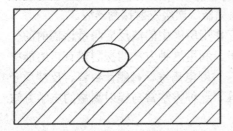

图 11-1　布喇格-格雷空腔理论示意图

1. 布喇格-格雷原理与特种电离室

布喇格-格雷原理是测量固体吸收辐射能量的一种原理：若在适当厚度的固体中置入充有气体的微小空腔，且空腔的尺寸小到不足以影响初级辐射和次级辐射在固体中的分布，则单位固体体积所吸收的能量 E 与单位质量气体中的电离量 J 具有正比关系：

$$E = SJW \tag{11.1}$$

式中，S 为固体和气体对二次电子阻止本领之比；J 为单位体积气体中所产生的离子对数；W 为在该气体中产生一对离子所需的平均能量。

利用布喇格-格雷原理可以构成布喇格-格雷空腔电离室、空气壁电离室、组织等效电离室、外推电离室等。

（1）布喇格-格雷空腔电离室

这是一种用于测定介质吸收剂量的电离室。电离室的灵敏体积、壁的成分和厚度应符合布喇格-格雷空腔理论所规定的条件：① 壁材料的电子密度和比重应与待测介质的相接近；② 壁厚不小于次级电子在壁中的最大射程，而且壁对原始辐射束有明显的吸收，这样电离室外边产生的次级电子不能进入到灵敏体积内；③ 空腔足够小，使初级辐射和次级辐射的分布不受空腔存在的影响。

这类电离室用于测定介质对 X 射线或γ射线的吸收剂量。

（2）空气壁电离室

这是一种其室壁由有效原子序数接近于空气有效原子序数的材料组成的电离室。它允许布喇格-格雷空腔条件有所放宽。电离室采用固体材料，如石墨作为室壁材料，其空腔尺寸较大或空腔内气体压力较高，可以大于次级电子的射程。电离电流是由室壁中打出的次级电子使气体电离形成的。

这种电离室可用来测定空气中的吸收剂量。经自由空气电离室校准后，它可用来测量照射量。目前国际上都以石墨空腔电离室作为测量γ射线照射量的标准电离室。在较宽的能量范围内的 X 或γ辐射，石墨是较好的空气等效材料。空气等效材料是指其对给定辐射的吸收、散射特性与空气的相接近。用电离方法测定 X 或γ辐射的照射量或空气吸收剂量时，要求电离室室壁由空气壁或空气等效材料构成。

（3）等效组织电离室

这是一种其室壁由与生物组织有效原子序数非常接近的材料组成的电离室。它允许布喇格-格雷空腔条件有所放宽。电离室采用与人体组织有相同等效原子序数的高分子有机物质，如聚苯乙烯等作为室壁材料。这样就可用室壁材料中的吸收剂量来代表组织中的吸收剂量。电离室的灵敏体积可以大于次级粒子的射程。如果电离室内充以组织当量气体，那么它和充空气的差别仅是产生一对离子所需的平均能量不一样。

这类电离室可以用于测定 X、γ射线和中子在组织中的吸收剂量。不同的生物物质（如软组织、脂肪、肌肉、骨头）相应有不同的组织材料。用电离方法测定中子在组织中的吸收剂量时，要求电离室室壁及空腔内所充的气体都是组织等效材料。

（4）自由空气电离室

这是一种用来做照射量绝对测量的流通空气的电离室。电离室的结构（图 11-2）使电离仅产生在确定的流通空气的体积内，而使辐射束及在该体积之外的次级电子都不能打到电极上，并能收集全部次级电子所引起的电离电荷，从而可算出单位体积内由辐射与空气作用产生的电离电荷。

自由空气电离室的结构形式有平板形和圆柱形两种，图 11-2 所示为平板形标准自由空气电离室结构示意图。它是根据照射量定义设计的，对照射量进行绝对测量的特种电离室。电离室的工作气体就是空气。电离室的前后有两个由钨或金等重金属做成的光栏，辐射从入口外的前光栏射入，从后光栏无反射地射出，以确定辐射束的截面。电离室有三个电极：中央收集电极 C、两侧的保护电极 G 和高压电极 HV。两个保护电极互相分开，位于中央收集极两侧，电位相同、均接地（外壳）。电极到光栏轴线的距离要足够大，大于次级电子的最大射程，以保证次级电子不会到达电极，其能量全部消耗在空气电离上；收集电极到前后光栏的距离也要大于次级电子的最大射程，以满足电子平衡条件。这种结构可以看出，保护电极的作用有两个：一是消除电场在收集电极边缘的不均匀性，使电场均匀地垂直电极；二是使入射辐射在光栏上打出的次级电子不进入电离室测量体积。收集电极所收集的离子对是由γ射线在一个确定体积内打出的次级电子产生的。这个体积叫测量体积，由图中 *efhg* 围成，其截面由前后光栏边缘连线决定，其长度为收集极的长度。因此收集电极所能收集的离子对全部是在收集电极之间的体积内产生的，这个体积叫电离体积或灵敏体积，由图中 *abcd* 围成。根据结构尺寸，在电离体积前后两侧，会有次级电子从外侧进入产生电离，也会有次级电子从内侧跑出产生电离，在满足电子平衡条件下，它们恰好能互相补偿。因此在电离体积内所产生的离子对，完全是对应在测量体积内打出的次级电子所产生的。

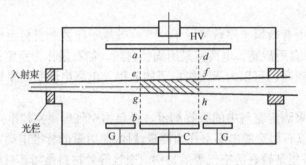

图 11-2   标准自由空气电离室结构示意图

这类电离室的极间距离大多数为 10~30cm，工作高压为 50~300kV，适用于测量管电压为 300kV 的 X 射线或中能γ射线。这类电离室由于体积大、结构复杂，仅适用于国家计量部门和大型基准实验室等作标准仪器使用。

2. 照射量的测量

按照布喇格-格雷空腔电离理论，空腔中的电离量反映了室壁材料所吸收的能量，当电子平衡时，空腔中的电离量就反映了γ射线转交给室壁材料的次级电子能量。因此，当室壁材料为空气等效材料和空腔气体为空气时，所测得的空腔内单位质量空气中的电离量正好反映了γ射线交给室壁单位质量的空气等效材料的次级电子的能量，这也正是所要测量的γ射线照射量。

测量照射量所用的电离室有两种类型：空气等效壁材料的空腔电离室（即空气壁电离室）和自由空气标准的电离室。自由空气标准电离室一般仅用于基准刻度；空气壁电离室既可用在刻度中，又可用在常规监测中。

在理想空气等效材料壁和充以标准状态空气时，照射量 X 和空腔中总电离量 Q 的关系为

$$X = \frac{Q}{0.001293 \times 0.001 \times 2.58 \times 10^{-4} V} = 3 \times 10^9 \frac{Q}{V}$$

$$Q = 3.33 \times 10^{-10} VX \tag{11.2}$$

式中，Q——次级电子在空腔中电离空气产生的总电量，单位库仑（C）；

V——电离室空腔的体积，单位立方厘米（cm³）；

X——照射量，单位伦琴（R）；

0.001293×0.001——标准状态下 1cm³ 空气的质量，单位千克（kg）；

2.58×10^{-4}——照射量的专用单位与国际单位的转换系数，$1R = 2.58 \times 10^{-4} C / kg$。

由式（11.2）可以得出，电离室的输出电流 I（单位为安培）与照射量率 $\dot{X}$（单位伦琴/秒）的关系为

$$I = 3.33 \times 10^{-10} V \dot{X} \qquad (11.3)$$

根据需要和用途，电离室的输出可采用两种记录方式：一是测量一段时间内电离室输出的总电量，即累积照射量；二是测量电离室的输出电流，即照射量率。

所谓的理想空气等效材料，是指除了密度以外在元素组成上和空气相同的材料，实际上理想空气等效材料是没有的。一般只能采用有效原子序数接近空气有效原子序数的材料，如石墨、聚乙烯等。

3. 影响照射量测量的因素

（1）室壁材料的影响

不同材料的质能吸收系数 (μ_{en} / ρ) 不同，而空腔中的电离量 J 与 (μ_{en} / ρ) 成正比。由于 (μ_{en} / ρ) 反映了 γ 射线的能量被单位质量物质所吸收的份额，因而影响到产生次级电子的数目和穿入到空腔中的次级电子数目。

不同材料的阻止本领 (S / ρ) 不同，而空腔中的电离量 J 与 (S / ρ) 成反比。这是由于 (S / ρ) 越大，电子通过单位路程时损失的能量也越大，因而次级电子在材料中穿行距离就越小，在室壁外层产生的次级电子不能进入空腔。

表 11-1 列出了用铝作室壁材料时计算的空腔中电离量 J_{Al} 与理想空气等效材料作室壁时空腔中电离量 J_A 的比值。表 11-2 为空气的阻止本领 $(S / \rho)_A$ 与某些材料的阻止本领 $(S / \rho)_Z$ 的比值。明显看出，低能存在过响应。

表 11-1　铝材料室壁空腔中电离量 J_{A1} / J_A 与 γ 射线能量的关系

E_r/MeV	$(\mu_{en} / \rho)_{A1} / (\mu_{en} / \rho)_A$	$(S / \rho)_A / (S / \rho)_{A1}$	J_{A1} / J_A
0.1	1.62	1.18	1.91
0.2	1.03	1.16	1.19
0.5	0.963	1.14	1.10
1.0	0.960	1.13	1.08
2.0	0.963	1.12	1.08
3.0	0.972	1.12	1.09

表 11-2　空气与几种材料的阻止本领比值 $(S / \rho)_A / (S / \rho)_Z$ 与 γ 射线能量的关系

E_r/MeV	石墨	聚乙烯	树脂塑料	电木	铝
0.1	0.989	0.88	0.89	0.92	1.18
0.2	0.991	0.89	0.89	0.93	1.16
0.5	0.993	0.89	0.90	0.93	1.14
1.0	0.996	0.90	0.90	0.93	1.13
2.0	1.005	0.91	0.91	0.94	1.12
3.0	1.014	0.92	0.92	0.95	1.12

（2）空腔体积的影响

按照布喇格-格雷空腔电离理论，空腔的线度应当足够小，以便可以忽略在空腔气体中形成的次级电子，因此可认为空腔的存在不影响介质中次级电子的注量和能谱分布。实际的空腔体积较小，有的只有零点几立方厘米。用于辐射防护的剂量仪器，有的空腔体积达几百立方厘米到数升的范围，这是为满足灵敏度的要求。

当室壁材料和空腔气体是同一种材料时，对空腔大小没有什么限制。

（3）室壁厚度的影响

图 11-3 所示为空腔内电离量随壁厚的变化关系。最初，电离量随壁厚的增大而增大，这是由于随着壁厚的增大，室壁中会产生更多的次级电子进入到空腔内。当壁厚增加到等于次级电子的最大射程时，空腔内电离量增至最大值。当壁厚继续增加时，在室壁外层产生的次级电子不能进入空腔，再加之γ射线被室壁材料的吸收，空腔内的电离量开始缓慢下降。对应最大电离量的厚度称作室壁平衡厚度，它与γ射线能量有关，随γ射线能量的增加而增加（见表 11-3）。

表 11-3　平衡厚度和室壁减弱与γ射线能量的关系

E_r/MeV	平衡厚度/（g/cm²）	室壁减弱/%
0.2	<0.05	<0.2
1	0.2	0.6
2	0.4	1
5	1	3

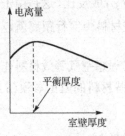

图 11-3　电离量随室壁厚的变化关系

在实际应用中，室壁厚度应等于平衡厚度。为适应不同能量的测量，有的电离室只做成很薄的室壁，使它能测量较低能量的射线，在测量高能量射线时，可在室壁外面再加一个适当厚度的外套筒。

4．γ射线的吸收剂量的测量

使用空腔电离室测量吸收剂量与测量照射量相比，只是对室壁厚度和空腔大小的要求有所不同，其他情况基本相同。为了测量介质中的吸收剂量，必须在介质中引入由某种室壁材料围成的小空腔。

测量吸收剂量时，并不要求室壁厚度一定要满足电子平衡条件。按照布喇格-格雷空腔电离理论，空腔中所产生的电离量只和介质中实际吸收的能量有关。测量吸收剂量并不要求测量γ射线传递给在室壁材料中产生的次级电子的全部能量，而是只要求测量室壁介质实际吸收的次级电子的能量。因此当壁厚不满足电子平衡条件所要求的厚度时，空腔中的电离量不反映室壁中的照射量，但却反映了在这具体的室壁条件下室壁材料中所实际吸收的能量，即吸收剂量。

测量吸收剂量时，要求空腔必须足够小，要远小于次级电子的最大射程。如测量 1MeV的γ射线，空腔充以一个标准大气压空气时，空腔尺寸是 1cm 或更小些。当室壁材料和空腔气体在成分上相近时，空腔的体积原则上可以大一些，为了不因空腔的存在而影响辐射场，还是希望空腔体积足够小。

（1）由照射量计算吸收剂量

在组织介质中引入一个测量照射量的空腔，测定照射量，然后再换算成组织中的吸收剂量。在电子平衡条件下，照射量 $X(R)$ 与空气中吸收剂量 D_A 之间的关系为

$$D_A = 0.869X \text{ (rad)} \tag{11.4}$$

由此可得组织中的吸收剂量 D_T 为

$$D_T = 0.869 \frac{(\mu_{en}/\rho)_T}{(\mu_{en}/\rho)_A} \cdot X \text{ (rad)} \tag{11.5}$$

应当指出，在测量组织深部剂量时，除利用人体模型外，一般并不需要真正引入电离室去测量，而是在组织表面位置处测量照射量，然后再利用已编制好的深度剂量关系表查得所求深度处的照射量。

（2）由室壁材料中的吸收剂量求组织中的吸收剂量

由某种室壁材料和在空腔内充有空气的电离室，放在组织介质中，室壁材料的吸收剂量 D_Z 可表示为

$$D_Z = 1.6 \times 10^{-14} \frac{(S/\rho)_Z}{(S/\rho)_A} JW \text{ (rad)} \qquad (11.6)$$

式中，$(S/\rho)_Z$——室壁材料的质量阻止本领；

$(S/\rho)_A$——空气质量阻止本领；

J——在空腔单位质量的空气中产生的离子对数，单位为离子对数/克；

W——平均电离能，单位为电子伏/离子对；

1.6×10^{-14} 为单位换算系数，即 $1eV = 1.6 \times 10^{-12} erg$，$1rad = 100erg/g$。

由此可换算出在组织中的吸收剂量 D_T 为

$$D_T = \frac{(\mu_{en}/\rho)_T}{(\mu_{en}/\rho)_Z} D_Z \qquad (11.7)$$

当 γ 射线的能量在 $0.3 \sim 1.5MeV$ 范围内时，康普顿效应占优势，可认为质能吸收系数 (μ_{en}/ρ) 与每克介质中的电子数（Z/A）成正比，代入前两式可得

$$D_T = 1.6 \times 10^{-14} \frac{(Z/A)_T}{(Z/A)_A} \cdot \frac{(S/\rho)_Z}{(S/\rho)_A} \cdot JW \qquad (11.8)$$

应当指出，以上各关系式都是在电子平衡条件下得出的，因此要求室壁要足够厚，以使所有穿过空腔空气的次级电子全来源于室壁，而不是来自组织介质。若室壁不足够厚，电离量不仅取决于室壁材料，而且还与组织材料有关。若室壁非常薄，所得到的电离量就相当于以组织材料为室壁的情况。

空腔电离室可用在 γ 照射量和吸收剂量的测量，还有一些探测器，如计数管、闪烁探测器、半导体探测器等，它们所测量的不是剂量，而是辐射的其他量，如粒子注量或能量注量。这些探测器所测量的量经过适当的标定后，其输出量可近似地反映 γ 射线的照射量或吸收剂量。在某些不作为基准或容许有一定误差的测量场合，它们在某些剂量测量中也是很有实用价值的。

11.2.2　气体正比计数管

气体正比计数管（简称正比管）是一种工作在气体放电正比区的计数管。正比管电极上收集到的电荷正比于初始电离的电荷，其气体放大系数与初始电离无关，因而正比管输出的脉冲幅度正比于入射辐射的能量。正比管有较好的能量分辨率和较高的信噪比，可用于测量 α、β、n 和低能 X、γ 射线的强度和能量。

气体正比计数管可以视为一种内部具有气体放大作用的电离室。布喇格-格雷空腔电离理论对正比管也是适用的。

正比管的空腔尺寸并不大，管内气体中的电离主要是由 γ 射线在管壁中打出的次级电子所

引起的，而在气体中打出的次级电子的电离作用（气体作用）可以忽略。因此可以认为，空腔的存在不影响管壁次级电子注量和能谱分布，次级电子在空腔内损失的能量正比于管壁材料的吸收剂量。

正比管气体内产生的离子对数正比于次级电子在空腔内损失的能量，若 M 为气体放大倍数，则气体放大只是使原来初始产生的离子对数扩大了 M 倍，总的离子对数与次级电子损失能量之间的正比关系仍成立。

因此管壁材料中的吸收剂量与管内产生的离子对数仍成正比，类似式（11.1）可有

$$E_Z = S\left(\frac{J}{M}\right)W \tag{11.9}$$

所以正比管能够用于吸收剂量的测量。如果管壁和管内气体是组织等效材料，它就给出组织中的吸收剂量。改变管壁厚度就能给出组织中所关心的各种深度上的吸收剂量。为了测量吸收剂量，不能只记录正比管输出脉冲信号的数目，必须记录所有脉冲包含的总电荷量或近似记录所有脉冲的幅度之和。将脉冲信号在一个电容上积分，在输出端接一个计数率计就可指示出吸收剂量率；或用一个积分器就可指示出吸收剂量。

正比管测量吸收剂量的主要优点是灵敏度高，由式（11.9）可知，正比管所给出的电离量将比同体积的电离室大 M 倍，气体放大倍数 M 主要取决于正比管的尺寸、气体种类与压强、工作电压等，一般为 $10^3 \sim 10^4$；此外，正比管在混合辐射场中可利用幅度甄别方法区分 α 和 β 辐射，利用波形甄别方法区分中子和 γ 辐射。主要缺点是：工作电压高，要求高压稳定性高，对绝缘要求高，管内充气纯度较高；不能测出甄别阈以下脉冲所对应的吸收能量，这就影响了剂量测量的精度。

正比管主要用在中子剂量的测量。

11.2.3　G-M 计数管

盖革–弥勒计数管（简称 G-M 管）是一种工作在盖革–弥勒（G-M）区的计数管。当电离粒子射入管内使气体分子电离时，产生的电子向阳极漂移，经雪崩放电，离子大量增殖并沿阳极丝发展，在阳极丝周围形成正离子鞘。正离子鞘向阴极移动并在外电路中形成一个脉冲电压，脉冲电压的大小与工作电压和负载电阻有关，而与带电粒子产生的初始离子对数无关，即与辐射类型和能量无关。

空腔电离室与 G-M 管的工作机制不同，在电离室内，每个次级电子引起的电离量正比于它穿过空腔时所损失的能量；而在 G-M 管内，由于其工作在 G-M 区，所有穿过管腔的次级电子，不管其能量和能量损失如何，都会产生一个幅度基本相同的脉冲输出。因此空腔电离理论不适用于 G-M 管。G-M 管输出脉冲计数率实际上是反映 γ 射线强度（或能注量率）的一个量。

对不同管壁（阴极）材料，如铅、铜、铝等，在相当大的一段能量范围内，G-M 管的探测效率（脉冲计数与入射到管壁上的光子数之比（通常用 ε_0 表示），与 γ 射线能量 $h\nu$ 几乎成正比变化，在此能量范围内，计数率 n 可表示为

$$n = \varepsilon_0 \varphi S \propto h\nu\varphi \tag{11.10}$$

式中，φ 为射线粒子注量率，S 为计数管轴向横截面积。式（11.10）表明，计数率近似与射线能注量率 $\psi = h\nu\varphi$ 成正比。

由于照射率与射线能注量率有一定关系，因此可以建立起计数率 n 与照射率 $\dot{X}$ 之间的关系，由伦琴的定义有

$$\dot{X} = \varphi h v (\mu_{en})_A \times 1.6 \times 10^{-6} / 0.113 = 1.42 \times 10^{-5} \varphi h v (\mu_{en})_A \tag{11.11}$$

式中，$(\mu_{en})_A$ 是 γ 射线在空气中的线能量吸收系数；hv 是入射 X 或 γ 射线的能量，单位为 MeV；$\dot{X}$ 为照射率，以伦/s 为单位，并且 1 伦琴相当于每立方厘米空气中所吸收的射线能量为 0.113（erg）。将 $\varphi = n / \varepsilon_0 \cdot S$ 代入式（11.11）可得

$$\dot{X} = 1.42 \times 10^{-5} h v (\mu_{en})_A n / \varepsilon_0 \cdot S \tag{11.12}$$

当 X 或 γ 射线能量 hv 确定后，相应的 $(\mu_{en})_A$ 和 ε_0 都是确定的，照射率与计数率具有正比关系，因此可以通过测量计数率得到照射率。

G-M 管测量照射率的灵敏度定义为每单位照射率所对应的计数率，并表示为

$$\frac{n}{\dot{X}} = \frac{\varepsilon_0 \cdot S}{1.42 \times 10^{-5} h v (\mu_{en})_A} \tag{11.13}$$

可以看出，由于 ε_0、$(\mu_{en})_A$ 都随 hv 而变化，因此灵敏度与光子能量有关，只是在某段能量范围内，$(\mu_{en})_A$ 变化不大，约 $3.5 \times 10^{-5} \text{cm}^{-1}$，以及 ε 与 hv 大致成正比，这时灵敏度 $n / \dot{X}$ 与 hv 的依赖关系较小。对铜阴极 G-M 管，当 hv 在 0.25～2.5MeV 之间时，灵敏度变化在 ±15% 以内，对某些用途足以满足要求，但在低能处，读数有急剧增长，所以 G-M 管很少用于低能范围内的 X、γ 射线和屏蔽层后散射的低能光子较多的场合。G-M 管的灵敏度还具有方向依赖性，特别是低能区，方向依赖性更明显。

G-M 管的主要优点是结构简单、价格便宜、输出脉冲幅度大、具有较高的灵敏度。对 0.1μR/s 的照射率，使用截面积为 5cm² 的计数管，对 1MeV 射线的探测效率 $\varepsilon_0 \approx 1\%$，可测到的计数率约 60cps。G-M 管的主要缺点是死时间长，不适合在高计数率下工作，测强辐射场时，漏计数严重，甚至阻塞；其次是能量响应较差。

11.2.4　闪烁探测器

闪烁探测器是一种由闪烁体和光敏器件（如光电倍增管）组成的辐射探测器。闪烁体和光敏器件之间可以直接耦合或通过光导耦合。经选配合适的闪烁体和光敏器件，闪烁探测器能探测各种带电粒子和中性粒子，既能测量粒子的强度、能量，也能进行粒子甄别。与其他辐射探测器相比，其主要优点是探测效率高，分辨时间短。它是应用极为广泛的辐射探测器。

闪烁探测器对 γ 射线的测量比 G-M 管灵敏，其能量响应取决于闪烁体的性能和尺寸，采用适当的闪烁体和测量电路，可以使其输出正比于组织中的吸收剂量。

假设能注量为 ψ_0 的平行射线束垂直地照射在面积为 A，厚度为 d 的闪烁体上，在穿过厚度为 x 处的能注量为 ψ_x，按指数衰减规律，有

$$\psi_x = \psi_0 e^{-(\mu_{en})_M x} \tag{11.14}$$

式中，$(\mu_{en})_M$ 为射线在闪烁体中的线能量吸收系数，而之所以没有使用线吸收系数 μ，是因为在闪烁体中散射光子可继续穿透，其行为与入射线相似，仍可归于原射线中，这只是一种

近似。因此在单位时间内在 x 处的 dx 层内，闪烁体吸收的能量 $dE_M = A\psi_x(\mu_{en})_M dx$，在单位时间内整个闪烁体吸收的能量 E_M 为

$$E_M = \int_0^d A(\mu_{en})_M \psi_x dx = A\psi_0 \int_0^d (\mu_{en})_M e^{-(\mu_{en})_M x} dx \qquad (11.15)$$

假设闪烁体的光输出量正比于所吸收的辐射能量，光阴极对光的收集、光电转换、电子倍增、阳极电荷收集等过程也都是线性的，这样可认为探测器的所有输出脉冲所包括的总电荷 Q 正比于闪烁体所吸收的辐射能量 E_M。因此用闪烁探测器测量照射率 $\dot{X}$ 的灵敏度 $Q/\dot{X}$ 可表示为

$$\frac{Q}{\dot{X}} \propto \frac{E_M}{\dot{X}} \propto \frac{A[1 - e^{-(\mu_{en})_M d}]}{(\mu_{en})_A} \qquad (11.16)$$

式中，$(\mu_{en})_A$ 为射线在空气中的线能量吸收系数。当闪烁体很薄时，即 $(\mu_{en})_M d \ll 1$ 时，$e^{-(\mu_{en})_M d} \approx 1 - (\mu_{en})_M d$，式（11.16）可简化为

$$\frac{Q}{\dot{X}} \propto \frac{E_M}{\dot{X}} \propto V\frac{(\mu_{en})_M}{(\mu_{en})_A} \qquad (11.17)$$

式中，$V = Ad$ 为闪烁体的体积。由此可以看出，为了使测量的照射率有好的能量响应，闪烁体的组成成分应该是空气等效的材料，这样可使 $(\mu_{en})_M / (\mu_{en})_A$ 是一个与入射辐射能量 $h\nu$ 无关的常数。一般来说，塑料、蒽等有机闪烁体在组成成分上接近空气或软组织，可以视为空气等效或组织等效的材料。在很大的能量范围内，其能量响应较好，如对蒽晶体，入射辐射能量 $h\nu$ 从 $0.2\sim5\text{MeV}$，能量响应随能量的变化关系曲线比较平坦。而 NaI(Tl)晶体，等效原子序数较高，能量响应不好。

由于闪烁探测器输出脉冲所包含的电荷量正比于闪烁体所吸收的辐射能量，因此用闪烁探测器测量照射量或吸收剂量就应记录所有输出脉冲的总电荷量，而不是记录脉冲数，是要记录所有脉冲幅度之和；测量照射率或吸收剂量率应记录输出电流，使探测器工作在电流工作状态。

11.2.5 半导体探测器

半导体探测器是一种用半导体材料制成的电离辐射探测器，亦称固体电离室，实质上它是一种特殊的半导体二极管。射线进入半导体探测器的灵敏区后，损耗能量，产生电子-空穴对。加在二极管上的反向电压在灵敏区中产生较强电场，使这些电子-空穴对迅速分离，并分别向两电极运动而被收集，从而产生电脉冲信号。半导体探测器具有能量分辨率高、能量线性好、脉冲上升时间短、体积小、轻便等优点。用它可以探测带电粒子、中子、X 射线和γ射线。

硅 P-N 结和 CdS 半导体探测器测量 X、γ射线的吸收剂量的测量原理与气体空腔电离室完全相同，可视为固体空腔电离室，布喇格-格雷空腔电离理论对它们完全适用，特别是空腔物质与室壁物质在成分上和密度上可以做得几乎完全一样，因而能更好地满足电子平衡条件。半导体探测器可以做得很小，因而更容易实现组织中某点吸收剂量的测量。由于固体介质和气体介质的密度差别和平均电离能的差别（如硅和空气，密度分别为 2.33g/cm^3 和

0.001293g/cm^3，平均电离能分别为 3.61eV 和 34eV)，在同样γ射线作用下，在半导体器件中每单位体积产生的离子对数要比同体积空气电离室产生的大 2×10^4 倍。

硅锂 Si(Li)漂移型半导体探测器由于锂漂移后产生本征区，因此灵敏体积较大，耗尽层厚度一般为 0.25～2.5mm。对γ射线的探测效率与 G-M 管相近。用作脉冲计数时，Si(Li)能记录到 $10^{-6}\sim10^4\text{R/h}$ 的照射率。

在医学领域，可把硅作为骨骼的等效材料，硅的原子序数为 14，很接近骨骼的有效原子序数 13.8。

半导体器件一般对低能光子的能量响应高，如 CdS 在 60keV 时的响应比在 1.2MeV 时高25～50 倍。半导体器件受温度变化影响较大，在强辐射场下也易受到辐射损伤，要注意其适用的能量范围。

11.2.6　γ剂量仪器的标定

核电子仪器，包括剂量仪器，都属于相对测量，测量结果不是所要求的物理量的值，但与该物理量具有一定的相关性，需经过标定（或称为定标、刻度、校准）过程，将测量结果转变为所求的物理量。剂量仪器的读出要用相应的照射量单位或剂量单位来表示，这要通过标定过程来实现。标定后仪器测量结果的准确性不仅取决于仪器的工作原理和结构性能，还取决于标定的准确性。不仅新出产的仪器要进行标定，在使用中也要经常地或定时、定期地对仪器进行校准，特别是经过修理或更换元件或改变工作条件（包括几何条件和电气参数）时，更要重新进行标定。

1. 标定方法和标准剂量

剂量仪器的标定是在一定实验条件下，与已知的标准剂量值相比较或拟合，调整待定仪器的电气参数或测量参数，使其读数等于或接近在相同条件下的标准剂量值。为了标定仪器，就要求有一个放射性质和照射量分布已知的标准辐射场或者拥有一台/套已标定过的准确度较高标准仪器。为获得标准剂量值，可采用两种方法。

（1）标准源法：根据所使用的标准源，可将辐射场中所关心的各点的剂量值计算出来作为标准剂量值，建立一个已知的标准辐射场；

（2）标准仪器法：利用标准仪器测出未知辐射的剂量分布，将所关心的各点的剂量当作标准剂量值。

标定时要求使用的辐射能量范围要足够宽，从数 keV 到 10MeV，而且最好是单能辐射，因为在现场实际测量中所遇到的能量范围可能很宽，而剂量仪器的能量响应和准确性随能量的不同可能有很大的变化。特别是在低能范围（从几 keV 到二、三百 keV 区域），有不少探测器的能量响应出现峰值，如对 100keV 的光子，闪烁探测器的读数可高达实际照射率的 20 倍以上。标定时还要求辐射强度有足够大的变化范围，如从天然本底剂量水平直到数百伦/小时。

剂量仪器种类繁多，根据仪器类型、用途和对标定准确度的要求不同，标定实验室的规模、设备和标定方法也是不相同的。通过标定可更好地掌握仪器的性能（能量响应、线性、方向性响应、测量误差等），对正确使用和评价仪器很有好处。

2. 标准自由空气电离室

作为标定的基准，应有能直接测量照射量的仪器，除使用空腔电离外，还可使用标准自由空气电离室作为标准仪器。标准自由空气电离室是一种精度很高的仪器设备，最适于标定能量在几百 keV 以下的 X 或γ辐射场。由于它的体积较大，结构较复杂，一般只用在国家计量部门和大型基准实验室。

3. 标准（放射）源

在生产和应用放射性物质时，常需要一些活度已知的放射源作为同类放射源的基准，这些可作为基准的放射源称为标准源。把活度未知的源或放射性样品与标准源一起做比较测量，就可简便而又准确地得到待测源的活度。作为标准源，要求其物理化学性质稳定，测量准确度高。由于各种核素的衰变类型和射线能量不同，原则上讲，每种核素射线类型都应有自己的标准源。对那些半衰期短的核素，则要用能量相近的其他核素做成模拟标准源，这样测量的结果才能接近实际值。标准源按射线类型分类，有α标准源、β标准源、γ标准源和标准中子源；按物理状态分类，有固体标准源、液体标准源和气体标准源；按使用要求分类，有强度标定用标准源和能谱仪刻度用标准源。

为鉴定γ探测器在各能阈的探测效率并准确地对样品进行定性或定量分析，必须使用强度准确、能量分布广的一系列γ标准源，即γ系列源，目前用的γ系列标准源包括：^{241}Am、^{133}Ba、^{137}Cs、^{60}Co、^{88}Y、^{22}Na、^{54}Mn、^{203}Hg、^{57}Co。

标准源的测定方法比较严格，每个源都要经过绝对测量和相对测量，并要给出误差范围。最早的放射性基准是用称量法确定的，以 1g 镭的放射性为基准，活度为 $3.7 \times 10^{10} \text{s}^{-1}$，即 Ci（$1\text{Ci} = 3.7 \times 10^{10} \text{Bq}$）。它放出的γ射线通过 0.5mm 厚的 Ir-Pt 合金过滤，在没有散射的环境下距其 1cm 处的照射率为 $2.13 \times 10^{-13} \text{C}/(\text{kg} \cdot \text{h})$。α、β标准源强度以放射性活度来表示，有时也用 2π 立体角内源表面粒子发射率来表示；γ标准源强度用放射性活度来表示，有时也用γ剂量率表示；标准中子源强度是用单位时间内发射的中子数表示的。

（1）放射性核素源

在 $0.3 \sim 2.5\text{MeV}$ 的能量范围内，经常使用放射性核素标准源来标定仪器。理想的标准放射源最好是利用那些发射单色光子并有适当长半衰期的放射性核素制成的。表 11-4 列出了一些常用的γ标准源的放射性核素。

若放射源的活度为 A（Ci），探头中心离源距离为 B（m），则探头处的照射率 $\dot{X}$（R/h）为

$$\dot{X} = \frac{A\Gamma}{R^2} \mathrm{e}^{-\mu R} \tag{11.18}$$

式中，μ 为该源的γ射线在空气中的线减弱系数（m^{-1}），Γ 为该源的照射率常数（$\text{R} \cdot \text{m}^2/\text{Ci} \cdot \text{h}$）。

若放射源的活度为在 1m 远处的照射率为 $\dot{X}_0$（在源的出厂证明书上常列出），则在离源 R 米处的照射率 $\dot{X}$ 为

$$\dot{X} = \dot{X}_0 \left(\frac{1}{R^2} \right) \mathrm{e}^{-\mu(R-1)} \tag{11.19}$$

如果放射源的半衰期不够长，式（11.18）和式（11.19）还要乘以半衰期校正因子 $\exp(-0.693t/T_{1/2})$，式中，t 为放射源出厂证明书上签署的生产（或检验）日期至标定日期之间的时间间隔。

（2）6MeV γ源

放射性核素γ射线能量一般都在 3MeV 以下，许多反应堆都有高能γ射线产生，因此堆用

剂量仪器对高能γ射线的响应是很重要的。在离子加速器上用 355keV 的质子与氟产生共振反应 $^{19}F(p,\alpha\gamma)^{16}O$，生成物激发态的 ^{16}O 跃迁时会产生 6MeV 的高能γ射线，可作为高能γ标准源，其产额（强度）可通过测量α粒子的计数求出。

表 11-4　标定仪器常用的γ放射性核素源

核素	有效光子能量/keV	半衰期 $T_{1/2}$	γ照射率常数 Γ /（R·m²/Ci·h）
^{241}Am	60	438y	0.0129
^{57}Co	122	269d	0.097
^{195}Au	412	2.7d	0.231
^{137}Cs	662	29.9y	0.323
^{60}Co	1250	5.23y	1.30
$^{226}Ra^*$	800	1608y	0.825
^{24}Na	1380，2800	15h	1.83

注：*指与子体平衡并经 0.5mm 铂片过滤的 Ra 源的光子能量范围为 180～2200keV，表中的 800keV 为相应的有效平均能量。

（3）重过滤的 X 射线源

光子能量在 300keV 以下的射线，通常用 X 射线机产生，并经准直过滤后使用。在恒定管电压下产生的 X 射线，其能谱强度在理论上呈线性变化。X 射线定向引出时会受到靶、管窗、吸收片、冷却系统等物质的吸收，射线能谱会发生一定的变化，但光子能量的分布范围仍较宽，照射率也较高，不适于仪器的标定。通常再让它们通过某种过滤片，使其低能部分显著被吸收，能谱变窄，剂量率变小，以利于标定使用。为防止过滤材料的荧光射线混入 X 射线，过滤片常采用不同材料的组合层。如在 220kV 管电压下，常使铅、锡、铜、铝组合片，其中锡片用来吸收过滤来自铅片的 74.96keV 的 X 射线；铜片用来吸收来自锡片的 25.27keV 的 X 射线；铝片用来吸收来自铜片的 8keV 的 X 射线。表 11-5 给出了 X 射线机产生的 X 射线谱的典型数据，图 11-4 所示为连续 X 射线过滤谱分布示意图。

表 11-5　不同管电压下 X 射线机产生的 X 射线谱的典型数据

管电压/kV	管电流/mA	过滤片厚度/mm		半减弱层铜/mm	有效能量/keV
		铝	铜		
60	2～12	2	—	0.067	29.5
100	5～8	4	—	0.185	41.2
140	2～5	4	—	0.37	54.0
160	2～5	1	0.5	0.87	76.0
180	2～10	1	1	1.39	91.0
200	2～5	1	2.5	2.25	116

X 射线谱的性质常用半减弱层或有效能量来表征。半减弱层是指将 X 射线的强度减弱到初始值一半时所需要的吸收物质的厚度。具有相同半减弱层的单能光子束的能量称为该 X 射线束的有效能量。

标定时，为改变照射率，可改变焦距或管电流。焦距是指探测器的几何中心到 X 射线机焦斑（靶处）的实验距离。改变管电流也会引起管电压的变化，为保持 X 射线谱不变，往往也要同时调节管电压。用 X 射线标定仪器通常还要借助标准仪器，具体而言，就是在离 X 射线管焦斑一定距离处，按中心轴向对称同时放置标准仪器和待定仪器，要求辐射场足够均匀以使两台仪器受到相同的照射，通过比较进行标定，如图 11-5 所示。若辐射场均匀性不够一致，不能或不允许同时放置两个探头时，就要先后放置在同一位置并分别测量和比较。为保证先后两次放置的照射量相同，需要用另外的仪器来监测 X 射线的输出量。在调换标准仪器和待标定仪器时，最好采用遥控定位设备在不停机的情况下自动进行，这不仅节省时间，还要有助于保持 X 射线机输出量的稳定。

对光子能量小于 100keV 的辐射，有时还可采用荧光 X 辐射作为标准源，这是一种近似单能的辐射源。使用 X 射线打在作为靶的某些核素上，可产生 K 层荧光 X 辐射，例如，用铜靶可得到 8keV 的 X 荧光，用钡靶可得到 32.2keV 的 X 荧光。

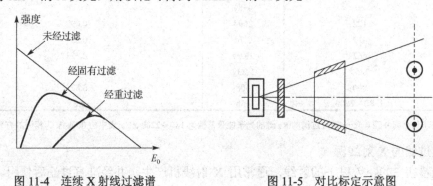

图 11-4　连续 X 射线过滤谱　　　　　　　　图 11-5　对比标定示意图

4．标定仪器应注意的几个问题

（1）关于 γ 照射率常数 Γ：照射率常数 Γ 是为计算发射光子的放射性核素在其附近某处的照射率而规定的一个参数。它定义为 $l^2(\mathrm{d}X/\mathrm{d}t)_\delta$ 与其活度 A 的比值，即

$$\Gamma = \frac{l^2}{A}\left(\frac{\mathrm{d}X}{\mathrm{d}t}\right)_\delta \tag{11.20}$$

式中，$\mathrm{d}X/\mathrm{d}t$ 是在距离放射性活度为 A 的该种核素的点源 l 处，由能量大于 δ 的光子（包括 γ 射线、特征 X 射线、内轫致辐射的光子）产生的照射率，其中，δ 以 keV 为单位，其数值的选取由计算照射率的具体情况而定。在数值上，照射率常数就是距离放射性活度为 1Bq（或 1Ci）的点源 1m 处，由它发出的能量大于 δ 的光子所产生的照射率，国际单位是库·米^2·千克$^{-1}$·秒$^{-1}$（C·m^2·kg^{-1}·s^{-1}），专用单位是伦·米^2·居里$^{-1}$·小时$^{-1}$（R·m^2·Ci^{-1}·h^{-1}）。由此可以看出，照射率常数一般是未经过滤的单位强度点源在 1m 处所产生的照射率的量度，它只包括放出 γ 光子和湮没辐射的贡献，没有考虑内转换电子或电子俘获所发射的特征 X 射线和轫致辐射的贡献。此外 γ 衰变常伴有 β 射线放出，它也有可能进入薄壁（或窗）探测器而对读数产生影响。因此在用放射性核素 γ 源进行标定时，应结合具体情况，考虑上述因素是否可忽略或做某些修正。例如，用 ^{226}Ra 源进行标定时，它必须用 0.5mm 铂片包封，若用小于 2mm 厚玻璃壳包封时，则源中 2.2MeV 的硬 β 射线就可透出，当用它标定某些不带端盖的薄窗电离室时，相应结果可高出 γ 照射量值的 4 倍。

（2）关于散射效应：实验表明，散射射线的贡献与源（探测器）距离周围散射物之间的距离的平方成反比，而与源和探测器之间距离的平方成正比。因此，为防止和减少散射射线的影响，在标定场所应尽量去除那些与标定无关的物件；源和探测器离地面、墙壁、天棚板的距离应尽可能远些，一般要求大于 1.5m；源和探测器间距也不能太大。为减少次级电子的产生，源支架应选轻质材料。在源和探测器之间设置一个有一定张角的准直器来限制射线的截面积，也可减少散射射线的影响。

（3）距离平方关系：在一定源强下，为得到标定时所需要的、大小不同的照射率，通常靠改变源和探测器间的距离来实现。但是这个距离只能在适当的范围变动，既不能太大，也不能太小。距离太大，会增加散射射线的贡献；距离太小，则不能把源和探测器当成点源和点探测器来考虑，源和探测器的距离至少应比源和探测器的尺寸大 7～10 倍以上。为确定距离允许的合适变动范围，可用探测器测量不同距离处的照射量，找出照射量与距离平方成反比关系（照射量×距离平方＝常数）的那一段距离，标定只宜在这个距离内进行。

（4）测量条件与标定条件相一致：标定仪器的标准辐射场应尽量与使用仪器的现场辐射场相一致，这包括射线的能量、射线入射方向、探测器受照部位等。标定时要选择正常使用时的探测器方位进行标定，并要测出在不同方位下仪器读数的变化，以便估计在现场使用时由于方位不同可能带来的误差。通过测定仪器的能量响应，找出仪器适用的能量范围。探测器的灵敏度会随辐射入射方位而改变，这种变化也是与能量有关的，在合适的能量范围内可使误差减小。此外个人佩带的个人剂量计仪器最好是在模拟人体模型上标定，这样就能考虑人体对辐射产生的反散射对辐射能谱和强度的影响。总之，核测量仪器应遵循在什么条件下标定的，就应在什么条件下测量和使用的原则。

11.2.7　γ剂量仪器的主要技术指标

1. 灵敏度

灵敏度是指测量仪器（或装置）所得到的观测量的变化与相应的被测量的变化之间的比值。若某一给定的被测量的变化量为 ΔP，而相应的观测量的变化量为 ΔN，则灵敏度可表示为

$$S = \frac{\Delta N}{\Delta P} \tag{11.21}$$

当测量仪器或测量装置的观测量与被测量的关系图线呈直线关系时，灵敏度就是回归直线的斜率，是一个恒定常数；否则 S 将随着被测量的变化而变化，并不是常数。对剂量仪器而言，通常将每单位剂量或照射量所对应的仪器（或仪表）指示值或读数称为仪器的灵敏度。对低剂量测量，希望灵敏度越高越好，对宽能量范围的测量，希望灵敏度越平稳（不变）越好。

2. 能量响应

能量响应是辐射探测有关的响应量（如探测效率、输出脉冲信号幅度、计数率或平均电流等）随入射辐射能量的变化。对剂量仪器而言，把灵敏度或仪器指示随辐射能量的变化关系称为仪器的能量响应。对空气壁电离室，电离量与照射量成正比，当采用的不是理想空气等效壁材料时，在 0.1MeV 左右的低能区，射线极易与物质发生相互作用而被室壁或气体显著吸收，因而在低能区能量响应较大，如表 11-1 所示。总是希望剂量仪器的能量响应平坦一些，因为在实际测量中，特别是在测量含有低能成分的未知能谱时，仪器的指示很难准确。为改善仪器的能量响应，一是采用尽可能合适的空气等效材料作为室壁，如石墨比铝好；二是对能量响应进行补偿，在室壁上再加一层由铅、锡等重元素做成的薄壁来屏蔽低能成分。

3. 量程

量程是指仪器能测量的最小值与最大值之间的跨度，即测量范围。在环境测量监测中经常会遇到低剂量的情况，在核工程中经常会遇到高剂量的情况。剂量仪器的量程通常包含几

个数量级并分成若干挡。通常希望测量范围越大越好，但增大测量范围，会增大仪器设计和制造的难度，一般是将剂量仪器设计成与专门的应用场合相适应的测量范围。

4．测量误差

仪器的测量误差是指测量值与真实值或标准仪器测量值之差，希望越小越好。为减少测量误差，除提高仪器的性能外，还要用标准仪器进行仔细标定。仪器的测量误差通常用均方根误差来表示。很多情况下，对剂量仪器的测量误差要求并不高，±20% 的误差也足以满足要求。

除此之外，对不同的剂量仪器和不同的应用场合也有不同的要求，差异也很大。如实验室用的固定式剂量仪器，对外形尺寸、重量、耗电没有什么特殊限制，在野外流动场所使用的便携式剂量仪则要求体积小、重量轻、电池供电、低功耗，在大剂量下的堆用剂量仪器则要求高量程、耐高温、抗辐射损伤等。

11.3　β射线和电子束的剂量测量

β射线由放射性核素衰变放出，β射线具有连续的能谱分布，β射线的能量 E_β 从 0 直到β粒子的最大能量 $E_{\beta max}$，β射线的平均能量 $\bar{E}_\beta \approx E_{\beta max} / 3$。绝大多数放射性核素发出的β射线最大能量在 2MeV 以下。

高能电子束主要由加速器产生，不同加速器产生的电子能量也不同，从几 MeV 到几百 MeV 甚至更高，所有的加速器设备都可产生具有一定截面积的单能电子束射线。

11.3.1　外推电离室测量β射线的吸收剂量

1．β射线剂量分布的特点

β射线与γ射线在物质中的吸收剂量分布有很大不同。γ射线的贯穿能力较强，在一个适当大小的探测器或空间范围内，可认为γ射线的照射都是均匀的，各点的照射量或吸收剂量相同或接近相同；而β射线在物质中容易被吸收和散射，即使在很小的空间内（如线度为 1～2mm 的固体介质内），也不能认为β射线的剂量是均匀分布的，随着穿透深度的增加，β射线剂量迅速减小，变化率很大。如果用普通电离室测量，即使窗膜很薄使β粒子容易射入，但由于β射线在室外空气中也有显著减弱，它在室内不同深度处的剂量变化很大，电离室所给出的电离量实际上是电离室整个体积内的平均剂量，它远小于接近表面处的最大剂量，因此普通电离室给出了一个不安全的结果。β射线剂量监测仪器主要是用来探测衣服、人体皮肤、地面、设备表面的放射性污染，因此β射线剂量测量比γ射线测量要困难得多，必须有特殊的要求并采取特殊的方法。

2．外推电离室的结构

外推电离室是测量组织等效材料或其他材料的表面和深度的β剂量的标准仪器，它的测量结果准确可靠，使用方便。外推电离室实际上是一个薄窗和极间距离可调节的平板电离室，如图 11-6 所示。电极材料通常都是使用组织等效材料，如聚乙烯、聚苯乙烯、有机玻璃等。上电极很薄，以便β粒子射入，并且其厚度可变，以进行外推测量。下电极和侧壁较厚，应大于β射线最大射程的一半，以使测量值包括反散射的贡献。电极上涂有石墨或铝膜导电层。在下电极和室壁之间开设有保护环槽沟，槽沟的内径决定了灵敏区的收集面积。下电极位置可上下调节。

3．外推电离室吸收剂量的计算

在外推电离室中，入射的β粒子相当于空腔电离室中由γ射线从室壁打出的次级电子，如果能满足：① β粒子在电离室灵敏区的入射界面上是均匀照射的；② 电离室深度 d（上下两极板间的距离）远小于β射线的射程，空腔的存在不影响β辐射场的分布，则布喇格-格雷空腔电离理论也适用，并有

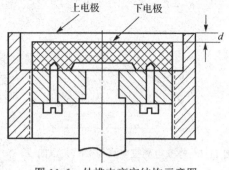

图 11-6　外推电离室结构示意图

$$E_m = S_{Tm} J_m W \qquad (11.22)$$

式中，E_m——单位质量的窗材料中吸收的β粒子能量，单位 eV / g；

J_m——单位质量的气体中产生的离子对数，单位 1 / g；

W——β粒子在空腔气体中的平均电离能，单位电子伏/离子对；

S_{Tm}——窗和空腔中气体的质量阻止本领之比（β谱的平均值）。

假设外推电离室极间距离为 d（cm），灵敏区收集面积为 A（cm^2），空腔内气体密度为 ρ（g/cm^3），电离室收集极收集的全部电荷为 Q（C），测量时间为 t（s），及 $J_m = Q / (Ad\rho \times 1.6 \times 10^{-19})$，则吸收剂量率 $\dot{D}$（rad / h）可表示为

$$\dot{D} = \frac{1.6 \times 10^{-12} \times 3600 E_m}{100 t} = 3.6 \times 10^8 \frac{S_{Tm} Q W}{Ad\rho t} \qquad (11.23)$$

式中的常数都是单位转换系数，其中 1eV $= 1.6 \times 10^{-12}$ erg，1rad $= 100$erg/g，1h $= 3600$s。如果外推电离室空腔充以空气，测量时空腔压力为 P（毫巴）、温度为 T（K）；如果取 $W = 34$eV，并用标准状况下的压力 P_0（1013.3 毫巴）、温度 T_0（273.15K）、密度 ρ_0（0.001293g/cm^3）来表示测量时空腔中气体的密度 ρ（g/cm^3），则有

$$\rho = \frac{P T_0}{P_0 T} = 0.001293 \times \frac{273.15}{1013.3} \times \frac{P}{T} = 3.485 \times 10^{-4} \frac{P}{T} \qquad (11.24)$$

代入式（11.23），则得

$$\dot{D} = 3.5 \times 10^{13} \frac{S_{Tm} Q T}{A d t P} \qquad (11.25)$$

式中的 T、P、A、d 都可直接测出，而 S_{Tm} 可查表查出（表 11-2 中比值的倒数，$S_{Tm} \approx 1.12$），因此只要测出电流或电量 Q 和测量时间 t，就可确定β射线的吸收剂量率 $\dot{D}$。

4．标准β源

外推电离室是一种标准设备，主要用来定出标准剂量和标定（刻度）仪器，要求在均匀的β辐射场中使用，并不适合用于现场测量。

均匀活度的薄平面β源可产生均匀的辐射场（在同一平面上各点的β剂量相同）。通常是把放射性溶液均匀地滴在特制滤纸上或把滤纸放在放射性溶液中浸过制成，常用的β放射性核素有天然铀、^{90}Sr+^{90}Y、^{204}Tl。天然铀块的射线用质量厚度 7mg/cm^2 的覆盖物过滤后，其表面的β剂量率在 212mrad/h 左右，比较稳定，也是常用的标准β源。

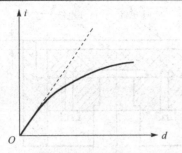

图 11-7　外推电离室电流与极距关系曲线

5. 外推测量

（1）改变极间距离：改变电极之间的距离，分别测出各间距下的输出电流并作图（图 11-7）。在曲线起始直线部分选取两点 (i_1, d_1) 和 (i_2, d_2)，将差分值 $\Delta d = d_2 - d_1$ 和 $\Delta i = i_2 - i_1$ 取代式（11.25）中的 d 和 Q/t，就可准确定出相应于电极薄膜处的剂量率。这种外推测量可消除大体积内各点剂量率不均匀的影响，又可使测量体积（ $V = Ad$ ）容易准确地确定。

（2）改变电离室薄窗电极的薄膜厚度：这种外推测量可求出组织表皮或不同组织深度处的剂量。

6. β射线监测仪探测器

（1）G-M 计数管。窗质量厚度大约为 30mg/cm² 的钟罩形 G-M 管适宜探测最大能量为 200keV 以上的β射线。云母窗的质量厚度为几 mg/cm² 的 G-M 管适于探测 ^{14}C、^{35}S 等核素的低能β射线，对α射线也有响应。

（2）正比计数管。正比管对α、β有不同的坪区，α坪区出现在低压端，β坪区出现在较高电压端，在不同电压下使用可区分α和β射线。

（3）闪烁探测器。薄塑料闪烁体常用于探测β射线，它对γ射线不灵敏，因而本底较低，采用 ZnS 和塑料双层闪烁体可同时测量α和β射线。

（4）电离室。在灵敏体积的β射线入射方向开窗，窗膜很薄，以便β射线容易射入，可以得到接近表面-薄层处的β剂量。优点是能量响应好，在很宽的β能量范围内，剂量和β能量关系不大，主要缺点是灵敏度低。

（5）半导体探测器。为测β射线，应选电阻率高的半导体材料并在较高电压下工作的金硅面垒型半导体探测器，其特点是体积小、功耗少、便于携带、能测局部点的剂量和准确寻找污染点。

11.3.2　电子束吸收剂量的测量

电子束流的能量可从加速器运行电压得知或用磁偏转法测定，如能测出电子束的注量率，就可计算出吸收剂量。电子束的注量率可通过法拉第筒或电离室测量。

1. 法拉第筒

法拉第筒是收集带电粒子流的一种器件，可用来测量带电粒子流的强度。

法拉第筒内为真空，带电粒子通过薄窗射入筒内，被轰击的金属物件应很好地绝缘并有一定的厚度，防止带电粒子穿透而影响测量精度。为更好地抑制次级电子，可在筒口上加一磁场来偏转次级电子，或者加一抑制电极，在其上加一定的负压来偏移次级电子，但要防止束流打在抑制电极上，以防在抑制电极上产生的次级电子进入筒内产生误差。

穿过法拉第筒入射窗的每个入射电子都会使被轰击的金属物件获得一个负电子，这样从金属收集物件上流出的电流就等于穿过小窗的那部分电子束的电流。若已知电子束的截面积和入射窗的截面积，就可根据流出的电流求出电子束的注量率，再已知电子能量，即可求出能量注量率。

2. 电离室

测量电子束注量率的电离室类似于自由空气电离室（图 11-2）。假设电子穿过灵敏区的长度为 L，电子束截面积为 A，电子束注量率为 φ，电离室气体对电子的阻止本领为 dE/dL，平均电离能为 W，则在 t 时间内电离室收集的电离电量 Q 为

$$Q = \varphi A Let(dE/dL)/W \tag{11.26}$$

式中，e 为电子电量，$e = 1.6 \times 10^{-19} \text{C}$；$dE/dL$ 可根据电子能量查表或计算得到，取 $W = 34\text{eV}$，A、L、t 均可精确测定。因此通过测量收集的电离电荷，就可求出注量率 φ。

11.4　中子剂量的测量

11.4.1　中子剂量测量的特点

（1）中子与物质相互作用是极其复杂的，中子引起的次级辐射是多种多样的，中子的能量范围甚广，中子的能量可转化为带电粒子（如质子、α 粒子、重反冲核等）和非带电粒子（如 X、γ 光子等）的能量。中子与物质相互作用截面与其能量也有复杂的关系。因此中子剂量测量比 γ 和 β 射线剂量测量都复杂，更加困难。

（2）对不同能量的中子，即使有相同的吸收剂量，由于其所引起的次级辐射种类不同，生物效应差异也会很大，品质因数相差很大。中子剂量的测量通常以 Sv（或 rem）为单位的剂量当量来表示。

（3）实际测量的中子往往与 γ 射线共存于混合辐射场中，它们的品质因数不同，必须加以区分或排除 γ 射线的干扰。

（4）在不同的测量场所和不同的能量范围，所用的中子探测器也很不相同。

11.4.2　中子吸收剂量的测量

中子按能量可粗略地分为 4 类：慢中子（$0 \sim 10^3 \text{eV}$，含热中子）、中能中子（$10^3 \sim 5 \times 10^5 \text{eV}$）、快中子（$0.5 \sim 10 \text{MeV}$）、高能中子（$> 10 \text{MeV}$）。中子的能谱是连续的。一般来说，快中子对中子总剂量的贡献是主要的，而热中子仅占次要地位，在靠近反应堆和加速器中子源这类核技术装置的地方，中能中子剂量也占有相当的比例。

1. 布喇格–格雷关系式

利用电离室和正比计数管等探测中子在介质中的吸收剂量时，室壁材料一般选用含氢物质，快中子可在室壁上打出反冲质子。当空腔足够小时，反冲质子穿过它，仅有一小部分能量损失在其中时，则室壁材料中的中子吸收剂量和空腔气体内的电离量仍满足布喇格–格雷关系式，即 $E_m = S_{Tm} J_m W$，这里 E_m 为单位质量室壁材料所吸收的能量（比释动能）；J_m 为单位质量空腔气体中所产生的离子对数；W 为反冲质子的平均电离能；S_{Tm} 为室壁材料和气体的质量阻止本领之比。

若室壁材料选用组织等效材料，则可测量机体组织的吸收剂量。聚乙烯$(C_2H_4)_n$、聚苯乙烯$(C_8H_8)_n$ 等是机体组织$(C_{35}H_{353}O_{16}N_{10})_n$ 的较好等效材料，因此，为测组织中的吸收剂量，室壁材料常选用聚乙烯材料，室内充乙烯气体。

2. 消除γ干扰

电离室测中子吸收剂量时，由于γ射线的存在和对γ射线的响应，所测的结果将是中子和γ射线两者吸收剂量之和。通常采用两个互相补偿的电离室，其中的一个室壁材料不含氢，因而对中子不灵敏，利用两电离室读数之差就可排除γ射线的影响。

正比计数管测中子吸收剂量时，可把仪器做得对γ射线很不灵敏，从而将中子和γ射线区分开。这是根据γ射线在室壁中打出的次级电子所形成的脉冲幅度远小于由中子打出的反冲质子所形成的脉冲幅度，很容易通过电子学线路将小幅度脉冲甄别掉。除非γ射线很强（达到10rad/h），有数个次级电子的脉冲同时发生，以致叠加起来的合成脉冲可以和反冲质子的脉冲相比拟时，才需考虑γ射线的干扰。

为了剔除γ射线引起的计数脉冲，仪器需要设置一定的甄别阈，这也会剔除一部分小幅度的质子脉冲，这样就低估了中子的吸收剂量，产生测量误差。对 Po-Be 之类能量较高的中子源，剂量约低估 10%，对高度慢化的裂变中子谱，会低估 50%。因此这类探测仪器只适合快中子吸收剂量的测量，对应的能量下限约为 200keV。

11.4.3　中子剂量当量率仪

对不同能量的中子，由于其品质因数相差很大，从辐射生物效应及防护角度出发，只测出吸收剂量是不够的，最好是能够测量以 Sv（或 rem）为单位的剂量当量 H（$H = QND$）来描述。实际遇到的中子辐射场，往往既是 n、γ 混合场，又是各种能量中子的混合场，而不是纯单能中子场。中子剂量当量的计算是相当麻烦的，准确计算难以实现。具体计算时，不仅要准确地知道中子的能量和能谱，还必须知道组织的元素组成和各种反应截面。

（1）在实际测量中，通常采用剂量转换因子（d_H）方法，这种方法的特点是既简单，又能保证有一定的精度。中子剂量当量 H 与 d_H 的关系可表示为

$$H = \int_{E_{n1}}^{E_{n2}} d_H(E_n)\varPhi(E_n)\mathrm{d}E_n \tag{11.27}$$

式中，积分的上、下限 E_{n2} 和 E_{n1} 分别表示中子辐射场的最大能量和最小能量；$\varPhi(E_n)\mathrm{d}E_n$ 表示中子能量从 E_n 到 $E_n+\mathrm{d}E_n$ 区段的中子注量；d_H 的物理意义是单位中子注量对剂量当量的贡献（表 11-6）。如果中子探测器的探测效率（ε）满足关系 $\varepsilon(E_n)=\alpha d_H(E_n)$，$\alpha$ 为比例常数，可无须知道中子能谱 $\varPhi(E_n)$ 就直接测出剂量当量。通过适当设计探测器，这个正比关系是很容易满足的。假设在一定测量时间内，测得的计数为 N，则有

$$N = \int_{E_{n1}}^{E_{n2}} \varepsilon(E_n)\varPhi(E_n)\frac{\mathrm{d}\varPhi(E_n)}{\mathrm{d}E_n}\mathrm{d}E_n \tag{11.28}$$

再利用 ε 和 d_H 的正比关系，可得

$$N = \alpha \int_{E_{n1}}^{E_{n2}} d_H(E_n)\varPhi(E_n)\mathrm{d}E_n = \alpha H \tag{11.29}$$

由此可以看出，中子探测器的计数 N 与剂量当量具有正比关系，这就使得中子剂量当量的测量变得非常简单，如果中子探测器的探测介质为组织等效材料，则所测得的 H 就是组织所受的剂量当量。α 为仪器的刻度常数。北京核仪器厂生产的 FJ342G 型雷姆计就是依据这种原理设计制作的。

表 11-6　不同的中子辐射场能量下的 d_H、Q_{ef} 和 k_f 值

E_n MeV	d_H $\times 10^{15}$Sv·m^2	Q_{ef}	$k_f/(\times 10^{10}$Gy·m)		
			肌肉	股骨	水
2.5×10^{-8}	1.07	2.3			
1×10^{-7}	1.16	2			
1×10^{-6}	1.26	2			
1×10^{-5}	1.21	2	0.014 7	0.012 7	0.001 46
1×10^{-4}	1.16	2	0.015 6	0.012 1	0.012 4
1×10^{-3}	1.03	2	0.114	0.742	0.122
1×10^{-2}	0.99	2	1.06	0.676	1.15
1×10^{-1}	5.29	7.4	6.72	4.32	7.30
1	32.7	10.6	24.8	16.0	27.1
2	39.7	9.3	30.4	19.9	32.9
5	40.7	7.8	45.5	30.7	49.2
10	40.9	6.8	56.8	40.0	61.0
20	42.7	6.8	72.7	54.7	75.7
Po–Be/4.2	35.5	7.5	43.1	29.6	46.0
Ra–Be/3.9	34.5	7.3	41.8	29.0	44.3
Am–Be/4.5	39.5	7.4	43.1	29.6	46.2
Pu–Be/4.5	35.2	7.5	43.1	29.6	46.2
Po–B/2.8	33.1	8.0	34.4	23.2	38.0

同位素中子源的剂量转换因子 d_H 为

$$d_H \approx 35 \times 10^{-15}\text{Sv}\cdot\text{m}^2/\text{s} = 1.3 \times 10^{-7}\text{mSv}\cdot\text{m}^2/\text{h}$$

（2）在中子剂量当量的测量中，除采用剂量转换因子 d_H 之外，还可采用比释动能因子 k_f 的方法，中子剂量当量 H 与比释动能因子 k_f 的关系可表示为

$$H = \int_{E_{n1}}^{E_{n2}} Q_{ef} k_f(E_n) \frac{\mathrm{d}\Phi(E_n)}{\mathrm{d}E_n} \mathrm{d}E_n \tag{11.30}$$

式中，Q_{ef} 为有效品质因数，k_f 的物理意义是单位中子注量对比释动能的贡献，Q_{ef} 和 k_f 与中子能量 E_n 的关系也列在了表 11-6 中，其余各量与前相同。

职业人员年当量剂量限值为 20mSv，如每年取 250 个工作日，每天工作 8 小时，则小时剂量限值为 1×10^{-2}mSv/h（0.01mSv/h×8h/d×250d/a = 20mSv/a）。

中子剂量当量率仪是一种用来监测中子剂量当量率的仪器。该仪器包括探头和电子测量系统，两者可以组装在一起构成一台仪器，也可以通过软电缆连接，使探头与测量系统分置。探头通常是用含氢的慢化物质（如水、石蜡、聚乙烯等）包围的一个热中子探测器（BF$_3$ 正比计数器、^{3}He 正比计数器、闪烁探测器等）和中子吸收介质（硼、镉）组成的。

入射中子首先经过慢化吸收后到达热中子探测器。慢化体和吸收体的作用是调整对不同能量的中子的响应，以便使仪器对能量从热能到 14MeV 的中子所给出的中子剂量当量率响应近似地与能量无关。直径约 30cm 的球形慢化体对不同能量的中子的慢化接近理想的计算值，但一般可便携式中子剂量当量率仪不宜太重，故慢化体的径向厚度较小，通常不足以给出较理想的中子能量响应特性。固定式的中子剂量当量率仪的慢化体的厚度较大，对不同能量的

中子响应较好。这种类型的剂量仪适用于在热中子到 14MeV 能量范围内的中子场中测量中子剂量当量率，但不适用于脉冲中子场。

11.4.4　混合辐射场剂量当量的测量

（1）采用与测量对象相适应的不同的探测器，分别测量辐射场中各种成分的吸收剂量，再分别乘以适当的品质因数，相加这些乘积，它们的总和就是混合辐射场的剂量当量，$H = \sum H_i Q_i$。

（2）设计一种探测器，使它对各种成分辐射响应与它们所贡献的剂量成正比。

（3）测出在各传能线密度（LET）区间的吸收剂量，再分别乘以相应区间所对应的品质因数，然后将这些乘积相加，得到剂量当量。

（4）测量各种成分辐射的注量和能谱，然后计算各成分的吸收剂量，再分别乘以适当的品质因数并相加，也可得到剂量当量。

11.4.5　中子剂量仪器的刻度源

标定中子剂量仪器需在中子辐射场中进行，确定中子辐射场中有关各点的剂量当量通常要分两步进行，先确定辐射场中所考虑点的中子注量和中子能量，然后再利用相应的剂量当量换算因子做适当的计算。剂量当量换算因子数据表中的数据是对平行中子束垂直照射到一定的体模（无限宽的、厚 30cm 的组织等效材料）上计算得到的，标定时的条件要求和这样的体模相同或相近。对具有复杂谱的中子，剂量当量换算因子要按照单能的情况对全部能谱进行积分和求平均得到。

1．放射性核素中子源

理想的放射性核素中子源应该是满足半衰期长、中子产额高、尺寸小、能谱已知、无强γ辐射等条件的放射源，但实际上，能同时满足这些要求的源是没有的。

要准确了解源的中子发射率，可采用同种核素的基准源进行比对测量或采用锰浴法进行测定。锰浴法是一种测量中子源活度的活化方法。将要测的中子源放在装有 $MnSO_4$ 蒸馏水溶液的球形或圆柱形容器中心，中子源发射的中子则先在溶液中慢化成热中子，然后这种热中子被 ^{55}Mn 俘获，$^{55}MnSO_4$ 溶液被中子源照射足够长时间后，它的激活放射性达到饱和，测量这种饱和放射性活度就可求出中子源的活度。这种方法的优点是设备简单、价格便宜、$MnSO_4$ 在水中溶解度高、^{55}Mn 的热中子俘获截面大、^{55}Mn 的半衰期适中、衰变纲图不复杂，因此对其激活分析比较容易。缺点是操作比较烦琐、测量周期长、灵敏度低。一般仅适用于测量中子活度高于 $10^3 \sim 10^4 n/s$ 的中子源。

在中子辐射场中，距源 R（cm）处的中子注量率 φ（$1/s \cdot cm^2$）可由中子源的中子发射率 Q_0（$1/s$）按式（11.31）计算得出

$$\varphi = \frac{BQ_0 e^{-\Sigma R}}{4\pi R^2} \tag{11.31}$$

式中，B 为考虑散射辐射贡献的修正因子；Σ 为空气的宏观减弱系数（cm^{-1}），通常很小，可忽略。

（1）用一个小探测器测试，找出读数与距离平方成反比关系的距离范围，在此范围内标定。用小探测器可更好地确定探测器的有效中心位置，但误差可能较大，这是由于散射中子

的能量和方向不同于入射中子，因而在数据处理中会涉及仪器的能量响应和方向性问题。

（2）利用影锥体实测 B 值。如图 11-8 所示，锥体用石蜡或聚乙烯制成，其后部加镉或硼或两者均匀掺和，锥体要有足够的长度和大小，以便足以阻挡直接入射的中子，比较有无锥体时探测器的读数便可确定 B。

在散射辐射的贡献大于源辐射 20% 的情况下，最好不用式（11.31）计算中子注量率，而是使用已标定好的标准中子仪器直接测试辐射场。

放射性核素中子源有两个缺点，一是中子发射率不高，一般只能达到 10^7 中子/s，如果要求源和探测器保持适当距离，又要标定高量程，源强就不够用了；二是中子能谱复杂。

2．加速器中子源

加速器中子源可提供较大的注量率和单能中子，并且能量可在相当宽的范围调节。中子的能量取决于所进行的核反应（靶材料）、轰击粒子的能量、靶轴线的偏转角度。如在 400kV 的高压倍加器上，可用 D(d,n)^{3}He 反应产生能量约为 2.5MeV 的中子，用 T(d,n)^{4}He 反应产生能量约为 14MeV 的中子。这些反应中所得到的中子发射率，最好用一个已刻度过的长计数管测量。

长计数管是一种由 BF$_3$ 正比计数管和中子慢化剂组成的中子探测器，这种探测器对快中子的探测效率不随快中子能量变化而发生变化，如图 11-9 所示。BF$_3$ 正比计数管一般用来探测慢中子，若加上附属设备，也可用来探测快中子。一般是将 BF$_3$ 计数管放入含氢物质（如石蜡或聚乙烯）圆筒内，快中子首先在含氢物质中减速而后扩散到 BF$_3$ 计数管内并被记录，整个装置可以调节，使其对各种能量的中子探测效率都相等。长计数管探测效率的平坦区在 0.25eV 的热中子到 14MeV 的快中子之间，即在相当宽的中子能量范围内有不变的探测效率。它很适于测量中子注量率。

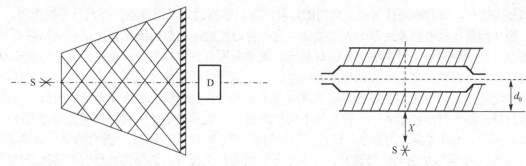

图 11-8　影锥法测试散射修正因子示意图　　　　图 11-9　测试长计数管有效中心

长计数管的探测效率可利用发射率已知的放射性核素中子源求出。在刻度长计数管时，首先要确定它的有效中心位置。可用以下方法求出：改变距离，测量长计数管对点源的计数率 n(cps)，并可用式（11.32）来表示：

$$n = a + b(x + d_0)^{-2} \qquad (11.32)$$

式中，a 是散射中子引起的计数率，可用影锥体方法测量得出；b 是与源的发射率有关的常数，$b = Q_0 \varepsilon / 4\pi$，$Q_0$ 为点源中子发射率，ε 为探测效率；x 是点源到长计数管前沿表面的距离（cm）；d_0 是以长计数管前沿表面到有效中心的距离（cm），它随入射中子能量而变。观测在不同 x 值下的计数率，利用最小二乘法拟合求出 d_0，从而确定长计数管的有效中心位置。

11.5　个人剂量计

11.5.1　概述

个人剂量计（照射量计）是一种佩戴在人身上的小尺寸的测量个人受外照射剂量的仪器。由于它用于随身佩带和个人使用，除了应该满足剂量测量要求（足够的准确度、合适的量程、辐射种类的区分等）外，还应具有小型、轻便、结实、耐用、佩带舒适、成本低、使用方便、容易掌握、性能指标一致性好等特点。常用的有笔形个人计量计、感光片形个人剂量计、荧光玻璃剂量计、热释光剂量计等。

袖珍电离室个人剂量计是一种用袖珍（电容型）电离室作为探测器的个人剂量计。这种剂量计备有单独的（公共）充电箱，其测量系统由一个小的石英验电器和一个小的电离室组成，一般制成笔形。验电器作为电离室的内电极，与验电器系统绝缘的仪器外壳（笔管）作外电极。电离室体积很小，其中含有与周围环境压力相同的空气。使用前先给验电器充电，使其中起验电箔作用的石英丝得到最大偏转。当受到辐射作用时，电离室中的气体被电离，在电场作用下，离子向两极运动，中和了验电器上的电荷，使石英丝偏转的角度减小。电离室内形成的离子对数目与所受辐射的照射量成正比，因此从验电器电压下降的多少，即石英丝移动的位置或偏转角度就可确定所受辐射的照射量值。读数显示系统分直读式和非直读式两种。直读式剂量计本身备有读出系统，通过物镜、目镜所组成的光学显微系统直接读出照射量的大小；非直读式剂量计本身没有读出系统，照射后在专门的读出装置上测出所接受的总照射量。这种剂量计用于辐射防护的个人剂量监测。与胶片剂量计相比，它可以较快地给出结果，但不能长期保存结果，最适合于大剂量检修临时佩带等。这种剂量计对电离室极间绝缘要求较高，而且绝缘性能易受到周围环境温度、湿度的影响而漏电，使测量不够准确。

胶片剂量计也称感光片形个人剂量计，是一种通过胶片受照后曝光程度来确定辐射剂量的器件，是一种测量辐射累积剂量的剂量计。通常用黑纸把胶片包好，避光，放在特制塑料盒内。使用时佩带在身上或放在待测的辐射场中。辐照过的胶片经显影、定影后用黑度计测量其黑度，然后由事先刻度好的表征黑度与剂量关系的特性曲线求得所受剂量的数值。为改善胶片对所测辐射的能量响应，常常加不同的过滤片。胶片剂量计主要用来测量γ和β射线的剂量。利用加不同过滤片的方法，经适当设计的胶片剂量计，可以在β、γ混合场下分别测出β和γ的剂量；也可以加适当的过滤片，使中子与过滤片产生反应，通过测量反应后的次级辐射便可确定中子剂量。胶片剂量计的优点是能长期保持原始记录、价格便宜、容易采用；缺点是不能及时给出剂量数据，能量响应较差，湿度大时潜象衰退现象较明显，照射后的处理较麻烦。这种剂量计主要用于个人累积剂量监测。

固体剂量计是一种通过某些固体物质受辐照后产生的某种物理性质的变化来确定辐射剂量的器件，是近几十年来发展比较迅速的一类剂量计。有些固体物质吸收辐射能后会发生一些物理性质的变化，如引起颜色变化、加热发光、光致发光、电导系数变化等，通过测量这些变化就可确定剂量，其中，热释光剂量计和荧光玻璃剂量计特别适用于个人剂量监测。

11.5.2　热释光剂量计

热释光剂量计是一种利用热释光探测器测量辐射剂量的器件，它由热释光探测器、相应的过滤片及佩带部件组成。经过照射过的热释光探测器在被加热时放出光辐射，光辐射的强度是探测器受电离辐射照射过程中储存在其中的能量的函数。剂量的测定工作是由热释光剂量计读出器完成的。通过采用不同的热释光探测器和相应的过滤片，可以测量α、β、γ、n、X辐射及其他带电粒子所产生的剂量。这种剂量计具有灵敏度高、量程宽、剂量线性好、携带方便、可重复使用等优点。热释光剂量计可做成卡片式、胸章式、指环式等各种形状，由从事放射性操作的人员佩戴在人体特定部位，定期地测量（读出）所受辐射的剂量值。此外，这种剂量计也可用于环境剂量监督、事故剂量测定、放射性元素地质普查、癌症的放射性治疗剂量的测定等方面。

1．热释光探测器

热释光探测器是一种受到照射后，经加热发光的储能探测器。这种探测器是用掺杂的无机晶体或玻璃制作的。晶体中的俘获中心是杂质或晶格缺陷所构成的陷阱能级。探测器经过射线照射后，在晶体中所产生的电子或空穴被陷阱俘获，形成潜在的发光中心，把辐射能量较长期地储存起来。当通过加热的方式再给它能量时，电子或空穴才能从陷阱中激发出来，与发光中心复合而发出荧光，这种荧光叫做热释光。

热释光是随着加热温度的不断升高而逐渐发出的。发光强度随加热温度的分布称为发光曲线，图 11-10 所示为 LiF(Mg,Ti)材料的热释光发光曲线。由于存在不同能级深度的陷阱，发光曲线常呈现单峰、双峰或多峰。在一定的剂量范围内，材料的受照剂量正比于潜在发光中心的密度，因而也就正比于总荧光量，即发光曲线下的总面积。测定总的荧光产额即可确定总的累积剂量。

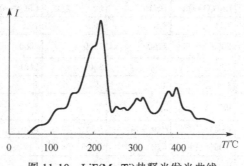

图 11-10　LiF(Mg,Ti)热释光发光曲线

热释光探测器的加热方式分为内热式和外热式两种。内热式是在制作探测器时将电热材料（电阻丝、电阻板等）安装在探测器内部；外热式是在测量时通过外部加热装置（热盘、红外线加热、热风等）对其加热。

热释光探测器的特点是灵敏度高、线性范围宽、衰退小、体积小、重量轻、容易加工成各种便于携带的形状。一般用于个人剂量监测和环境监测。

2．热释光体的种类和特性

常用的热释光体材料是掺杂的无机晶体或玻璃，种类很多，大致可分为两类：一类是原子序数较低的材料，如 LiF(Mg,Ti)、$Li_2B_4O_7(Mn)$、BeO 等，其特点是组成接近组织等效材料、能量响应好；另一类是原子序数较高的材料，如 $CaF_2(Mn)$、$CaSO_4(Dy)$、Mg_2SiO_4 等，其特点是灵敏度高，但能量响应不好。表 11-7 列出了各种热释光体的物理特性。

（1）能量响应。表中的能量响应是用 30keV 的最大灵敏度与 ^{60}Co 1.25 MeV 能量的灵敏度之比来表示的，而灵敏度是指每单位吸收剂量所对应的热释光量。高原子序数材料的能量响应虽然不好，但可用外加金属滤片方法加以改善。如对 $CaSO_4(Dy)$ 使用 1mm 锡或铜滤片包装后，对 100keV 以上的γ射线可得到平坦的能量响应曲线，对 40keV 以上的γ射线能量响应差别不大于 50%。

（2）线性和超线性。从数毫伦直到 1000 伦，热释光体的响应与照射量之间是线性关系。当高于 1000 伦后会出现超线性现象，即响应高于线性关系的数据。

（3）衰退现象。在较低温度出现的发光峰，在常温下就可能有电子从陷阱中放出，存放时间越长，放出的电子数越多，因而加热测到的热释光就弱，这就是衰退现象。发光主峰的温度位置越低或主峰前小峰数目越多，衰退越严重，测量约在 200℃ 以上的发光峰，衰减可大大减轻。

（4）一次测量和重复使用。所有热释光体只允许一次加热测量。由于加热后储存的信息就破坏了，因此不能复查测量结果。热释光体经高温退火后，可重复使用。对不同材料，退火温度不完全相同。如对 LiF，要在 400℃ 下保持 1 小时可使 400℃ 以下所有发光峰陷阱中的电子全部释放出来，而陷阱能级并不破坏。

（5）敏化现象。对 LiF 而言，当它受到高剂量（$10^4 \sim 10^5 R$）的预辐照后，如在低于 350℃ 下退火，再辐照时，会出现灵敏度增高（对主峰而言）和线性区延伸到预辐照剂量附近的现象叫敏化现象。

表 11-7　热释光体的物理特性

热释光体	LiF(Mg,Ti)	Li$_2$B$_4$O$_7$(Mn)	BeO	CaF$_2$(天然)	CaF$_2$(Mn)	CaSO$_4$(Mn)	CaSO$_4$(Dy)
有效原子数	8.14	7.15	7.58	16.5	16.5	15.5	15.0
最大发光峰波长/Å	4000	6050	4100	3800	5000	5000	4800 5700
发光主峰温度/℃	195	200	180	260	260	110	220
发光峰数目	11～12	11～12	1	多	1	1	1
对 ^{60}Co 灵敏度（相对于 LiF）	1	0.3	2	23	3	70	~40
测量有效范围/ram	0.005～10^5	0.001～10^6	0.01～10^5	0.001～10^4	0.001～3×10^5	10^{-5}～10^4	10^{-4}～10^3
线性区/ram	0.01～5×10^2	0.001～10^3	0.01～50	0.005～5×10^3	~10^4	10^{-5}～10^4	~3×10^3
能量响应 30keV/^{60}Co	1.25	0.9	1.25	13	13	10	10
热中子响应	4.8×10^2	2.4×10^2	0.74～3	0.69	0.87～2.4		
衰退	第 1 小时内 20%，以后每年 5%	第 1 月 10%	3 个月内 10%	可忽略	3 个月内 13%	8 小时 30% 8 天 65%	1 个月内 1%～2% 6 个月内 5%～8%

3. 热释光剂量计读出器

热释光剂量计读出器是一种将热释光剂量计加热并通过它在预定温度间隔中所发出的光而读出其剂量值的仪器，它通常由加热器、光电转换系统、电子功能单元及读数器组成（图 11-11）。

测量时，将经过辐射照射的热释光探测器放到加热器上加热。把加热时发出的光通过光学系统聚集到光电倍增管的光阴极上转换为电流信号，再经电流-频率变换后进行计数，或用电容积分后测出发光的主峰值（光电倍增管电流峰值），或测出在一定温度范围内释放出来的总光量（光电倍增管电流对时间的积分），从而得到所测剂量值或授予的能量。

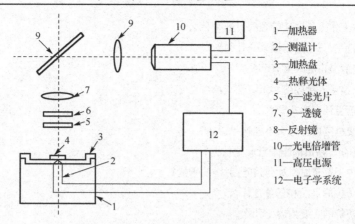

图 11-11　热释光剂量计读出测量装置示意图

1—加热器
2—测温计
3—加热盘
4—热释光体
5、6—滤光片
7、9—透镜
8—反射镜
10—光电倍增管
11—高压电源
12—电子学系统

习　题　11

1. 袖珍剂量计的体积为 $3cm^3$，电容为 150pF，充电电压为 200V。如果满量程读数为 5 伦琴，当仪器读到 1 伦琴时，其充电电压改变了多少？

2. 若袖珍剂量计的体积为 $3cm^3$，电容为 $1.5 \times 10^{-12} F$，充电电压为 200V，则该剂量计的（满）量程是多少？

3. 若袖珍剂量计充电后在一天内的漏电量小于 5%，若极间电容为 100pF，则极间绝缘电阻至少要大于多少？

4. 若体积为 $1000cm^3$ 的聚乙烯室壁材料的电离室，在光子能量为 1.25MeV 的γ射线照射下输出电流为 $10^{-10} A$，估算相应的照射率。

5. 填空题

（1）布喇格–格雷原理是测量（　　）吸收辐射能的原理。

（2）电离室用于β射线剂量的测量其优点是（　　），缺点是（　　）。

（3）外推电离室是（　　）窗和（　　）可调的平行板电离室。

（4）法拉第筒是收集（　　）的一种器件，可用来测量（　　）。

（5）中子的剂量应以（　　）或（　　）为单位来表示。

（6）锰浴法是一种测量中子源活度的（　　）分析方法。

（7）为改善 G-M 管的能量响应，可用（　　）或（　　）制成薄壁管套来屏蔽（　　）成分。

（8）快中子对剂量的贡献要比慢中子大（　　）倍左右。

（9）热释光剂量计具有（　　）发光特性，并能（　　）使用。

（10）正比计数管测量β射线的坪区比α粒子的坪区出现（　　）。

6. 简要回答下列问题

（1）内照射防护的基本原则是什么？

（2）个人内照射剂量如何估算？

（3）防止外照射的基本措施是什么？

（4）γ射线剂量仪器的主要技术指标是什么？

（5）辐射探测方法有哪几类？

（6）放射性工作人员健康管理的目的是什么？

（7）辐射防护的三项基本原则是什么？

（8）影响辐射损伤的因素有哪些？

（9）什么是年摄入量限值和推定空气浓度？

（10）个人剂量计有哪几种？

（11）X 射线机室内为什么不能挂衬铅皮？

（12）γ射线的 Γ 常数的物理意义是什么？

（13）测量中子剂量时，如何消除γ射线的干扰？

（14）辐射防护的目的和任务是什么？

（15）辐射防护的主要内容是什么？

（16）β射线的防护有什么特点？

（17）中子的防护有什么特点？

（18）重带电粒子防护有什么特点？

（19）β射线的射程和路程有什么不同？

（20）γ射线与物质相互作用产生电子对效应的条件是什么？

第 12 章　辐射的监督与管理

核技术及放射性核素的开发和广泛应用，在给人类创造巨大经济效益的同时，也伴有一定的危害，这种危害是可防可控的。但是，由于使用单位防护设施不够完善、管理制度不健全、工作人员操作不当等因素，有时会酿成放射性事故，给人民生命财产造成严重危害。在 1988—1998 年间，卫生部和公安部汇编了全国放射性事故 332 例，绝大部分属于管理问题，其中丢失放射源占案例总数的 80%，均属责任事故。为了保护放射性工作人员及公众的健康与安全，促进核技术的发展，必须制定相应的国家标准，标准的实施要靠立法来保障，而管理是标准实施的手段。一些国际组织和各国政府都十分重视放射卫生防护工作，各国依据国际放射防护委员会 ICRP 的建议书，制定和修改本国的标准和法规。我国在 1984 年制定的《放射卫生防护基本标准》（BG4792—84）采纳了 ICRP 第 26 号出版物所推荐的原则，在 2002 年制定的《电离辐射防护与辐射源安全基本标准》（BG18871—2002）采纳了 ICRP 第 60 号出版物所推荐的原则，并吸收了国内、外的最新研究成果和实践经验，以国家标准的形式立法。在基本标准的原则指导下，又制定和修改了一些专业标准和具体管理办法，这样就使放射卫生管理工作有章可循、有法可依。放射性工作者和管理部门只要认真贯彻基本标准、严格执行法规，核事业的安全就会有保证。本书最后的附录 A 中，给出了辐射防护相关标准和法规的目录。

12.1　放射性工作单位

12.1.1　放射性工作单位或工作场所的界定与分类

1. 放射性工作单位或工作场所的界定标准

凡是符合下列条件之一的工作单位或场所，均称为放射性工作单位或场所。

（1）操作放射性核素的日等效最大操作量大于或等于 5×10^4 Bq。

参照 ICRP 的建议，国家《辐射防护规定》（GB8703—88）中对 350 种主要核素按其放射毒性大小划分为 4 个组，即极高放射毒性核素、高放射毒性核素、中等放射毒性核素和低放射毒性核素。表 12-1 给出了放射性核素毒性组别修正因子。

操作开放型放射源所造成的污染与开放源存在的状态有关，也与操作方式有关。各种操作方式分类大致如下。

源的存储：即把盛放于容器中的放射性核素溶液、样品和废液密封后放在工作场所的通风柜、手套箱、样品架、工作台或专用贮柜内的操作。这类操作发生污染的危险性较小。

很简单的操作：即把少量稀释溶液合并，分装或稀释，或洗涤污染不太严重的器皿等。这类操作会有少量液体洒漏或飞溅。

表 12-1　放射性核素毒性组别修正因子

毒性组别	毒性组别修正因子
极毒	10
高毒	1
中毒	0.1
低毒	0.01

简单的操作：即溶液的取样、转移、沉淀、过滤或离心分离、萃取或反萃取、离子交换、色层分析、吸移或滴放射性核素溶液等。这类操作可能会有较多的放射性物质扩散，污染表面和空气。

特别危险的操作：即对溶液加温、蒸发、烘干、强放射性溶液取样、粉末物质称量或溶解、对干燥物质收集与转移等操作。这类操作会产生少量气体或气溶胶，污染事故发生的概率较大，后果也较严重。

表 12-2 所示为放射性核素操作方式与放射源状态的修正因子，这个修正因子多用于开放型放射源。

表 12-2   操作方式与放射源状态修正因子

操作方式	放射源状态			
	表面污染水平较低的固体	液体、溶液、悬浮液	表面有污染的固体	气体、蒸气、粉末、压力很高的液体、固体
源的存储	1000	100	10	1
很简单的操作	100	10	1	0.1
简单操作	10	1	0.1	0.01
特别危险的操作	1	0.1	0.01	0.001

放射性核素的日等效操作量定义为：放射性核素的实际日操作量（单位 Bq）与该核素毒性组别修正因子的积除以与操作方式有关的修正因子所得的商。

（2）操作的放射性物质的比活度大于或等于 $70Bq \cdot g^{-1}$，固态天然放射性物质的比活度大于或等于 $350Bq \cdot g^{-1}$ 者。

（3）制作或修理含有电离辐射发光涂料的航行仪表或时钟，日操作量大于或等于 $5 \times 10^4 Bq$ 者。

（4）在正常工作条件下，距发射电离辐射（不带有任何放射性物质）装置（加速器或 X 射线机）可接近表面 0.1m 处任何一点的剂量当量率大于 $1\mu Sv \cdot h^{-1}$ 者。

（5）制作可见物象的阴极射线管，距其可接近装置表面 0.05m 处任何一点的剂量当量率大于 $5\mu Sv \cdot h^{-1}$ 者。

放射性工作单位根据所操作的放射性物质的物理状况，可分为开放型放射性工作单位和封闭型放射性工作单位。开放型放射性工作单位是指在工作中使用的是开放源，并能向周围环境散布放射性核素的工作。放射性核素可能以不同的物理状态（液态、气态、粉末、气溶胶状态等）进入周围环境，包括污染空气、水源、设备及台面、衣服或工作服、工作人员体表等。因此，从事开放源工作的职业危害是多方面的，除受到不同程度的外照射外，还有可能通过呼吸道、消化道、皮肤或伤口进入体内，产生内照射。使用开放源的工作场所叫开放型工作场所，放射化学实验室是典型的开放型工作场所。封闭型放射性工作单位是指在工作中使用的是封闭型放射源，不会向周围环境散布放射性核素，因此不会产生放射性污染。

2. 开放型放射性工作单位的分类

为确定开放型放射性工作单位所处的地点和防护监测区的范围，依据所操作开放源的等效年用量，将开放型放射性工作单位划分为三类，如表 12-3 所示。

表 12-3　开放型放射性工作单位的分类和监测区范围

类别	放射性核素等效年用量/Bq（Ci）	防护监测区范围/m
第一类	$>1.85\times10^{12}$（>50）	>150
第二类	$1.85\times10^{11}\sim1.85\times10^{12}$（$5\sim50$）	$30\sim150$
第三类	$<1.85\times10^{11}$（<5）	<30

3．开放型放射性工作场所的分级

依据日等效最大操作量的大小，将开放型放射源工作场所划分为甲、乙、丙三个级别，以便进行分区管理。

表 12-4　开放型放射源工作场所的分级

级别	日等效最大操作量/Bq
甲	$>4\times10^{9}$
乙	$2\times10^{7}\sim4\times10^{9}$
丙	豁免活度值以上$\sim2\times10^{7}$

豁免的一般准则是：被豁免的实践或源对个人造成的危险足够低，以至于再对它们加以管理是不必要的；被豁免的实践或源所引起的群体辐射危险足够低，在通常情况下再对它们进行管理控制是不值得的；被豁免的实践和源具有固有的安全性。

4．开放型放射性工作场所的适当分区

为控制开放型放射性污染的扩散，工作场所一般应按三区原则划分，即清洁区、控制区（或过渡区或卫生通行区）和污染区。

12.1.2　预防卫生监督

放射性工程的卫生防护设施是放射性工作者及周围居民的安全屏障，对其设计应进行审查。

封闭型工作的辐射防护主要是屏蔽防护，审查时应核实屏蔽厚度，大型辐射场应有安全保障系统和良好的通风设备等。

开放型工作场所的安全防护涉及的问题较多，如地址选择及布局、放射化学实验室的设置与卫生要求、放射性核素的安全操作、保管储存、三废处理、事故处理等。

预防卫生监督的重点是开放型工作单位。如前所述，开放型放射性工作单位根据放射性核素的等效年用量分成了三类（表 12-3），根据日操作放射性核素的日等效量可将工作场所分为三级（表 12-4）。

1．开放型放射性工作单位的选址和布局

选址时，应根据建筑工程的性质、目的、近期及远期规模、主要生产过程或实验过程及技术特点、总放射性活度、产生废物的形态数量及处理方案等综合考虑，以便估计防护监测区域、厂区、辅助区等的占地面积。并根据这些必备的资料，还要对自然条件（如天文气象、水文地质、地形地貌等）和社会条件（如人口状况、交通、供水供电等）提出要求。一般来说，第一、二类开放型工作单位不得设在市区，特别批准的例外，第三类开放型工作单位及属于二类的医疗单位可以设在市区。第一类工作单位及干式发尘操作应设在单独建筑物内，第二、三类工作单位可设在一般建筑物内，但应集中在同一层或同一端并与非放射性工作场

所相隔离。按其类别，在周围划出防护监测区（表12-3），定期监测。新建的一、二类单位，应在当地居住区最大频率风向的下风侧，并应避开原有的永久性建筑物。

开放型放射性工作场所的布局要合理，以防止和减小放射性物质的散播及交叉污染为原则。甲级放射性工作场所，一般按三区制布置，即把整个工作场所分成污染区、控制区和清洁区三个区域。污染区包括放射性核素储存室、分装室、操作间、各种辐射水平放化实验室、洗涤室及污物储存室等。清洁区包括测量室、办公室、休息室、一般化学药品及材料储存室等。在污染区及清洁区之间设起控制区作用的卫生通过间，包括淋浴、更衣室、沾污检查仪等。按三区原则设计的工作场所的具体布局可根据各单位的具体生产、科研条件的不同而异。乙级放射性工作场所及干式发尘操作场所是否采用三区制原则设计，可根据具体情况和工作条件而定，但应设淋浴。丙级放射性工作场所可不必设淋浴，但也应按相对放射性活度由高到低、由污染区到清洁区顺次安排。

实验室内，针对开放型操作容易引起表面污染和容易产生内、外照射的特点，对地板、墙面、门窗、工作台面、家具、照明、供水排水、通风及通风橱、操作用具、污物桶、放射性核素的临时储存及屏蔽都有特殊的要求。放射性实验室应通风良好，气流方向应从清洁区到污染区、从低活性区到高活性区，室内每小时应有一定的换气次数。通风橱的排风机应靠近排风口，排气烟囱应超过周围50m内最高屋脊3m以上，以免污染空气回流到室内。乙级以上通风橱应有过滤装置。

2．开放型放射性工作的个人防护与安全操作

从事开放型放射性工作的单位，除了周密设计、布置工作场所和采用较完善的防护设备外，还应根据工作的具体情况采取必要的个人防护、个人卫生措施、制定和认真执行安全操作规程等。

采取个人防护时所应用的一切物品均称为个人防护用品，应用个人防护用品的主要目的是防止放射性核素进入体内。个人防护用品可分为基本防护用品和附加个人防护用品。基本防护用品是指在一般情况下经常应用的防护用品，如工作服、工作帽、靴鞋、手套、口罩等。附加个人防护用品是指在特殊情况下需要补充使用的防护用品，如薄膜工作服、围裙、套袖、防护眼镜、气盔、气衣、面盾等。

为了防止放射性核素进入体内，从事开放型放射性工作的单位应制定并遵守个人卫生规则和安全操作规则。

3．放射性污染的去除

在生产和使用各种放射性核素的过程中，由于放射性气溶胶的沉降和蒸气的凝结或因放射性物质的泄漏及意外事故的发生，均可造成工作场所的污染。如果不能及时清除污染，则它不仅会是再污染的来源，而且还会使环境本底增高，影响试验测量的准确性。它还会通过各种途径侵入机体，成为潜在的内照射来源，因此清除污染具有重要的实际意义。从事开放型放射性工作的单位应做好各种预案，一旦出现污染，应迅速清除。清除污染常用肥皂洗涤剂和化学去污剂。表12-5列出了α和β的污染控制水平。

表12-5　表面污染控制水平

污染表面	α放射性物质/（Bq/cm²）	β放射性物质/（Bq/cm²）
手、皮肤、工作袜、内衣	4×10^{-2}	4×10^{-1}
工作服、手套、工作鞋	4×10^{-1}	4×10^{0}
设备、地面、墙壁	4×10^{0}	4×10^{1}

12.1.3　放射性工作单位的申请许可登记

从事放射性工作的单位应向当地卫生和公安部门申请许可，申请许可登记的单位应具备下列基本条件：

（1）有符合要求的工作场所或工作室；

（2）有放射卫生防护设施、设备、防护监测仪器；

（3）有合格的放射性工作工员（熟练的操作技术技能，熟悉防护知识）；

（4）有防护机构或专（兼）职防护人员；

（5）有切实可行的规章制度及操作规程。

12.2　放射性工作人员的健康管理

我国政府历来重视放射性工作人员的健康管理，早在 1960 年颁布的《放射卫生防护暂行规定》，1974 年经过补充修订的《放射防护规定》和 1984 年颁布的《放射卫生防护基本标准》中都包括放射性工作人员的医学检查和健康管理部分（附录或补充件），1997 年发布的《放射工作人员健康管理规定》中专门对放射性工作人员的健康做了更全面、更详细的规定。

12.2.1　健康管理的目的和范围

放射性工作人员主要指所从事的本职工作属于放射性工作的人员，以及检修、处理事故的定期和不定期进入放射性工作场所的人员。

对放射性工作人员进行健康管理的目的是贯彻以"预防为主"的卫生工作方针，防止和减少职业性危害，保证放射性工作人员的健康；防止有害的确定性效应，并限制随机性效应的发生率，使之达到被认为是可以接受的水平；尤其要防止和减少辐射事故的发生，一旦发生事故，应组织有效的处理，使其危害限制到最小范围和最低程度；积累小剂量照射对人体影响的资料，为修订国家放射卫生防护标准提供了科学依据。

健康管理工作主要包括以下几方面内容。

（1）建立和健全放射性工作人员健康管理机构，制定分级管理制度。健康管理机构应由熟悉放射卫生防护标准和放射医学知识的技术人员及管理人员组成。

（2）放射性工作单位的专（兼）职放射性工作管理人员应负责组织待从事放射性工作人员就业前的体检和就业后的定期体检，以及放射性工作人员的常规剂量监测工作。

（3）建立、保管放射性工作人员的健康档案和剂量监测档案，对本单位的放射性工作人员的健康状况做到及时了解和正确评价。

（4）放射事故一旦发生，负责及时向主管放射卫生防护部门和有关防护机构报告，负责安排事故性照射后的医学观察和处理。

（5）加强安全和放射卫生防护知识的宣传教育，对放射性工作人员进行定期培训和考核，使放射性工作人员了解国家有关标准、法规，并自觉遵守执行。

12.2.2　个人剂量监测

对放射性工作人员进行个人剂量监测的目的是掌握和限制放射性工作人员个人受照射剂

量，以便控制职业照射水平，评价放射性工作人员的健康状况，并为放射性疾病的诊断、治疗及放射防护评价等提供剂量依据。

1. 个人剂量监测的基本内容

个人剂量监测的基本内容包括常规个人剂量监测、异常照射剂量监测和工作场所监测。

（1）常规个人剂量监测。主要指外照射、内照射、体表和衣服表面污染监测。外照射监测可通过胸前佩戴的个人剂量计或报警式个人剂量仪来实现；内照射监测可通过全身计数器体外测量或通过生物样品分析来估算；体表和衣服污染可用 α、β 表面沾污仪进行测量，也可用个人剂量计监测。

（2）异常照射剂量监测。主要指放射事故和一般应急照射剂量监测。对事故照射或污染人员可用模拟测量、生物样品分析、个人剂量计等方法尽快估计受照剂量和严重程度；对应急照射人员，除在身体不同部位佩戴个人剂量计外，还应佩戴报警式个人剂量仪，以保证一次全身照射剂量不超过 250mSv，单个器官或组织不超过 500mSv 的应急照射规定的限值。

（3）工作场所监测。主要指工作场所外照射水平、空气污染和表面污染的监测。

2. 个人剂量监测的原则

（1）当放射工作人员一年受照的剂量有可能超过 5mSv（0.5rem）时，必须接受常规的外照射个人剂量监测；对接受年剂量低于 5mSv 的放射工作人员，可根据需要进行个人剂量或工作场所的监测。

（2）凡操作开放型放射性物质的人员，其年摄入放射性核素的量可能超过年限值的十分之一者，应根据需要接受常规工作场所空气污染监测、表面污染监测或内照射剂量监测（包括生物样品监测、呼出气测量和全身计数器进行体外测量等）；对年摄入放射性核素的量低于年限值的十分之一者，可视具体情况进行监测。

（3）当放射工作人员受到事故或其他意外照射时，需采取不同于常规剂量监测的特殊监测，估计受照射剂量，以利于确定受照的严重程度。必要时可做模拟测量，包括重建辐射场。

（4）对于有计划的特殊照射，应采取必要的个人监测手段，使一次所接受的照射不超过规定的限值。

（5）应当进行个人剂量监测的放射工作人员，必须佩戴由主管放射卫生防护部门所规定的剂量计，或接受内照射剂量监测。

3. 个人剂量监测方法

（1）接受外照射的工作人员，一般只需在左胸前佩戴一个个人剂量计，若左胸前被铅围裙之类防护用品所屏蔽，则个人剂量计佩戴在铅围裙外或左领上。当身体某一局部位置可能受到较大照射时，还应在该部位佩戴个人剂量计进行监测。

（2）在有几种辐射的复杂情况下工作，对各类辐射剂量又不能忽略时，则需佩戴能测量这几种辐射的组合型剂量计。

（3）当辐射场不均匀时，若需对工作人员进行评价，则应在身体主要器官相应的体表部位佩戴个人剂量计，或对辐射场进行特殊的监测。

（4）职业人员由于特殊需要可能接受有计划的应急照射时，应佩戴直读式或报警式个人剂量计，以防操作中接受超过预定限值的照射。

（5）外照射个人计量计的监测周期及内照射常规临时监测的频度可由各单位根据具体情况合理选择。外照射个人剂量计的监测周期建议一般为 30 天，也可视具体情况延长或缩短。

4. 健康评价

（1）常规医学监督

放射工作人员应接受常规医学监督，常规医学监督包括就业前的医学检查、就业后的定期和不定期专项检查及脱离放射工作后的随访观察。就业前的医学检查可避免一些具有不适应放射工作的人员参加放射工作，也可为从事放射工作的人员提供从业前的健康状况本底材料。依从业工作性质，检查项目各有侧重。就业后的定期医学检查是为了及时了解放射工作人员的健康状况，早期发现辐射效应及其他疾病，以便及时妥善处理。定期检查的频度，对甲种工作条件下工作的人员每年体检一次；其他放射工作人员每 2～3 年体检一次；对特殊情况，如一次计划性外照射超过年剂量限值或一次进入体内的放射性核素超过年摄入量一半者，应及时进行医学检查和必要的处理。检查项目主要是临床内科、外周血象、肝功、尿常规等，依其工作性质可有针对性增加检查项目。对离退休或其他原因脱离放射工作时，皆应进行一次全面医学检查。对专业工龄 15 年以上或受累积剂量较大者，应做定期医学随访观察，可考虑每 2～3 年体检一次。

（2）放射工作的不适应症

放射工作人员除一般工作人员健康标准要求外，凡具有以下情况者不宜从事放射工作。

① 血象指标

经多次动态观察并参照临床表现和本地区正常值，外周血象符合下列情况者。

血红蛋白：男性低于 120g/L 或高于 160g/L；

女性低于 110g/L 或高于 150g/L。

红细胞数：男性低于 4×10^{12} /L 或高于 5.5×10^{12} /L；

女性低于 3.5×10^{12} /L 或高于 5×10^{12} /L。

白细胞总数：准备从事放射工作者低于 4.5×10^{9} /L 或高于 10×10^{9} /L；

已从事放射工作者持续低于 4×10^{9} /L 或高于 1.1×10^{10} /L。

血小板：准备从事放射工作者低于 110×10^{9} /L；

已从事放射工作者持续低于 100×10^{9} /L。

② 严重心血管、肝、肾、呼吸系统疾患、内分泌疾患、血液病、皮肤疾患、严重晶体混浊及高度近视者。

③ 神经及精神异常者，如严重神经衰弱、癫痫、癔病等。

④ 不满 16 岁者。

⑤ 从事放射工作的育龄妇女应严格按均匀的月剂量率加以控制，从事放射工作的孕妇、授乳妇及 16～18 岁的实习人员不应在甲种条件下工作，年有效剂量不应超过 15mSv，不得接受事先计划的特殊照射。

若已参加放射工作的人员，可根据病情、工作性质、本人工作能力、专业技术水平和工作需要程度等，酌情掌握，可分别给予减少接触、短期脱离、休息疗养或长期调离的处理。

（3）放射损伤的诊断

在长期小剂量的职业性照射中，机体对射线有一定的适应能力和自身修复能力，因此在一般情况下，只要平时注意防护，严格遵守操作规程，受照剂量很小，所受影响不大，不致引起放射性损伤。只有在受到较大剂量照射，累积剂量达到一定水平时，才能造成职业性损伤或放射病。

放射病的确诊应由省级最高诊断权力机构——省级职业性放射病诊断中心（或诊断组）按照国家已发布的放射病诊断标准和规定进行诊断和处理，实行以诊断组集体诊断的原则，并以个人健康档案、个人剂量档案和放射事故档案等记载为依据，对没有上述档案记录者，不得进行放射病诊断。

12.2.3　健康管理

所有从事和涉及放射工作的单位或个人，必须接受个人剂量监测，建立个人剂量档案。凡接受个人剂量监测的放射工作人员，工作期间必须佩戴省级以上卫生行政部门认可的个人剂量计。

放射工作人员上岗前要进行医学检查，上岗后 1～2 年进行一次健康检查，必要时可增加检查次数。建立个人健康档案，详细记录历次医学检查结果及评价处理意见。

对接受计划照射和事故所致异常照射的工作人员，必须做好现场医学处理，根据估计的受照剂量和受照人员的临床症状决定就地诊治或送专门医疗机构治疗，并应将诊治情况记入本人的健康和剂量档案中。对从事放射工作累计工龄 20 年以上或放射核素摄入量是年摄入量限值 2 倍以上或其他受较严重照射的工作人员，应每两年对其进行医学随访观察一次。

放射工作人员的工龄计算，按国家的有关规定执行。根据工作场所类别与从事放射工作时间长短，在国家规定的其他休假外，放射工作人员每年可享受保健休假 2～4 周。对从事放射工作满 20 年的在岗人员，可由所在单位利用休假时间安排 2～4 周的健康疗养。放射工作人员的保健津贴按照国家和地方的有关规定执行。

职业性放射病的诊断由省级专门权威机构集体诊断，诊断书一式五份，持职业性放射病诊断书的患者每两年进行一次复查、诊断。对诊断为职业性放射病或不宜继续从事放射工作的人员，所在单位应及时将其调离放射工作岗位，另行分配其他工作。对确诊的职业性放射病致残者，按国家有关规定、标准评定伤残等级并发给伤残抚恤金。因患职业性放射病治疗无效死亡的，按因公殉职处理。

12.2.4　岗位培训与放射工作人员证

放射防护监督部门必须对放射工作人员进行定期的防护知识培训和法规教育，其目的是使放射工作人员进一步认识和了解射线对人体的危害性和可防性，掌握防护基本知识，不断增强防护意识和法制观念，严格执行放射防护法规、规章和标准，积极地进行防护、防止放射事故的发生。

1. 防护知识培训的内容

放射工作人员必须接受放射防护培训。放射防护培训须由省级以上行政部门认可的放射卫生防护技术单位举办，并按统一的教材进行培训，上岗前的培训时间一般为 10 天，上岗后每两年复训一次，复训时间不少于 5 天。

防护知识培训的主要内容有：放射防护基础知识、射线对人体的损伤及健康管理、放射卫生防护、个人剂量监测、放射事故管理、放射防护标准及法规等。

2. 放射工作人员证的管理

对已从事和准备从事放射工作的人员，必须接受体格检查，并接受放射防护知识培训和法规教育，合格者方可从事放射工作。放射工作人员上岗前，必须由所在单位负责向当地卫生行政部门申请《放射工作人员证》，由省级卫生行政部门审核批准后颁发。工作人员持证后方可从事所限定的放射工作。申请领《放射工作人员证》的人员必须具备下列基本条件：

（1）年满 18 周岁，经健康检查，符合放射工作职业的要求；

（2）遵守放射防护法规和规章制度，接受个人剂量监督；

（3）掌握放射防护知识法规，经培训、考试合格；

（4）具有高中以上文化水平和相应专业技术知识和能力。

《放射工作人员证》每年复核一次，每 5 年换发一次。超过两年未申请复核的，需重新办证。《放射工作人员证》的持证者如需从事限定范围外放射工作的，应办理变更手续。

放射工作人员调离放射工作岗位时，应在调离之日起 30 日内，由所在单位向发证的卫生行政部门办理注销手续，并交回《放射工作人员证》；遗失《放射工作人员证》的，必须在 30 日内持所在单位证明，向卫生行政部门申请补发。

放射工作单位雇用临时人员从事放射工作和因进修、教学等需要短期从事或接触放射工作的人员，也应申领《放射工作人员证》后，方可从事放射工作。

12.3　放射性物质的安全管理

放射性物质的安全运输储存及管理是核企业在生产和应用中不可缺少的环节，做好放射性物质运输储存中的监管，可有效防止放射性物质漏、散、丢事故的发生。放射性物质的运输强调的是运输包装和运输组织；放射性物质的储存强调的是储存室和相应的管理措施。

12.3.1　放射源的运输管理

在放射性物质的生产、销售、使用过程中，需要以不同的运输方式将放射性物质从一个地方运输到另一个地方，因此必须加强对放射性物质运送的管理。托运、承运和自行运输放射性同位素或装过放射性同位素的容器，必须按国家有关运输规定进行包装和剂量监测，经县以上运输和卫生行政部门检查后方可运输。放射性物质安全运输中最重要的就是要做好放射防护工作，把辐射照射尽可能控制在最低水平。

1. 运输包装的要求

（1）放射性物质的包装

放射性物质的运输包装是重要的防护措施之一，整个包装一般分为四层：内容器、内辅助包装、外容器及外层辅助包装。各部分（层）的包装材料及作用如下。

内容器：用于装放射性物质的容器。保证使其不外泄漏，不同的放射性物质所需的内容器也不同。

① 放射性核素若是液体，一般用玻璃安瓿或有金属封口的小玻璃瓶；若是固体粉末，一般使用带橡皮塞的小玻璃瓶或磨口瓶；若是气体，则用密封安瓿。

② 辐射源、标准源、中子源等一般用耐腐蚀的金属作内容器，容器口应密封且不容易打开。

内层辅助包装：内层辅助包装是加在内容器和外容器之间的衬垫填充物，如泡沫、棉花、纸等，起防震作用，避免内、外容器互相碰撞。放射性物质如果是液体、气体或粉末，当内容器发生破裂时，内层辅助包装物应能将放射性物质吸附在衬垫，使其不致渗透外流。

外容器：外容器也叫防护容器，主要用来减弱射线强度，起着屏蔽防护和保护内容器的作用。对不同的放射性物质，其射线种类和能量也不同，因此所用的外容器材料也不同。

① α和β射线物质，一般用几毫米厚的塑料或金属铝制成，通常将这种外容器称作塑料罐或铝罐。

② γ射线物质，采用屏蔽性能好的高密度金属材料，如铅、铁、钨等。通常将这种外容器称作铅罐、铁罐。外容器的厚度视γ射线的能量和源的活度而定。

③ 中子射线物质，视源物质种类，外容器有两种：一种适用于伴随发射弱γ射线的中子源，如钋-铍中子源，其外容器由石蜡加金属外壳构成；另一种适用于伴随发射较强γ射线的中子源，如镭-铍中子源，其外容器除用石蜡罐外，在石蜡容器内还衬有铅容器，用以屏蔽γ射线。

外层辅助包装：一般可用木箱、纸箱、金属箱、铁桶等。外包装应保证在运输过程中稳定，不易倾倒。每件包装质量在5kg以上的应有便于手提的把手，超过30kg的应有便于起吊装卸的环扣。外包装表面应保持清洁，不得有放射性污染。

（2）放射性化学试剂和化工制品的包装

放射性化学试剂和化工制品的包装有两种：一种是装入坚固的大铁桶中，内有衬垫，铁桶严密不漏，铁桶厚度不小于 0.5mm；另一种是装入厚玻璃螺丝口瓶或塑料瓶中，封口必须严密，要求达到即使倒放也不会渗漏，再装入木箱中，箱板厚度不小于10mm，箱内用两层牛皮纸、防潮纸或塑料薄膜衬垫，玻璃瓶上应有纸套，如果是液体物品，箱内还必须装有足够的吸附材料，内容器破损时，液体不致渗出。

2．运输中的防护要求

为了保证放射性物质安全运输，保证环境不受污染，保证运输人员和公众接受的辐射照射控制在可以合理做到的尽可能低的水平，国家颁布了有关放射性物质安全运输规定和标准。对运输人员，在确定隔离距离或经常有人的作业区的剂量当量率时，应控制其年剂量当量率为 5mSv，而对公众成员，则应控制在年剂量当量不超过 1mSv。车辆外表面的空气比释动能率不得超过 $25\,\mu Gy \cdot h^{-1}$，距车辆外表面 1m 处不得超过 $2.5\mu Gy \cdot h^{-1}$。

（1）运输包装等级的划分

放射性物质运输包装按规定的剂量条件分为 4 个等级（表 12-6）。运输指数（TI）是指离该货件表面 1m 处的最大辐射水平 H（以 $mSv \cdot h^{-1}$ 表示）的数值乘以 10，即 $TI = 10H$。当运输指数满足某一级别的条件，而表面辐射水平满足另一级别的条件时，则按两个级别中较高的一级确定运输指数。

表 12-6　放射性货物包装运输等级

运输等级	货包外表面任意点的最大辐射水平 H/（$mSv \cdot h^{-1}$）	运输指数 TI
Ⅰ级（白色）	$H \leqslant 0.005$	$TI = 0$
Ⅱ级（黄色）	$0.005 < H \leqslant 0.5$	$0 < TI \leqslant 1$
Ⅲ级（黄色）	$0.5 < H \leqslant 2$	$1 < TI \leqslant 10$
Ⅳ级（黄色、专载）	$2 < H \leqslant 10$	$10 < TI$

（2）货物表面放射性污染限值

为保证有关人员的身体健康和环境不受污染，国家规定装有能发射β、γ和低毒性α射线放射性物质的货包和运输工具表面的非固定污染的限值为 4Bq/cm²，其他α发射体为 0.4Bq/cm²。

（3）货包的剂量检测

托运、承运和自行运输放射性同位素或有装过放射性同位素的空容器的单位或个人，必须按国家有关运输规定的要求，对包装进行剂量检测，经县以上卫生行政部门指定的放射防护机构监测，签发《放射性物品检查证明书》或《放射性同位素空容器检查证明书》后方可运输。

3. 放射性物品的托运和承运

（1）放射性物品的运送条件

放射性物品根据其放出射线的性质、物理状态及包装表面剂量率的大小，可分为普通货物运输、客运包裹运输、零担运输及整车运输 4 种。

① 普通货物运输：每种货物的放射性强度不超过 1.85×10^6 Bq（50μCi）或放射强度超过 1.85×10^6 Bq，但放射性比强度不超过 3.7×10^4 Bq（1μCi），以及部分涂有放射性发光剂的工业成品，上述包装表面清洁，γ射线剂量率每秒小于 2.58×10^{-11} C·kg（0.1μR·kg⁻¹）；装过放射性物品的空容器，其包装表面无污染，γ射线剂量率每秒小于 2.58×10^{-11} C·kg⁻¹。

② 客运包裹运输：凡符合一级包装（表 12-7），每件重量不超过 80kg，一批托运或一辆行李车内装载的件数不超过 20 件，总质量不超过 800kg，放射性总强度不超过 7.4×10^{10} Bq（2Ci）。

表 12-7　放射性货物装载限额表

运输包装等级	物理状态	每件货物的最大放射强度/Bq	零担一批托运或一辆零担车内装载的最多件数
一	块装固体	9.25×10^{11}	40
	粉末、晶粒或液体	3.7×10^{10}	40
二	块装固体	9.25×10^{11}	10
	粉末、晶粒或液体	3.7×10^{10}	10
三	块装固体	1.3×10^{12}	2
	粉末、晶粒或液体	3.7×10^{10}	2

③ 零担运输：一、二、三级包装的固体或液体放射性物品，可按零担办理。但每件货物最大放射强度及一批托运或一辆零担车内装载的最多件数均不得超过表 12-7 的规定。

④ 整车运输：由于回收包装的剂量率更大，而气体放射性物品防护要求更严，因此都规定按整车托运并应使用发货人自备专用车装运，由发、收货人自行组织装卸。

（2）托运和承运

发货人在托运放射性物品时，应按下列规定办理手续。

① 放射性物品必须按包装表规定包装，国外进口的放射性物品，发货人应在货物运单内注明"进口原包装"字样，可按原包装托运。除按整车托运的矿石和矿砂以外，每件货物包装上应有规定的包装标志和必要的运输包装指示标志。

② 托运放射性化学试剂、化工制品和矿石、矿砂，其运输包装等级和放射比强度每次都相同时，可以一次核定照射量，再次托运时，可提出原检查证明书抄件。

托运封闭型固体状放射源，当地无核查单位时，发货人可凭原有《放射性物品检查证明书》托运。

③ 托运"短寿命"的放射性货物时，应在货物运单发货人声明事项栏内注明货物容许运送期限。但容许运送期限不得小于铁路、水路、公路的运到期限。

在货物运单右上角，用红色墨水或红色戳记注明："放射性货物"或"短寿命放射性货物"，并将上项规定的剂量检查证明书粘贴在货物运单上，交给发站，按发站指定的时间，将货物搬入车站。

④ 托运装过放射货物空罐时，发货人应将空容器洗刷干净，其外包装表面应清洁无污染，γ射线剂量率小于 $2.58 \times 10^{-11} C \cdot kg^{-1}$ 时，可按普通货物运输，但发货人应在货物运单内注明"空容器清洁无害，附第××号放射性货物空容器检查证明书"。

4. 自行运输的防护要求

（1）自行运输的放射性物品，必须严格按国家运输规定的要求包装，运输中必须摆放牢固、稳妥。

放射源的包装外壳应标有核素名称、活度、辐射类型、理化特性，并按照《安全标识》GB2894—82 的规定印有鲜明的电离辐射警告和"当心电离辐射"的字样及使用单位名称。

（2）使用运输放射物品的车辆，必须使用具备防护条件的专用车辆和容器，并不得与其他危险品同载一辆车，禁止携带放射性核素乘坐自行车和公共交通车辆，不得进入人口密集区和在公共停车场停留。

（3）货运Ⅱ级、Ⅲ级包装放射性物品的车辆内，要注意个人防护。为保证安全，除司机外，可派具有一定放射防护知识的人员押送，更不得搭载其他人员，各类人员座位处的辐射水平不得超过 0.02mSv/h。

（4）承运单位和人员在收发放射性核素时，必须指定专人负责登记、检查，做到账物相符，严防意外事故发生。

自行运输需经放射卫生防护机构核查，由卫生行政部门审批，公安部门登记，方可实施。

到异地取运放射性同位素时，自行运输单位需持"核查单"到市放射卫生防护机构核查，并到相应的公安机关部门登记备案。

12.3.2 放射源的储存管理

1. 储存室的防护要求

使用放射性同位素单位的储存室应符合卫生防护要求，地面、墙壁、门窗及内部设备力求结构简单、表面光滑、无缝隙。地面应铺设可更换、易去污的材料，室内应有足够的使用面积和良好的通风与照明，墙壁与门窗要有足够的防护厚度，确保公众受照剂量符合 GB4792 和 GB8703 的规定。室内人员活动区域的空气比释动能率不得超过 $25 \mu Gy \cdot h^{-1}$，室外照射量率不得大于 $6.45 \times 10^{-8} C \cdot kg \cdot h^{-1}$。储存较强源的储存室内需设储源坑或池，其内应保持干燥，上口应高出地面10～20cm，并设防护盖和加锁。

2. 储存方式

应根据放射性核素的种类、性质、强度、理化特性等采用不同的储存方式。

（1）储存可产生放射性气体的物质时，可将放射性物质放在密闭的通风橱内，或在室内设置排气通风装置，以保证充分换气。

（2）对易燃、易爆或易挥发的放射性溶液，最好单独隔室存放或角落存放，除标明放射物质名称外，还应有易燃、易爆、易挥发的标识。

（3）储存β放射源容器的壁厚应大于β射线在该容器材料中的最大射程。当 $E_\beta > 1\text{MeV}$ 时，还需注意屏蔽轫致辐射，可在容器的外层采用铅、铁或其他高原子序数材料进行屏蔽。储存容器外表的放射性污染不得超过 $4\text{Bq} \cdot \text{cm}^{-2}$。

（4）储存高活度α、β放射性核素溶液时，装有放射性溶液的玻璃容器必须放在金属或塑料制品的附加容器中，以防薄壁普通玻璃在强辐射下坚固性受到破坏。储存运输容器外表面的α放射性污染不得超过 $0.4\text{Bq} \cdot \text{cm}^2$。

（5）储存高活度γ辐射源应放置在室内单独的地窖（地下洞穴）内，并用混凝土或铁盖盖上。

（6）储存高活度中子源可借助特殊装置放入水层下。

（7）储存低活度封闭源或储存品种较多的放射源时，应将源室或源柜另隔成若干单元，每单元存放一种核素的放射源，并在每个单元设立源的名称、活度等，以保证能很快识别出放射源并能迅速取出或放回。

3. 储存放射源的安全管理措施

（1）储源室门为防盗门，并设置当心电离辐射标识，室内不得存放其他易燃、易爆、易腐蚀性物品，设专人负责，实行双人双锁的保管制度。严防火灾和失窃。

（2）建立严格管理制度。每个放射源贴挂标签，分别注明放射源名称、状态、活度、数量、生产日期、存放日期。建立详细账目和详细的入出登记手续，账物相符。

（3）对长期存放和使用的带放射源的仪器仪表，要设专人负责，专门房间存放，定期检查，确保安全。

12.3.3　放射性废物的处理

任何放射性核素含量超过国家规定限值的固体、气体和液体废物，统称放射性废物（简称三废）。产生废物的单位应设立相应的放射性废物收集、处理系统，不能随意排放，应高度保护环境，采取先进的技术和工艺流程，力求减少放射性废物的产生量和体积。需要在环境中处理的各类放射性废物，必须按国家有关规定进行处置。

1. 放射性废气的处理

由于放射性生产和使用单位对放射性气体或气溶胶的排放会造成公众环境中的气载放射性核素的浓度增加，通过呼吸道吸入体内产生内照射，因此除限制排放浓度和排放总量外，还要对环境空气进行监测。

为保护环境，对产生放射性废气的部门，要依据气体种类、成分等采用不同的方法进行处理。放射性气体可用吸附剂、液体洗涤剂吸收；放射性气溶胶可用高效微孔过滤器处理；碘挥发气体可用活性炭吸附；惰性气体可用致冷剂吸收处理，然后洗涤溶解吸收，浓的惰性气体可压缩装入高压气瓶，以便储存。

2．放射性废水的处理

受放射性废水污染的水源，通过饮用或生物链也会产生体内照射。放射性废水处理的原则是：短寿命核素废水可放置衰变或稀释排放；长寿命核素废水可回收利用或浓缩储存。

（1）低放射性废水，可先注入储池，待 10 个半衰期后，当监测的浓度低于排放管理限值时可以排放，并同时记录排放总量和排放浓度；当监测的浓度高于管理限值时，禁止排放。

低放射性废水向江河排放时，在排放口位置，总活度、浓度等需得到卫生和环保行政部门批准。

（2）少量低放射性废液，可用装有离子交换树脂的超声净化器处理，并应定期更换和处理树脂。

（3）含有长寿命放射性核素（$T_{1/2} > 30y$）的废液，可先收集存放，累积到一定数量后进行净化处理。严禁向封闭式湖泊排放。

3．放射性固体废物的处理

（1）少量短半衰期的放射性固体废物，可用带盖瓷缸或混凝土隔离 10 个半衰期，经放射防护部门测定其比活度小于 $7.4×10^4 Bq \cdot kg^{-1}$ 后，可按一般废物焚烧或深埋处理，专用焚烧炉应用消烟除尘设备，以防造成大气污染。

（2）沉淀泥浆、吸附剂、蒸发剩余物、焚烧灰烬等可用水泥、沥青、塑料等固化后储存。

（3）较长半衰期的低放射性固体废物，应分类收集在专用放射性废物容器中，集中送往指定废物库（场）存放或处置。废物容器、暂存处、废物库（场）应有"当心电离辐射"标识。

（4）废矿石、尾矿、尾浆、退役的污染建筑材料等，可储存在废矿井或废矿道中，并设明标识。

12.4　放　射　事　故

国家历来重视安全生产，贯彻预防为主的方针，教育职工树立安全为了生产、生产服从安全的思想。但是，个别单位由于管理不严、防护管理不善、制度不健全、违规违章操作等而引发不同程度的放射事故，给人民生命和国家财产造成损失。对于放射性工作事故，按 1987 年实施的《放射性同位素及射线事故管理规定》进行管理。

12.4.1　放射事故概况

卫生部与公安部对全国 29 个省、自治区、直辖市在 1988—1998 年的 11 年间发生的 332 起放射事故进行了总结和分析。

据不完全统计，到 1999 年年底，全国放射性同位素及各种射线装置的应用单位已达 6 万余家，密封源的总装源活度约 $5×10^{17} Bq$（1350 万 Ci），非密封源的用量约 $1.0×10^{14} Bq$（2700Ci），并且每年还在以 10%左右的速度增长。

1．事故的年度分布

在 1988—1998 年的这 11 年间，全国发生各类放射事故 332 起，平均每年 30 起，最多的年份是 1993 年，44 起，最少的年份是 1995 年，18 起（表 12-8）。如将事故的发生数与放射源的应用规模结合起来看，我国的放射事故发生率较高，大约是美国的 40 倍，而美国应用的放射源总数约为我国的 40 倍。

表 12-8 放射事故年度分布

年份	1988	1989	1990	1991	1992	1993	1994	1995	1996	1997	1998
起数	40	27	25	29	23	44	35	18	25	28	38

2. 事故的省份分布

全国除西藏自治区、海南省、香港特别行政区、澳门特别行政区、台湾省外的 29 个省/直辖市/自治区，事故累计超过 20 起的有 5 个（河南、山东、广东、湖南、江西），共 117 起，占总数的 35.2%，10～19 起的有 11 个省，黑龙江省 4 起。由于各省经济发展不平衡，拥有的辐射源数量差异较大，所以事故多发省份，其事故发生率并不一定高。

3. 事故在各辐射应用领域的分布

放射事故的发生领域分布可分为放射性同位素、射线装置、核设施和放射性物质运输 4 个方面（表 12-9）。

表 12-9 放射事故发生领域的统计

行业	事故总数（起）	受照人数（人）	受照剂量（人·Sv）	经济损失（万）	工作日损失（人·月）
放射性同位素					
核医学	2	1		0.5	
放射治疗	23	95	7.76	66.83	6.78
辐照应用	9	163	130.69	741.20	10.60
工业探伤	12	76	8.83	99.45	33.33
密封源其他应用	246	505	4.04	420.90	295.47
非密封源其他应用	5			10.30	1.33
生产					
射线装置					
X 射线诊断	1	5	0.85	0.80	4.44
X 射线治疗					
医用加速器	1	50		40.00	
非医用加速器	4	6	0.53	38.70	
X 射线工业探伤	14	36	3.09	44.23	14.70
其他应用	1	1	0.09	0.65	
生产	1	1	11.94	1.00	
放射性物质运输	13	57	0.91	14.53	18.25
合计	332	966(100)	188.57(82)	1476.05(231)	384.88(66)

注：合计中括号内的数字表示实际统计的事故例数。

在放射性同位素的应用和生产中发生的事故较多，约占全部事故的 90%，并主要集中在小型密封源应用的行业，如"三计"（料位计、密度计、厚度计）和核子秤的使用单位，占放射性同位素应用领域的 83%。

在辐照应用中发生的事故虽然不多，仅 9 起，但由于辐照应用的装源活度较大，人员误照后，其后果相当严重，除造成 5 人死亡外，还有多人是急性放射病。经济损失也巨大，占全部事故的半数以上（51%）。几乎全部辐照应用事故均发生在建设较早的小型辐照装置（4×10^{15} Bq，10^5 Ci 以下）中，这些装置设计建造较早，缺乏严格的审查和验收，设备陈旧和经常性发生事故，安全联锁装置不全等多方面客观原因，加上工作人员违章操作和不重视安全防护，才导致这些事故的发生。在放射性物质运输中发生 13 起事故，有 4 起是与发货人使用的运输容器或操作不符合安全要求有关的，运输途中容器震碎，造成放射性污染或源滚出暴露；有 3 起与承运部门管理不善有关，造成放射的丢失或将货物发错。

4. 事故的类别分布

将全国放射事故按事故类别、级别和性质的统计结果列在表 12-10 中。

类别分布将全国 332 起事故按人员受超剂量照射、放射性物质污染和丢失放射性物质三大类别进行归类统计，有的事故同时具有两种类别，例如，丢失放射源造成超剂量照射，则按事故级别高的类别统计。

在 11 年中，主要的事故类别为丢失放射性物质，占总数的 78%左右；造成放射性物质污染的事故较少，不足 5%；人员受超剂量照射事故占 17%。

表 12-10　放射事故的类别、级别、性质统计

事故类别			事故级别				事故性质		
人员受超剂量照射	放射性物质污染	丢失放射性物质	放射事件	一级	二级	三级	责任事故	技术事故	其他事故
57	17	258	16	126	157	33	290	25	17

丢失放射性物质事故共有 258 起，平均每年约 24 起。在这些事故中，共丢失 584 枚放射源，其中 256 个（占 44%）至今仍没找回，总活度达 1040.53GBq（28.1Ci）。丢失的放射源主要是 ^{137}Cs、^{60}Co、^{226}Ra 等，而丢失放射源的应用领域主要是使用料位计的水泥生产企业，占总丢源数的 39%，并以安全管理意识较差的乡镇企业最为突出，其次是地质勘探、油田测井、燃煤生产等行业（表 12-11）。

表 12-11　丢失放射源的事故统计

行业	事故起数	放射性核素	丢失源数量/枚	未找回源数量/枚	未找回源活度/GBp	经济损失/万元
医用	21	^{90}Sr、^{60}Co	26	11	7.12	69.43
工业探伤	2	^{192}Ir	3			99.45
水泥生产	109	^{137}Cs、^{60}Co	124	63	587.05	100.28
其他应用	126	^{137}Cs、^{60}Co、^{226}Ra	431	182	446.36	328.80
合计	258		584	256	1040.53	597.96

放射性物质污染事故虽然较少，但造成了工作场所和/或环境的污染，影响范围较大。有的事故，将含源铅罐熔化，生产的钢材等产品出售或用被放射源污染的炉渣铺路；山西某核医学室用被 ^{131}I 污染的纱布洗刷口杯，用口杯冲茶饮用，使人员误服 1.2×10^7 Bq（324μCi）的 ^{131}I。

人员受超剂量照射事故较严重的是辐照应用行业。事故原因大部分是违规操作或疏忽大意，造成工作人员在源未降到安全位置时而误入辐照室受到照射；另一原因是一些小型辐射装置的安全联锁装置不符合要求，甚至没有联锁装置或"带病"工作。值得一提的是，中国测试技术研究院的科研人员在研制 X、γ 成像诊断装置时，竟然用自己的手做成像试验，结果造成手部急性放射性损伤。

5. 事故的级别分布

放射事故依事故的性质、严重程度、可控性和影响范围等因素，分为一级（一般事故）、

二级（重大事故）、三级（特大事故）三个级别，其判定依据的关键在于以量定级。还有些未造成明显危害的事故，则归类为放射事件（也称为零级事故）。表 12-12 所示为人员受超剂量照射事故分级表。

事故级别主要集中在一、二级（表 12-10），占全部事故的 85%以上。虽然三级事故仅占 10%左右，但这些事故中有些是引起人员受超剂量照射，造成人员严重伤害或死亡，经济损失巨大；有些是丢失的放射性物质活度高、数量大，造成了极坏的社会影响，丢失的放射源未能找回，成为潜在的危险因素。1990 年 6 月上海某大学的辐照装置误照射事故和 1992 年 11 月山西忻州事故共造成 5 人死亡，多人患急性放射病，经济损失过几百万元。

表 12-12　人员一次受超剂量照射事故分级，单位为 mSv(rem)

受照人员及部位	单位符号	一般事故	重大事故	特大事故
放射性工作人员				
全身或局部	H_E	＞50（5）	＞100（10）	＞250（25）
眼晶体	H_T	＞150（15）	＞300（30）	＞750（75）
其他单个组织或器官	H_T	＞500（50）	＞1000（100）	＞2500（250）
公众个人				
全身或局部	H_E	＞5（0.5）	＞10（1）	＞25（2.5）
任何单个组织或器官	H_T	＞50（5）	＞100（10）	＞250（25）
公众集体				
全身或局部	S	＞100（10）	＞200（20）	＞500（50）

6. 事故的性质分布

放射事故性质的分类是按主要因素来划分的，一起事故的酿成可能有很多原因，在有人为因素（如管理不当或违章操作等）兼有其他因素（技术因素或其他自然因素等）时，按责任事故来划分。

统计结果表明，责任事故占绝大多数（87%），只有少数为技术事故（8%）和其他事故（5%）。

责任事故包括：领导失职、防护安全管理制度和措施不健全、工作人员缺乏安全防护知识、职工安全意识淡薄、违规操作、操作失误等。

放射性事故发生在多种不同的行业，各行业的事故有不同的特点，如辐照应用领域的事故是以辐射源处在的工作位置，由于工作人员误入辐照室，导致人员受超剂量照射为主；密封源的应用领域中，主要以管理不善而导致放射源丢失或被盗为多；在工业探伤领域中，多数因设备故障，维修过程中人员受照或设备失灵，导致工作人员受误照。

放射事故的直接后果是辐射对人体的伤害，同时也造成直接经济损失和工作日损失，社会影响极坏。

12.4.2　放射事故的原因分析

虽然导致放射事故的因素有很多，但其中人为因素造成的责任事故占绝大部分（84.64%），如表 12-13 所示。责任事故中以管理不善为主，占 47.29%，管理不善界定为：缺乏对设备的维护、维修，职责不清，防护规章不完善和缺乏检查等。其次是领导失职，占 20.2%，反映在：无证使用放射性同位素，用临时工不教育，长期不明确管理人员和长期不检查。技术事故中，以设备意外事故为主，占 80%以上，其中比较突出的是发生在一次测井事故中，放射源被卡在井中无法打捞上来。其他事故较少（仅占 2.7%），有 8 起是自然偶然事件造成的。

在责任事故中，管理不善是最主要的原因，安全观念淡薄也占了较大比例，这方面的监督、教育必须加强，健全、完善相应的规章制度。另外几个方面也必须加以重视。

表 12-13　放射事故原因分析

主要直接原因	事故起数	占事故总数百分比/%
责任事故	281	84.64
违反操作规程和有关规定	15	4.53
安全观点淡薄	22	6.63
缺乏知识	4	1.20
操作失误	16	4.82
管理不善	157	47.29
领导失职	67	20.18
技术事故	42	12.65
设计不合理	5	1.51
设备意外事故	34	10.24
监测系统缺陷	3	0.90
其他事故	9	2.71
自然事故	8	2.41
原因不清	1	0.30

1．违反操作规程

操作人员违反操作规程和有关规定，往往也是造成事故发生最直接的原因。如山西忻州地区科委在 ^{60}Co 辐照装置搬迁时，将旧址转让给地区环境监测站，监测站再扩建，请省环保局承担旧源的处理工作。在未明确源的详细资料情况下，进行源的处理工作，甚至在储源井水未排完的情况下，便结束全部处理工作，使放射源遗留在井下。在随后挖掘地基的施工中，民工在井旁捡到一个圆柱形钢体并放在上衣口袋内，实为 ^{60}Co 放射源（12.6Ci），致使全家人受照，三人死亡。

2．操作人员过失

操作人员在操作中，由于不小心或按计划或规程执行中出现差错所造成的事故，在责任事故中占 6%左右。如 1991 年在河北省农业科学院辐照室，操作人员按规定观察了钴源升降轮的位置之后，认为源在井下，便与送样人一起进入辐照室，绕源井走了半圈，才发现源在工作位置，致使三人受超剂量照射。

3．领导失职

放射工作单位领导缺乏安全防护意识，只重视生产，而忽视放射源的安全管理，对放射性工作人员不进行安全防护知识教育和培训，甚至无证使用放射性同位素，以致酿成放射事故的发生。

12.4.3　放射事故的管理

1．事故报告制度

发生放射事故的单位应立即将事故情况报告主管部门和所在地区的卫生、公安部门。地区卫生、公安部门要迅速逐级上报到省、自治区、直辖市的卫生、公安厅（局）。重大事故和特大事故要立即报告卫生部、公安部。

2. 事故处理的原则程序

当地放射卫生防护机构接到事故报告后，要及时、认真地收集和保存与事故有关的资料和物品。根据事故的具体情况，准备齐全所需资料和设备，赶赴事故现场。首先应认真听取事故单位对事故发生、处理情况及现状的描述和分析的详细汇报，仔细查看现场及有关资料，分析各项数据和细节，然后根据相关法规和标准及其他技术资料，判定事故的类型、级别和性质，并针对事故单位业已采取的各项措施的正确性及可行性，提出对事故做进一步处理的建议和指导，包括具体的处理技术和处理深度，必要时协助处理。事故处理结束或告一段落，对事故单位提交的事故报告的完整性和合理性进行审查，并参照有关的法规和标准，提出是否可结案的意见和建议，对需要处罚的提出处罚意见。

放射事故的后果总结包括人员受照剂量、工作日损失、直接经济损失、间接经济损失、经验教训、整改意见等。

习 题 12

1. 从事放射性的工作单位应具备的基本条件是什么？
2. 从事放射性的工作人员应具备的基本条件是什么？
3. 对放射性的从业人员健康管理的目的是什么？
4. 对放射性的从业人员健康管理的主要内容是什么？
5. 存储放射源的安全管理措施是什么？
6. 使用放射源的实验室如何进行安全管理？
7. 如何防止放射性事故的发生？
8. 如何科学对待放射性工作？

附录 辐射防护相关标准目录

		一、国家强制性标准
1	GB10252—1996	钴-60 辐照装置的辐射防护与安全标准
2	GB11215—89	核辐射环境质量评价一般规定
3	GB11806—89	放射性物质安全运输规定
4	GB11924—89	辐射安全培训规定
5	GB11930—1989	操作开放型放射性物质的辐射防护规定
6	GB12379—90	环境核辐射监测规定
7	GB13367—92	辐射源和实践的豁免管理原则
8	GB14052—1993	安装在设备上的同位素仪表的辐射安全性能要求
9	GB14500—2002	放射性废物管理规定
10	GB14882—94	食品中放射性物质限制浓度标准
11	GB14883.10—1994	食品中放射物质检验 铯-137 的测定
12	GB14883.1—1994	食品中放射物质检验 总则
13	GB14883.2—1994	食品中放射物质检验 氢-3 的测定
14	GB14883.3—1994	食品中放射物质检验 锶-89 和锶-90 的测定
15	GB14883.4—1994	食品中放射物质检验 钷-147 的测定
16	GB14883.5—1994	食品中放射物质检验 钋-210 的测定
17	GB14883.6—1994	食品中放射物质检验 镭-226 和镭-228 的测定
18	GB14883.7—1994	食品中放射物质检验 天然钍和铀的测定
19	GB14883.8—1994	食品中放射物质检验 钚-239、钚-240 的测定
20	GB14883.9—1994	食品中放射物质检验 碘-131 的测定
21	GB16147—1995	空气中氡浓度的闪烁瓶测量方法
22	GB16348—1996	X 诊断中受检者放射卫生防护标准
23	GB16349—1996	育龄妇女和孕妇的 X 线检查放射卫生防护标准
24	GB16350—1996	儿童 X 线诊断放射卫生防护标准
25	GB16352—1996	一次性医疗用品 γ 射线辐射灭菌标准
26	GB16353—1996	含放射性物质消费品的放射卫生防护标准
27	GB16361—1996	临床核医学中患者的放射卫生防护标准
28	GB16362—1996	体外射束放射治疗中患者的放射卫生防护标准
29	GB16363—1996	X 射线防护材料屏蔽性能及检验方法
30	GB16367—1996	地热水应用中的放射卫生防护标准
31	GB17060—1997	X 射线行李包检查系统的放射卫生防护标准
32	GB17279—1998	水池贮源型 γ 辐照装置设计安全准则
33	GB17568—2008	γ 辐照装置设计建造和使用规范
34	GB18464—2001	医用 X 射线治疗放射卫生防护要求
35	GB18465—2001	工业 γ 射线探伤放射卫生防护要求
36	GB18871—2002	电离辐射防护与辐射源安全基本标准
37	GB4075—2003	密封放射源一般要求和分级
38	GB4792—1984	放射卫生防护基本标准
39	GB50325—2001	民用建筑工程室内环境污染控制规范
40	GB5172—85	粒子加速器辐射防护规定

41	GB5750—1985	生活饮用水标准检验方法
42	GB6566—2001	建筑材料放射性核素限量
43	GB8279—2001	医用 X 射线诊断放射卫生防护要求
44	GB8538.56—1987	饮用天然矿泉水中总 α 放射性的测定方法
45	GB8538.57—1987	饮用天然矿泉水中总 β 放射性的测定方法
46	GB8538.58—1987	饮用天然矿泉水中氡的测定方法
47	GB8702—88	电磁辐射防护规定
48	GB8703—88	辐射防护规定
49	GB8821—1988	磷肥放射性镭-226 限量卫生标准
50	GB9133—1995	放射性废物的分类
二、推荐性国家标准		
51	GB/T 5750—1985	生活饮用水标准检验方法
52	GB/T 11713—1989	用半导体 γ 谱仪分析低比活度 γ 放射性样品的标准方法
53	GB/T 11743—1989	土壤中放射性核素的 γ 能谱分析方法
54	GB/T 14056—93	表面污染测定 第一部分 β 发射体（最大 β 能量大于 0.15MeV）和 α 发射体
55	GB/T 14058—93	γ 射线探伤机
56	GB/T 14325—93	辐射防护最优化纲要
57	GB/T 14582—93	环境空气中氡的标准测量方法
58	GB/T 14583—93	环境地表 γ 辐射剂量率测定规范
59	GB/T 16135—1995	放射事故个人外照剂量估计原则
60	GB/T 16137—1995	X 射线诊断中受检者器官剂量的估算方法
61	GB/T 16140—1995	水中放射性核素的 γ 能谱分析方法
62	GB/T 16141—1995	放射性核素的 α 能谱分析方法
63	GB/T 16142—1995	不同年龄公众成员的放射性核素年摄入量限值
64	GB/T 16145—1995	生物样品中放射性核素的 γ 能谱分析方法
65	GB/T 16146—1995	住房内氡浓度控制标准
66	GB/T 16147—1995	空气中氡浓度的闪烁瓶测量方法
67	GB/T 17150—1997	放射卫生防护监测规范第 1 部分：工业 X 射线探伤
68	GB/T 17230—1998	放射性物质安全运输货包的泄漏检验
69	GB/T 17589—1998	X 射线计算机断层摄影装置影像质量保证检测规范
70	GB/T 17982—2000	核事故应急情况下公众受照剂量估算的模式和参数
71	GB/T 18883—2002	室内空气质量标准
72	GB/T19661.2—2005	核仪器及系统安全要求—放射性防护要求
73	GB/T 4960.4—1996	核科学技术术语放射性核素
74	GB/T 5750—1985	生活饮用水标准检验法
75	GB/T 8538—1995	饮用天然矿泉水检验方法
三、国家职业卫生强制标准		
76	GBZ 112—2002	职业性放射性疾病诊断标准（总则）
77	GBZ 113—2006	核与放射事故干预及医学处理原则
78	GBZ 114—2006	密封放射源及密封 γ 放射源容器的放射卫生防护标准
79	GBZ 115—2002	X 射线衍射仪和荧光分析仪卫生防护标准
80	GBZ 116—2002	地下建筑氡及其子体控制标准
81	GBZ 117—2006	工业 X 射线探伤放射卫生防护标准
82	GBZ 118—2002	油（气）田非密封型放射源测井卫生防护标准
83	GBZ 119—2006	放射性发光涂料卫生防护标准
84	GBZ 120—2006	临床核医学卫生防护标准

85	GBZ 121—2002	后装γ源近距离治疗卫生防护标准
86	GBZ 122—2002	离子感烟火灾探测器放射防护标准
87	GBZ 123—2006	汽灯纱罩生产放射卫生防护标准
88	GBZ 124—2002	地热水应用中放射卫生防护标准
89	GBZ 125—2002	含密封源仪表的卫生防护标准
90	GBZ 126—2006	医用电子加速器卫生防护标准
91	GBZ 127—2002	X射线行李包检查系统卫生防护标准
92	GBZ 128—2002	职业性外照射个人监测规范
93	GBZ 129—2002	职业性内照射个人监测规范
94	GBZ 130—2002	医用X射线诊断卫生防护标准
95	GBZ 131—2002	医用X射线治疗卫生防护标准
96	GBZ 132—2002	工业γ射线探伤放射防护标准
97	GBZ 133—2002	医用放射性废物管理卫生防护标准
98	GBZ 134—2002	放射性核素敷贴治疗卫生防护标准
99	GBZ 135—2002	密封γ放射源容器卫生防护标准
100	GBZ 136—2002	生产和使用放射免疫分析试剂（盒）卫生防护标准
101	GBZ 137—2002	含密封源仪表的卫生防护监测规范
102	GBZ 138—2002	医用X射线诊断卫生防护监测规范
103	GBZ 139—2002	稀土生产场所中放射卫生防护标准
104	GBZ 140—2002	空勤人员宇宙辐射控制标准
105	GBZ 141—2002	γ射线和电子束辐照装置防护检测规范
106	GBZ 142—2002	油（气）田测井用密封型放射源卫生防护标准
107	GBZ 143—2002	集装箱检查系统放射卫生防护标准
108	GBZ 161—2004	医用γ射束远距治疗防护与安全标准
109	GBZ 165—2005	X射线计算机断层摄影放射卫生防护标准
110	GBZ 168—2005	X、γ射线头部立体定向外科治疗放射卫生防护标准
111	GBZ 174—2006	含发光涂料仪表放射卫生防护标准
112	GBZ 175—2006	γ射线工业CT放射卫生防护标准
113	GBZ 176—2006	医用诊断X射线个人防护材料及用品标准
114	GBZ 177—2006	便携式X射线检查系统放射卫生防护标准
115	GBZ 178—2006	低能γ射线粒子源植入治疗的放射防护与质量控制监测规范
116	GBZ 179—2006	医疗照射放射防护基本标准
117	GBZ 181—2006	建设项目职业病危害放射防护评价报告编制规范
118	GBZ 186—2007	乳腺X射线摄影质量控制检测规范
119	GBZ 187—2007	计算机X射线摄影（CR）质量控制检测规范
120	GBZ 188—2007	职业健康监护技术规范
121	GBZ 207—2008	外照射个人剂量系统性能检验规范
122	GBZ 98—2002	放射工作人员的健康标准
	四、国家职业卫生推荐标准	
123	GBZ/T 144—2002	用于光子外照射放射防护的剂量转换系数
124	GBZ/T 145—2002	个人胶片剂量计
125	GBZ/T 146—2002	医疗照射放射防护名词术语
126	GBZ/T 147—2002	X射线防护材料衰减性能的测定
127	GBZ/T 148—2002	用于中子测井的CR39中子剂量计的个人剂量监测方法
128	GBZ/T 149—2002	医学放射工作人员的卫生防护培训规范
129	GBZ/T 151—2002	放射事故个人外照射剂量估算原则

130	GBZ/T 152—2002	γ远距治疗室设计防护标准
131	GBZ/T 154—2006	两种粒度放射性气溶胶年摄入量限值
132	GBZ/T 155—2002	空气中氡浓度的闪烁瓶测定方法
133	GBZ/T 180—2006	医用X射线CT机房的辐射屏蔽规范
134	GBZ/T 181—2006	建设项目职业病危害放射防护评价报告编制规范
135	GBZ/T 182—2006	室内氡及其衰变产物测量规范
136	GBZ/T 183—2006	电离辐射与防护常用量和单位
137	GBZ/T 184—2006	医用诊断X射线防护玻璃板标准
138	GBZ/T 200.1—2007	辐射防护用参考人第1部分：体格参数
139	GBZ/T 200.2—2007	辐射防护用参考人第2部分：主要组织器官质量
140	GBZ/T 200.4—2009	辐射防护用参考人第4部分：膳食组成和元素摄入量
141	GBZ/T 201.1—2007	放射治疗机房辐射屏蔽规范第1部分：一般原则
142	GBZ/T 202—2007	用于中子外照射放射防护的剂量转换系数
143	GBZ/T 208—2008	基于危险指数的放射源分类
五、国家环境保护行业标准		
144	HJ 53—2000	拟开放场址土壤中剩余放射性可接受水平规定（暂行）
六、国家环境保护行业推荐标准		
145	HJ/T 61—2001	辐射环境监测技术规范
七、国际标准		
146	ISO9696—1992	水质 淡水中总α放射性的测量 浓密源法
147	ISO9697—1992	水质 无盐水中总β放射性的测量
八、国家计量技术规范		
148	JJF 1044—1993	放射性核素活度计量保证方案（试行）
九、国家计量检定规程		
149	JJG 377—1998	放射性活度计检定规程
150	JJG 807—1993	利用放射源的测量仪表检定规程
十、行业标准		
151	WS 177—1999	牙瓷中天然铀的豁免
152	WS 178—1999	日用陶瓷中天然放射性物质的豁免
153	WS 262—2006	后装γ源治疗的患者防护与质量控制检测规范
十一、行业推荐标准		
154	WS/T 184—1999	空气中放射性核素的γ能谱分析方法
155	WS/T 189—1999	医用X射线诊断设备影像质量控制检测规范
156	WS/T 234—2002	食品中放射性物质检测镅-241测定
157	WS/T 263—2006	医用磁共振成像（MRI）设备影像质量检测与评价规范
158	WS/T 75—1996	医用X射线诊断的合理应用原则
159	WS/T 76—1996	医用X射线诊断影像质量保证的一般要求

参 考 文 献

[1] 中华人民共和国国家标准（GB4792—84），放射卫生防护基本标准.

[2] 中华人民共和国国家标准（GB8703—88），辐射防护规定.

[3] 中华人民共和国国家标准（GB18871—2002），电离辐射防护与辐射源安全基本标准.

[4] 国际放射防护委员会（ICRP）. 2007 年建议书[M]（ICRP 第 103 号出版物）. 北京：中国原子能出版社，2008.

[5] 李星红. 辐射防护基础. 北京：中国原子能出版社，1982.

[6] 刘克良，姜德智. 放射损伤与防护. 北京：中国原子能出版社，1995.

[7] 潘自强，刘森林. 中国辐射水平. 北京：中国原子能出版社，2010.

[8] 陈万金，陈燕俐，蔡捷. 辐射及其安全防护技术. 北京：化学工业出版社，2006.